子供のための
トリガーポイントマッサージ&タッチ

病気の仕組みとツボの位置がよくわかる

著者　DONNA FINANDO
監訳　伊藤和憲

Acupoint and Trigger Point Therapy
FOR BABIES AND CHILDREN

緑書房

Acupoint and Trigger Point Therapy for Babies and Children
by Donna Finando

Copyright © 2008 by Donna Finando

Japanese translation rights arranged with Inner Traditions International,
Rochester, Vermont, U.S.A. through Tuttle-Mori Agency, Inc., Tokyo

Japanese translation ©2014 copyright by Midori-Shobo Co., Ltd.

Healing Arts Press発行のAcupoint and Trigger Point Therapy for Babies and Childrenの
日本語に関する翻訳・出版権は株式会社 緑書房が独占的にその権利を保有します。

ご 注 意

本書中の診断、治療、ケアに関する情報については、細心の注意をもって記載されています。しかし記載された内容がすべての点において完全であると保証するものではありません。実際に使用する場合は、医師の指導のもと、注意深く行ってください。本書記載の情報による不測の事故等に対して、著者、監訳者、編集者ならびに出版社は、その責を負いかねます。　（株式会社　緑書房）

Acupoint *and* Trigger Point Therapy
FOR BABIES AND CHILDREN

A Parent's Healing Touch

Donna Finando, L.Ac., L.M.T.

謝　辞　〜先人と後継者に感謝と愛情をこめて〜

　私の息子が親になったとき、自分の子供の身体を知るために、病気やその治療方法に関する本が欲しいと頼まれ、私は本書を書くことにしました。そして、本書を書くことで孫の健康管理に貢献できたことを何よりもうれしく思います。

　本書の出版に尽力していただいた多くの人に感謝します。特に、Inner Traditions の編集長 Jeanie Levitan 氏は、執筆にあたり様々な情報を与えてくれました。そして、Susan Davidson 氏は、編集を通して私の表現がよりわかりやすくなるよう手助けしてくれました。また、Gretchen Geller 氏には、身体、手、足の骨格のスケッチを作成していただきました*。Peri Champin 氏と Carol Ruzicka 氏には、治療部位とツボの位置を正確に描いていただき、Rachel Goldenberg 氏と Priscilla Baker 氏には、レイアウトに時間をかけていただきました。そして、プロジェクト編集者の Chanc E VanWinkle 氏は、ともに多くの問題解決にあたってくれました。

　最後に私に健康の大切さを教えてくれた師匠である故人 Tina Sohn 氏に感謝いたします。

Donna Finando

*訳者注：日本語版では、原書に沿ってイラストを描き起こし、レイアウトも新しくしました。

息子からのメッセージ

　昔、私は具合が悪くなると、母のもとに向かったものです。幼児期、発熱、鼻づまり、さらには痛みがあるときには、母は治療者として心地よく背中に触れてくれました。母が触るポイントはとても痛かったと記憶していますが、それにもかかわらず病気のときは母のもとに向かいました。

　時が経つにつれ、幼児期の病気はスポーツ選手としてのケガへと変わっていきました。レスリング選手として、使い過ぎによる痛みや捻挫に悩まされましたが、母のおかげで試合を欠場することは決してありませんでした。そして、その時は何も思いませんでしたが、母に治療してもらうことで、私は母とたくさんの時間を過ごし、同世代の友人と比べて母とたくさんのことを話すことができたことは、とてもうれしいことでした。

　大学では、レスリングからマウンテンバイクへと部活動を変えました。大学と自宅との距離が遠いため、母の治療を定期的に受けることができなくなりました。そのため、痛みで練習を休むことも多くなり、ケガに効果的な治療法について母に電話でよく尋ねたものです。

　大学を卒業して、私は仕事や結婚など、様々な場面で母から学んだ健康管理の方法を生かすことができました。私は正式に治療を学んだわけではありませんが、本能的に娘のお腹や足を手でさすることで、生まれて数カ月しか経っていない娘を安心させる不思議な能力を身につけました。母が私との関係を築いたように、マッサージを通して、私は娘との関係を築いています。

　本書を通して、今度はあなたが癒しのテクニックを会得し、お子さんとの関係を築いてください。そして、優しさを持って頑張ってください。最後に、お子さんと楽しんでください。

Mark Finando

はじめに

　私は、現代医学の恩恵を受けた両親により育てられました。特にペニシリンの発明は偉大なものです。元々、ペニシリンは負傷した兵士を治療するために開発されましたが、第2次世界大戦（1939～1945年）以降は、一般でも使用されるようになりました。そして、ペニシリンの飛躍的進歩により、死を招くような感染症も治すことができるようになりました。そんな最中に私は生まれたのです。

　病気は、全ての子供に起こる可能性があります。おたふく風邪（流行性耳下腺炎）、はしか（麻疹）、水ぼうそう（水痘）、三日はしか（風疹）は、ほとんどの子供が感染する病気です。さらに、一部の子供は、もう少し重篤な病気に罹ることもあります。特にポリオという病気は、誰でも罹るわけではありませんが、筋肉の痛みと筋力低下や麻痺を起こす病気であり、小さな子供を持つ親は誰もがこの病気を恐れていました。しかし、ワクチンの開発により、現在では小児の予防接種対象となり、それほど怖い病気ではなくなりました。

　昔は、医師が黒いバッグを持って家まで往診にやってきました。そして、子供の様子を観察し、症状に適した薬を処方したり、注射など様々な処置を行ってくれることで、親は安心したものです。その当時の親にとって、現代医学は画期的なものでした。

　私は子供のころに手技療法、そのなかでも"マッサージ"との出会いがありました。その治療者は、韓国の祖母からマッサージ手技を学び、病気だけでなく心まで癒してくれました。しかし、現代医学のなかで育った私にとって、それは不思議な体験であり、自分自身が3歳の息子の治療に用いるまでは、どちらかといえば怪しいと考えていました。しかし、子供にその手技を行うことで、鼻づまりが消え、咳が治まり、呼吸が楽になり、熱が下がり、耳炎が治るという体験をして、とても驚いたのです。治療後に風邪が悪化することもたまにはありましたが、数日中には改善に向かいました。マッサージ治療をすればするほど、自然治癒力の魔法を実感できるようになりました。

　このことをきっかけに、現在まで32年間、臨床を続けています。そして、鍼師やマッサージ師の資格を取ることで、東洋医学と西洋医学に基づく理論の両方を会得することができました。そして、それらの知識を利用することで自然治癒力を高め、自分自身や家族の健康管理が行えるようになったのです。

　身体にほんのわずかな助けを与えるだけで、自らの力で治ることを経験できたなら、読者は人間の持つ力に驚かされるでしょう。本書の治療は、人間の持つ力を再認識させてくれるでしょう。もちろん、この治療は今の医療の代わりになるわけではなく、補完するものです。医師による診断はとても重要で、薬が必要な場合もあります。しかし、風邪や便秘のなかには、必ずしも薬を必要としない場合もあります。医師の診断や治療は大切なものですが、手技療法は治癒を早め、子供の苦しみを和らげてくれます。そして、この手技を学ぶことで、親として子

はじめに

供の病気に積極的に関与でき、また治療を通じて子供と触れ合い、関係を深めることができるのです。

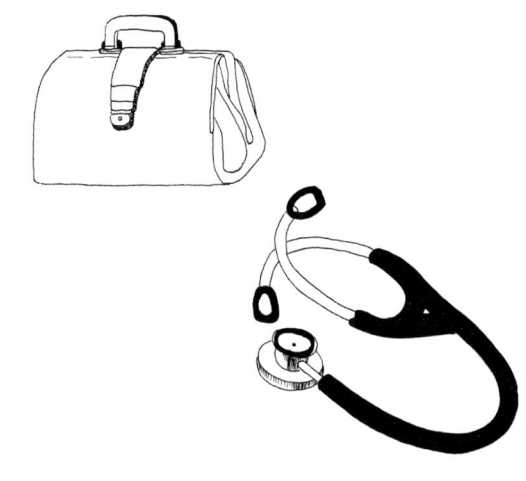

　本書で紹介する治療法は、東洋医学の考え方を基にした健康管理法です。この考え方が、身体を診るときの1つの参考となります。上肢、下肢、体幹、頭など、身体には経穴（ツボ）や経絡（ツボの流れ）があり、そして経絡には生命エネルギーである「気」が流れています。それぞれの経穴や経絡は、身体機能を調整することが可能です。このシステムに関しては、「第1章 2. 経絡」で紹介します。

　この東洋医学の考え方の背景にあるのは、経絡を通っているエネルギー（気）の流れが障害されると、病気になるという考えです。そして、この障害を取り除くことで、身体は自ら治り始めます。マッサージ、指圧、鍼、灸などは、この障害物を取り除く1つの方法です。そして、この考え方は、何千年にもわたって人々の病気を治療し、健康を維持してきました。

　一方、本書で紹介する治療法のもう1つのポイントは、筋肉のマッサージです。私たちは、痛みのある部位をさすると楽になることを経験的に知っています。痛い部位を触るのは、まさに本能です。なぜでしょう？　臓器が正常に働いていないとき、その臓器に関連した筋肉が硬くなったり、痛みを出します。臓器の障害が先か、筋肉の異常が先かは明確ではありませんが、関連があるのは事実です。いくつか例を挙げると、咳をすれば上半身の筋肉に影響が現れるため、上半身の筋肉をマッサージなどで緩めると咳が楽になります。また、便秘などでお腹が痛いときに下腹部をさすると、お腹が楽になります。

　本書で紹介する治療法は、指圧と筋肉マッサージの組み合わせです。誰でも簡単に治療できます。図を参考に、その場所に触れてみてください。治療に興味を持った人のために、治療すべき経絡や経穴、筋肉などが示されています。あなたに必要なことは、子供を助けたいという思いだけです。そして、子供の身体に触れているときは、子供の目を見つめ、微笑みかけることが何よりも大切です。

　私は、30年以上この健康管理を実践しています。私が実践した年数は、息子が赤ちゃんから大人になるまでの過程そのものです。そして、子供を治療することで、親としての役割を学び、私自身を成長させてくれました。私は子供に触れ、笑い合ったことを今でも鮮明に覚えています。そして、それは今もなお続いています。

目 次

　　謝　辞 ～先人と後継者に感謝と愛情をこめて～　4
　　息子からのメッセージ　5
　　はじめに　6

第1章　基礎編 ──────────────────────── 9
　　1．心が触れ合う瞬間　10
　　2．経絡　15

第2章　治療編 ──────────────────────── 33
　　1．健康を維持するには　34
　　2．風邪　44
　　3．のどの痛み　55
　　4．中耳炎（耳の感染症）　63
　　5．副鼻腔感染症（副鼻腔炎）　71
　　6．咳　76
　　7．喘息　84
　　8．結膜炎　95
　　9．発熱　102
　　10．便秘とガス　109
　　11．下痢　115
　　12．嘔吐　122
　　13．短気・落ち着きがない・神経質で眠れない　128
　　14．疝痛（原因不明の大泣き）　136
　　15．尿路感染症　143
　　16．痛み（内出血・打撲・捻挫など）　151

エピローグ ──────────────────────── 165
　　母としての必要な4つの要素　166
　　子供から親へのメモ　174

付　録 ──────────────────────── 175
　　ツボの位置　176
　　情報源について　182

　参考文献　183
　索引　185
　監訳をおえて　190

> 訳者注：本書では、子供の年齢に合わせて下記のように表記しています。
> 赤ちゃん・乳児：0～2歳／幼児：2～6歳／子供：0～18歳

第 1 章

基 礎 編

1. 心が触れ合う瞬間

■ 触れることの重要性と治療

　赤ちゃんに触れること以上の幸せはあるでしょうか？　赤ちゃんはあなたの一部です。赤ちゃんは、あなたから生まれてきました。赤ちゃんは、あなたのパートナーとの愛の結晶です。手を握り、触れ、抱きしめることは、親としての自然な本能です。触れることを通して、お互いを癒し、癒されます。そして、心が触れ合い、一体感を感じます。

　いつの時代でも、親は赤ちゃんの痛い所に手を差し伸べ、さすってあげることで、子供たちを助けてきました。そして、親は赤ちゃんの泣き声を聞くことで、泣いている子供を抱きしめて助けたいと思います。子供を苦しみから守ってあげたい。その思いが、本書でこれから述べる全ての根底にあります。

　赤ちゃんや子供の身体には驚かされます。彼らの身体には、異常も余計な緊張もありません。そのため、私たちが触れるだけでも、子供の身体はすぐに反応します。筋肉の緊張でさえ、すぐに柔らかくなります。わずかな力で子供を治すことができるため、それは子供の健康を管理するうえで強力な武器になります。その武器とは、まさにあなたの手です。あなたの手で触れることは、人が他人とのつながりを感じる最も有効な手段です。

　本書では、子供たちがよく遭遇する病気に対して、予防や回復を早めるために必要な情報をまとめています。風邪、咳、喘息、便秘、下痢など、幼児期の一般的な病気は、東洋医学の考え方を利用することで、治療することができます。東洋医学で用いる経絡や経穴というものは、身体の内部と表面や筋肉を結びつけています。

　例えば、気管支炎を考えてみましょう。咳が続けば、肺や呼吸に影響を及ぼします。同じように、肺に関係する経絡や筋肉にも影響を及ぼすのです。この場合、肺などの機能と経絡や筋肉の状態は、イコールだと考えます。そのため、肺や呼吸に障害があると、上肢・胸・背中などが影響を受けます。この考え方を基に、肺に症状があっても上肢を治療することがあるのです。

　また、治療編の最終章では、筋肉の痛みに関する治療法を紹介しています。筋肉の緊張部に生じたトリガーポイントは、筋肉の使い過ぎやケガなどにより生じた小さな塊（硬結）の中にあるポイントです。特に、スポーツを行っている子供にみられます。様々な痛みや障害は、この部位をマッサージすることで治療しましょう。

　また、筋肉の使い過ぎだけでなく、トリガーポイントは病気に関連して発生することもあります。例えば、喘息のような反復性の呼吸器症状を持っている子供では、胸や首や背中の筋肉にトリガーポイントが認められることがあります。これは、大人でも同じです。このように、病気に対する考え方は異なりますが、病気は身体の色々な場所に影響を及ぼすことは間違いありません。

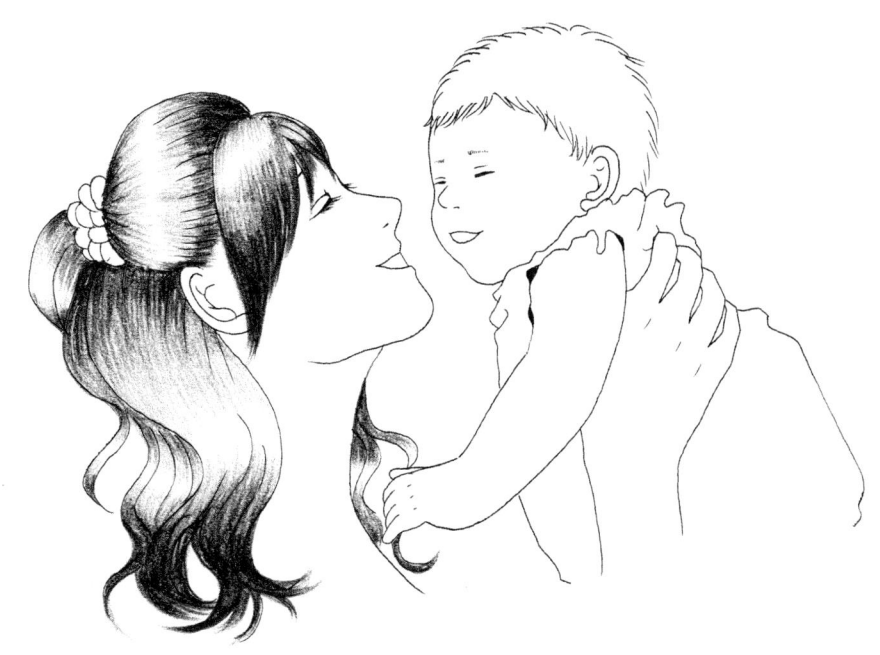

　一方、手で触れるという行為は、病気がなくても大きな意味があります。子供の病気を予防したり、子供の様子を知ることができます。子供が風邪を引きかけていれば、首・胸・腕・背中の筋肉を緩めてあげてください。ひどい咳や喘息に苦しむようであれば、上肢・胸・背中に触れてください。そして、消化が悪いなら、お腹・背中・下肢を触ってあげることが重要です。テニスをしているなら上肢と肩に、陸上競技をしているのであれば、お尻・背中・下肢に、ストレスを感じているのであれば、背中と胸に触れてみましょう。

　治療のために触れるべき部位は、図や解説で理解することができます。そして、子供に触れることで、緊張している部位や硬い塊を感じることができるかもしれません。また、ある時はへこんでいる部分や厚みが増している部分を感じ取ることができるかもしれません。これらの反応は、いずれも重要な反応です。それは、庭にあるホースが何かに障害されている様子をイメージすればわかるでしょう。硬い部位やへこんでいる部位は、ホースの流れを阻害しています。そのため、その部分をマッサージすることで解消できれば、ホースの流れは正常になります。そして、その結果、阻害されていた気・血液・体液の流れが正常になり、健康を取り戻すのです。

　子供を治療することは、2人にとって本当に楽しい時間です。しかし、子供は敏感なので、あまり強く刺激しないようにしましょう。そのため、触れるときは、指先で刺激するよりも、指の腹で優しく刺激したほうが効果的でしょう。また、手を清潔に、爪は短く、きれいに磨くべきです。そして、あなた自身がリラックスしていることが大切です。あなたのストレスや緊張感、さらに感情などは、手を通して子供に伝わります。治療は15分程度です（20分以上は必

要ありません)。治療中は全てを忘れ、子供の治療に集中しましょう。

　ここで紹介する方法は、予防的側面と治療的側面を含んでいます。そして、この治療は、子供のどの成長段階にも大切な考え方です。ただし、成長するにつれて、音楽やおもちゃやゲームなどに子供の興味が移っていくため、お互いにゆったりとした時間を作るのはとても難しくなるでしょう。そんなとき、私は、電気を消したり、壁にかかっている絵に注目させたり、本を読んだり、子供を抱っこしながら歩き回ったりして治療をしてきました。

　気を付けてほしいのは、焦らないことです。やり方は十人十色です。行うべきことは、治療すべき全てのポイントを確認することで、順番は問いません。子供が風邪を引いたとき、1日中治療のためにツボを押していました。子供を抱きかかえては上肢を治療し、布団で寝ているときは胸を治療し、抱っこしたときは背中を治療したのです。風邪を治すために必要なことは、治療する順番ではなく、必要な範囲を万遍なく治療することです。

　本書では、各疾患の"治療"の項に治療に関する説明と図を入れています。治療は身体の左右を行いましょう。治療する部分は濃い影と薄い影で示しています。薄い部分は補足的な治療部位で、濃い部分が最も重要な治療部位です。一回に3〜5秒以上の刺激をそれぞれの部位に加え、薄い部分は数回、濃い部分はできるだけたくさん行うようにしましょう。6歳以上の子供や大人を治療する際は、濃い領域からツボを見つけることができます。しかし、赤ちゃんや幼児を治療する際は、ツボを見つけることは難しいので、その周囲を優しく触れる程度で良いでしょう。

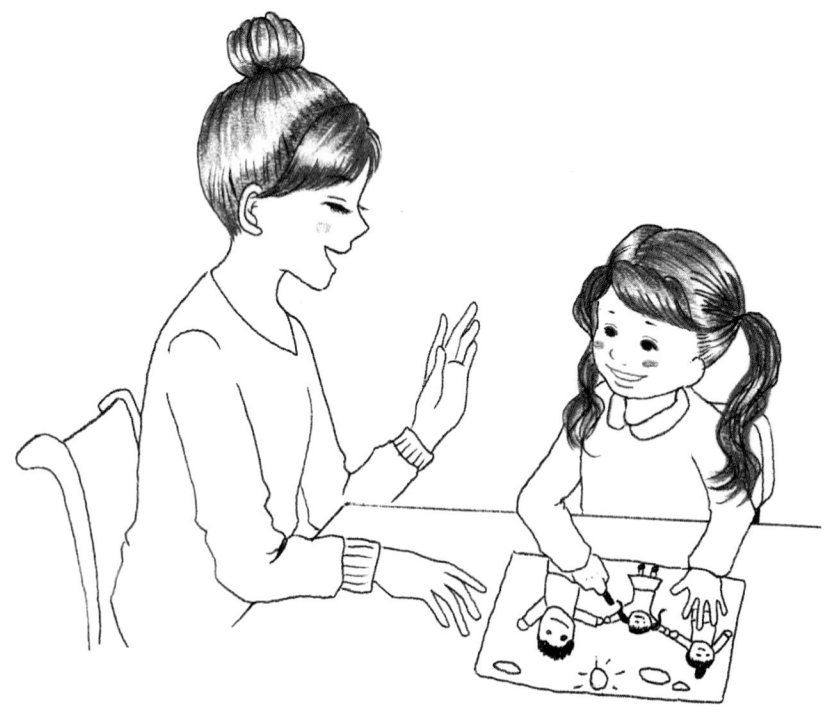

上肢や胸の前面＊を治療する際には、げっぷをさせる際に背中をなでるくらいの力で、指で小さな円を描くように、マッサージしましょう。小さな子供は敏感であるため、強く刺激する必要はありません。赤ちゃんの身体は、発酵しているパン生地のように柔らかいものです。そのため、焼きたてのパンを確認する際に触る程度の柔らかいタッチで、子供に触れてください。もちろん、赤ちゃんの嫌がらない程度です。

　一方、子供が6〜7歳以上で筋肉が十分に発達している場合、特定のツボを探すことができます。ただし、強く圧迫してはいけません。ポイントを見つけた際は、そこが小さくへこんだり、くぼみになっていることに気がつきます。あなたは、そこに軽く圧をかけ、優しく押します。やや痛みを感じるかもしれませんが、決して強く押してはいけません。また、さらに成長した10代や大人では、筋肉内にロープ状の塊（硬結）を触れるかもしれません。この塊（硬結）の中にあるポイントがトリガーポイントと呼ばれる部位です。トリガーポイントを見つけたら、それを緩めるように筋肉を押しましょう。もしかすると、多少痛いかもしれません。しかし、トリガーポイントを数秒押せば、筋肉は柔らかくなり、痛みも和らぐでしょう。そして、指の下にある組織が変化することに気がつくでしょう。

　マッサージを行うときは治療に集中し、身体だけでなく、他のものも感じ取るようにしましょう。治療から様々なものを感じ取ることができます。子供とくつろぎ、楽しんでください。もし、子供が不機嫌であったり、触れてほしくないようであれば、治療はやめましょう。また、あなた自身がストレスを感じていたり、仕事や電話、その他に気を奪われていて心が乱されている場合も治療はやめましょう。しばらく経てば、必ず両者にとって治療に最適な時間がやってきます。

　そして、子供の成長段階に応じて治療の方法や目的を変えてください。赤ちゃんを治療する方法と、小学生、中学生、大学生を治療する方法は、全く違います。あなたは子供が何を必要としているかは、あなた自身がわかっているはずです。あなたの心に従って治療してください。

　もし、東洋医学の考え方をもう少し理解したいのであれば、「第1章　2.経絡」を読んでください。基本的な考え方や用語の解説が書かれています。本書では、医学的知識がなくても理解ができるように、なるべくわかりやすい言葉で説明しています。東洋医学の基本概念が理解できれば、きっと、治療の幅はもっと広がるでしょう。

　東洋医学の考え方に興味がなければ読み飛ばして構いません。理論を理解するよりも、子供を健康にしたいと思う気持ちと温かい手のほうが大切です。

　＊説明に使われている「前面」という表現は、両側の手のひらが前を向いている状態を指しています（p.14「身体各部位の名称」参照）。小指が太もも側にある状態での上肢を「上肢前面」と呼び、「上肢後面」という表現は、前面の逆で、手のひらが後ろを向いている際の、上肢の範囲を呼んでいます。

第 1 章 基礎編

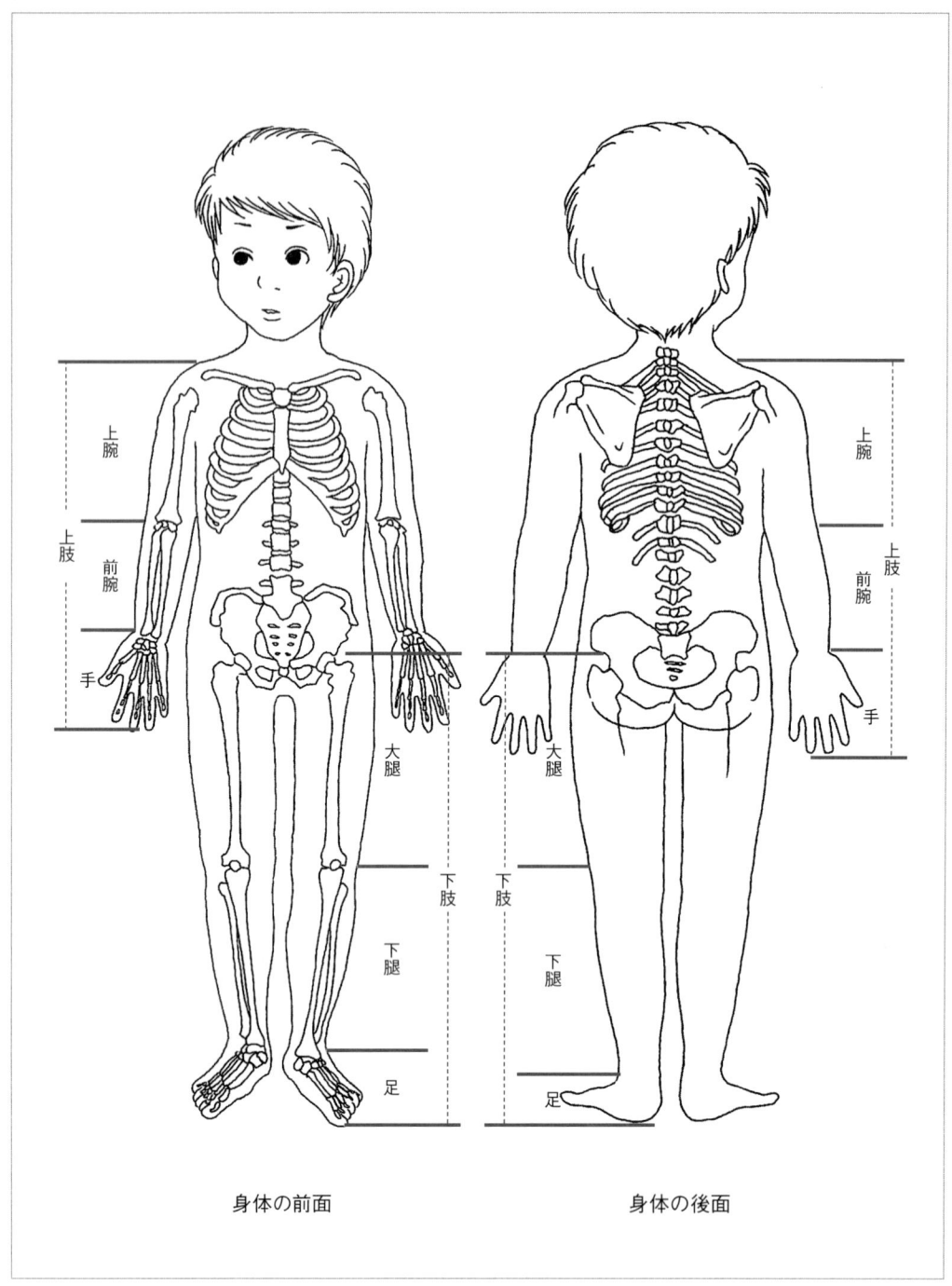

身体各部位の名称

2. 経絡

東洋医学の考え方

　専門用語や聞き慣れない言葉は、何度調べても忘れてしまうものです。きっとこのことは、多くの人に共通しているでしょう。ですから、これから説明する内容が全くわからなくて、くじけそうになっても、気にしないでください。東洋医学の考え方は、みなさんにとって新しいものですが、想像よりはわかりやすいはずです。ただし、新しいものを学ぶときは、不安なものです。もし、本当に東洋医学の考え方が知りたいのであれば、この章をじっくり読んでください。きっと理解してもらえると思います。もしかしたら、あなたは、経験的に東洋医学の考え方が効果的だということを既に知っているかもしれません。そんな方は、もう少し詳しく理論を理解したいと思っているでしょう。いずれにせよ、興味を持った人はこの章を読み進めてください。

　東洋医学は、西洋医学と多少異なります。東洋医学について理解している人は増えてはいますが、その効果に関しては不明瞭なところもあります。西洋医学の考え方は、還元主義で、全てのものを可能な限り分析することで理解していきます。病気になれば、症状から原因を特定し、それぞれ細分化された専門医が診察してくれます。しかし、病気を身体全体として捉えてはいません。

　一方、東洋医学の基本的な考えは、西洋医学とは正反対です。東洋医学は、身体全体のバランスを重視し、バランスが取れていれば正常、バランスが崩れていれば病気と考え、そのバランスが崩れているところを探し、病気を治そうとする考え方です。

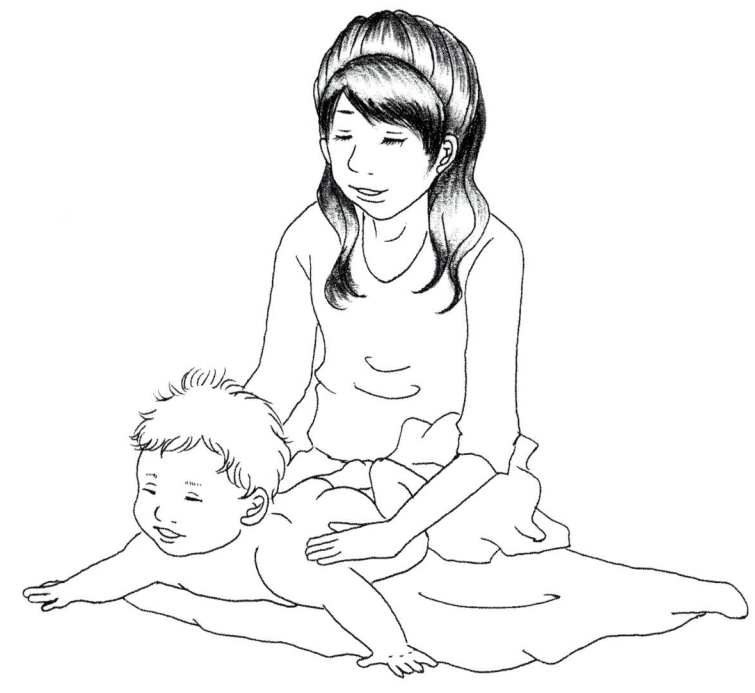

第 1 章　基礎編

経絡とは

　東洋医学には、経絡システム（身体の中を相互に連結した経路）という考え方があります。互いに連結しながら身体の表面から深部へとつながっているこの通路は"経絡"と呼ばれ、筋肉や各臓器を通過し、内部の臓器（器官）と身体表面を連結しています*。

　気の流れはこれらの経絡に沿っています。気とは何でしょうか？　それは、エネルギーの流れです。気は実際に見ることはできませんが、健康を維持するために大切なもので、その様子は血液や体液の流れ、神経伝達、筋肉や関節の動き、消化や排泄などを通じて見ることができます。気は物質というよりも、動き回ることができる自由な存在です。その意味で、健康な子供は、目が輝き、活発に動き回るエネルギー（気）があるため、病気になっても早く回復します。そして、年を取るにつれて、このシステムは減退するため、気は衰えます。年の割には活動的に見える老人も、不快感、痛み、消化不良などが起こらないように、日々努力しているはずです。おそらく、気は生命活動を行うために必要なもので、生命はその活動によって維持されています。しかし、老化や病気などで、その流れが妨げられると、健康や生命に影響を及ぼすと思われます。もし、気を感じてみたいのであれば、体表にあるポイント（ツボ）を刺激することで、それを感じることができるでしょう（詳細は、Finando, Donna, and Steven Finand. *Trigger Point Therapy for Myofascial Pain* [Rochester,Vt.: Healing Arts Press, 2005] を参照してください）。

　東洋医学では、59 の経絡（流れ）が定義され、この経絡は身体の様々な部位を結びながら互いに連携しています。そして、この経絡は一見複雑に感じますが、簡単にイメージできます。

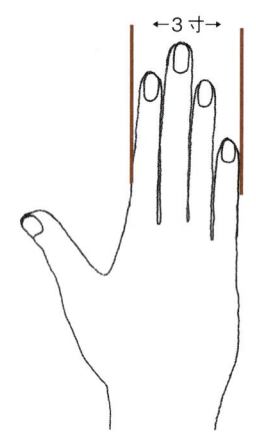

庭のホースを頭に描いてください。もし、ホースがどこかで詰まれば、水がどこかに漏れたり、水が全く流れていない部分などが現れます。そのため、水が適切に流れなければ、ホースから水を出すという目的は達成できません。そのため、このシステムのどこで流れが滞っているかを探し、治療しなければなりません。

　東洋医学的な考え方は、これらの経絡に沿ってポイントを刺激します。経絡上のポイントは、それぞれ作用を持っているため、その作用に基づいて刺激します。また、組み合わせて用いることもあります。このポイントは、何世紀にも渡って積み重ねてきたもので、たくさんの本に書かれています。ツボの位置は、人により微妙に異なることから、

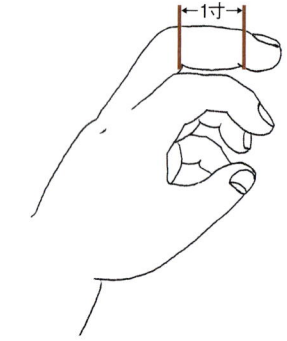

人の親指の幅あるいは中指の第 2 関節の長さを使っておおよそ位置を探します。4 本の長さが 3 寸とほぼ同じです。例えば、三陰交という内くるぶしの上 3 寸に位置するツボがあります。治療する際には、3 寸を理解するために、患者の指 4 本を合わせることで三陰交のおおよその位置を決定します。ちなみに、赤ちゃんの場合、4 本の指でも、あなたの指 1 ～ 2 本程度しかないでしょう。しかし、これが赤ちゃんの 3 寸です。同じツボでも身体の大きさにより位置が異なることから、注意してください。

経絡が影響を及ぼす範囲

　それぞれの経絡は、特定の臓器に影響を与えます。それは西洋医学で知られている臓器が持っている機能や作用よりもたくさんある場合もあり、西洋医学的な臓器とは異なった概念である場合もあります。例えば、心経は心臓の機能だけでなく、意識、睡眠、記憶のような、心臓とは明らかに関係しない作用とも関係しています。また各臓器は、例えば心臓と心経が舌と関係しているというように、感覚器とも深く関連を持っています。これらは、全く関係ない現象と思われがちですが、胎児が子宮内で成長しているときには、心臓と舌は同じ組織から分化していることを考えると、何らかの関係があるのかもしれません。

　また、臓器は2種類に分けられます。陰経は実質臓器で、肺、脾臓、心臓、腎臓、肝臓、心膜などがあります。陽経は管腔臓器で、大腸、胃、小腸、膀胱、胆嚢、三焦があります。なお、陰経の臓器は、気、血液、津液のような基本的な物質を産生、変換、調整、貯蔵しています。これらの機能は、生体のバランス機能の維持（ホメオスタシス）と直接関係しており、これらの臓器の活動により、生命が維持されています。一方、陽経の臓器は、食物を受け入れ、分解し、吸収、さらには使用されなかったものを輸送し、排泄する役割があります。陽経は、胃の中に食べ物が入っていないときには、胃が働かないというように、必要に応じて働きます。陰経の臓器は、陽経の臓器と対をなしています。1つの臓器はもう1つの臓器と情報交換をしています。例えば、手の太陰肺経と手の陽明大腸経は対をなしていますが、機能的には両経とも水分代謝と関係しています。そのため、一方の経に機能障害が起これば、最終的にもう一方の経に影響が及びます。

　3つの陰経と3つの陽経は、上半身と体幹に存在し、3つの陰経と3つの陽経は、下半身と体幹に存在しています。陰の臓器と陽の臓器は関連しており、上と下の経路にも対関係があります。例えば、手の太陰肺経は足の太陰脾経と関係し、つながっています。

　このエネルギーの流れは、生まれた瞬間、呼吸が開始したと同時に手の太陰肺経から始まります。そして、決まった通路を通って、決まった流れで進み、最終的には足の厥陰肝経に終わります。そこから、また肺に戻り、再びこの過程をたどります。1つの経絡が終わると次の経絡につながり、また新たな流れを形成します。この流れは24時間周期で行われています。

　各治療の項で取り上げた図は、経絡の通り道を知るうえでは、参考になるでしょう。なお、最もよく使う経穴（ツボ）の正確な位置は、「付録　ツボの位置」（p.176）として記載しました。

＊興味深いことに、経絡の相互連結は、筋膜の概念と類似しています。筋膜は、内部と外部を隔てる鞘のようなものです。そして、筋膜は、全ての土台となる結合組織です。筋膜はそれぞれの筋群、筋、個々の筋線維だけではなく、身体全体を包んでいます。それは継ぎ目なく、個々の器官を包み、保護しています。また、筋膜には神経や血管も存在しています。John Upledger の言葉に、"体内のあらゆる場所に筋膜は存在している"（John Upledger and Jon Vredevoogd, Craniosacral Therapy [Seattle: Eastland, 1983], 239）という言葉があるほどです。

手の太陰肺経

　肺は、陰性の物質やエネルギー（大気汚染、寒波や低温、ウイルスなど）によって悪影響を受ける"敏感な臓器"と考えられています。全ての臓器のなかで、肺だけが気道を通して外界と接しています。そのため、内部環境（肺内部の肺胞）は、外部環境（息を吸った空気）とつながっています。

　肺は呼吸を司り、気（エネルギー）や空気をコントロールし、体内の水を動かす役割があります。身体の表面（皮膚、髪毛、毛穴）は肺のエネルギーに支配されています。また、汗をコントロールし、身体の解毒作用や体温維持を助けています。なお、鼻は肺と関係した感覚器官です。ちなみに、胸、喉、鼻、肺に関係する病気は、全て肺経を治療することになっています。

　手の太陰肺経の経路は、臍と胸骨の間、中焦＊というところから始まり、体幹の深部に入り、横行結腸を取り囲み、横隔膜を通って肺に上ります。喉に向かって上がり、胸郭上部を横切って、脇に達します。そこから上腕、前腕、手の前面外側を下り、第1指の爪に終わります。

　なお、肺経には9個のツボが存在しています。

　手の太陰肺経は手の陽明大腸経と対をなします。

＊中焦（三焦）については、p.27を参照。

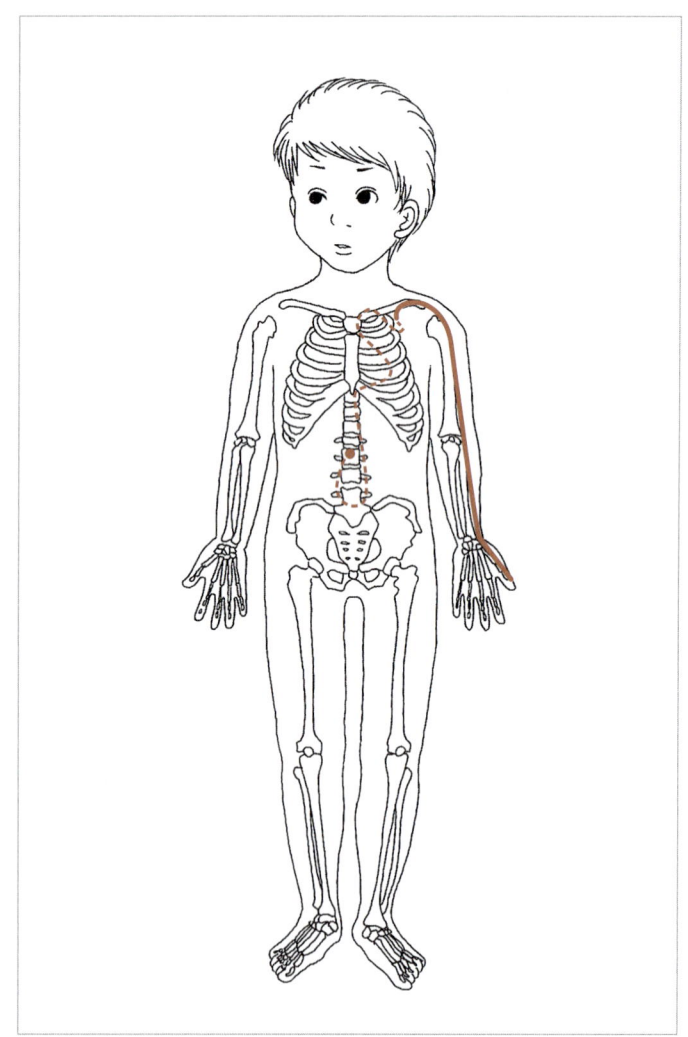

手の太陰肺経の経路

2. 経絡

手の陽明大腸経

　大腸の機能は、小腸から送られた排泄物から水分を再吸収する役割があり、大腸は水分代謝とかかわりがあります。

　手の陽明大腸経の経路は、第2指の爪の親指側に始まります。第2指を通って、手、前腕、上腕の後面外側を通過します。肩先で体幹に入り、上背部を横切り、1つの枝は途中で肺と横隔膜を通過し、下腿へ下ります。もう1つの枝は、頚部の表層を通り、頬を横切り、唇に沿って曲がり、反対側の鼻孔周囲で終わります。ここから深い枝は、下の歯茎に入ります。

　手の陽明大腸経には20個のツボが存在します。

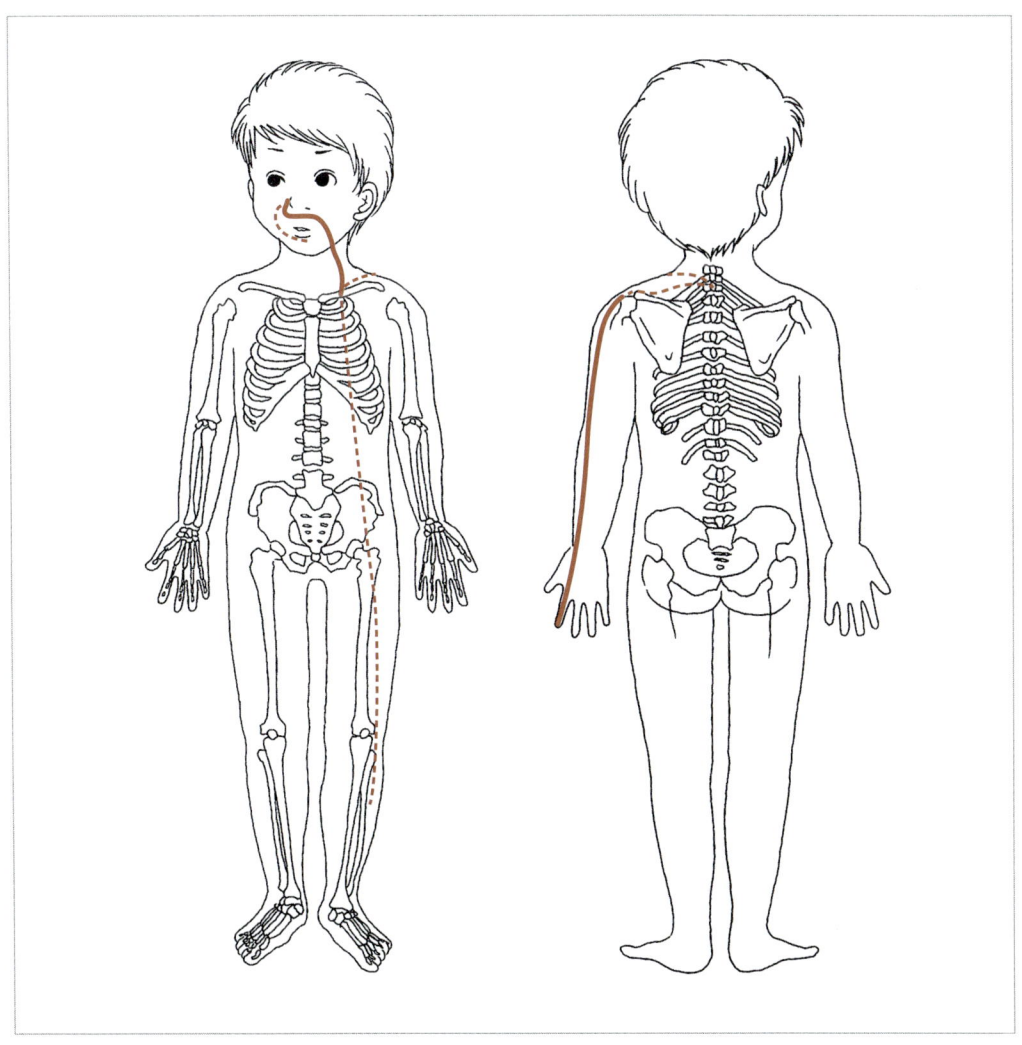

手の陽明大腸経の経路

第 1 章　基 礎 編

▍足の陽明胃経

　胃の機能は、小腸へ送る前に食べ物を受け入れ、消化する働きがあります。
　足の陽明胃経の経路は、大腸経が終わった鼻翼に始まり、鼻側を上がり目の直下に現れます。頬を通り、口を周り、さらには顎へと下ります。1つの枝は、下顎角へ進み、それから上がって髪の毛の生え際に終わります。もう1つの枝は鎖骨へ下り、胸部を通ってから体幹を下ります。1つの枝は、横隔膜、胃、脾臓、大腸を下り、もう1つの枝は体表を下りながら、恥骨で交わります。その後、大腿と下腿前面外側を下行し、足背を越えて、第2趾に終わります。
　足の陽明胃経には45個のツボが存在します。
　足の陽明胃経は足の太陰脾経と対をなしています。

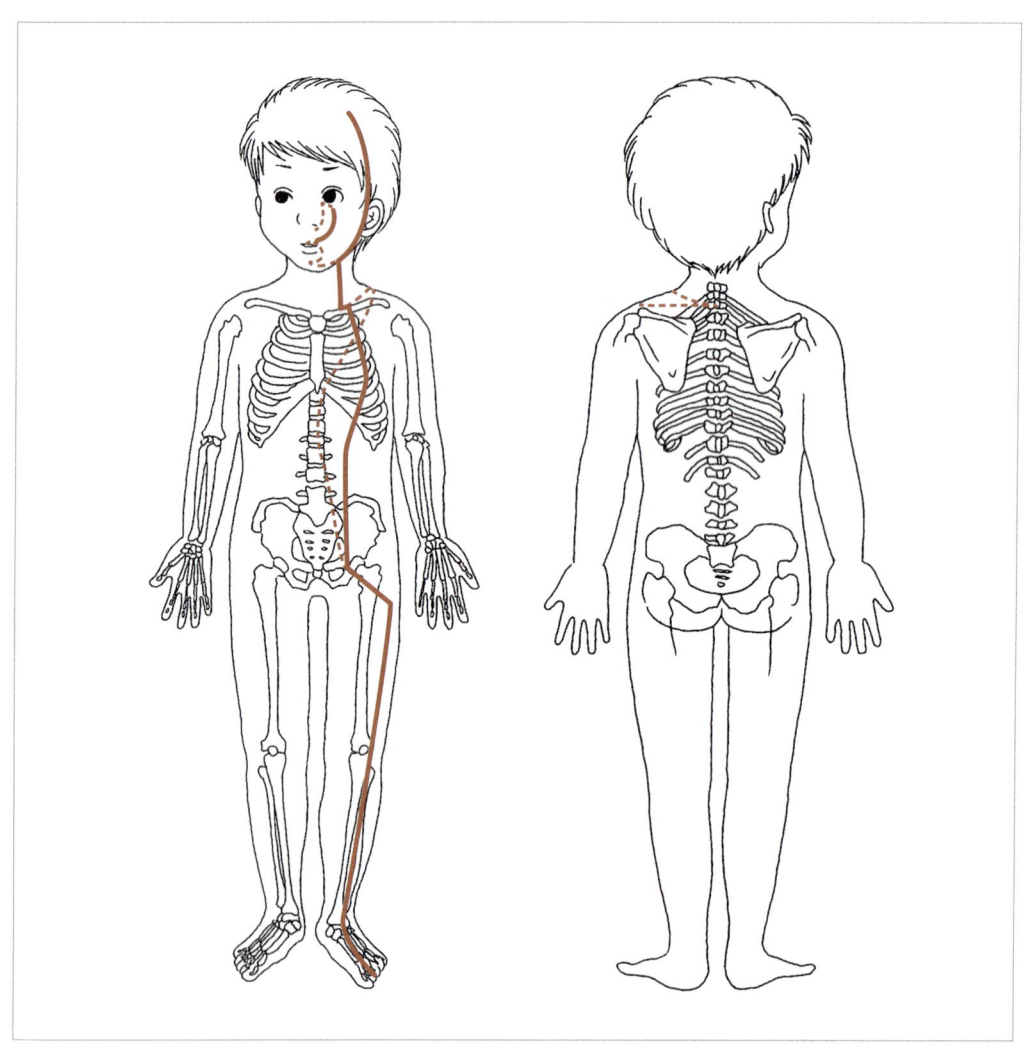

足の陽明胃経の経路

足の太陰脾経

足の太陰脾経は、消化機能をコントロールしています。

脾臓は胃と合わせて中焦（消化が行われる部位）と呼んでいます。脾臓は血液を産生し、血管に血液を貯蔵し、血液を介してそれぞれの臓器を維持する役割があります。また、筋肉と四肢を司り、感覚器に関しては口と関係があります。

消化不良、月経不順、筋疲労や筋力低下などは、脾臓の機能障害によるものです。

足の太陰脾経の経路は、第1趾内側の爪から始まります。第1趾と足の土踏まずのあたりを通り、下腿と大腿の内側を通って、体幹へ上がります。1つの枝は体幹から内部に入り、脾臓と胃に進み、それから横隔膜を通って心臓に至ります。またもう1つの枝は、大腿から体幹の表面を上行します。そして、1つの枝は体幹の側面で終わり、もう1つの枝は胸部を上がって舌につながります。

足の太陰脾経には21個のツボが存在します。

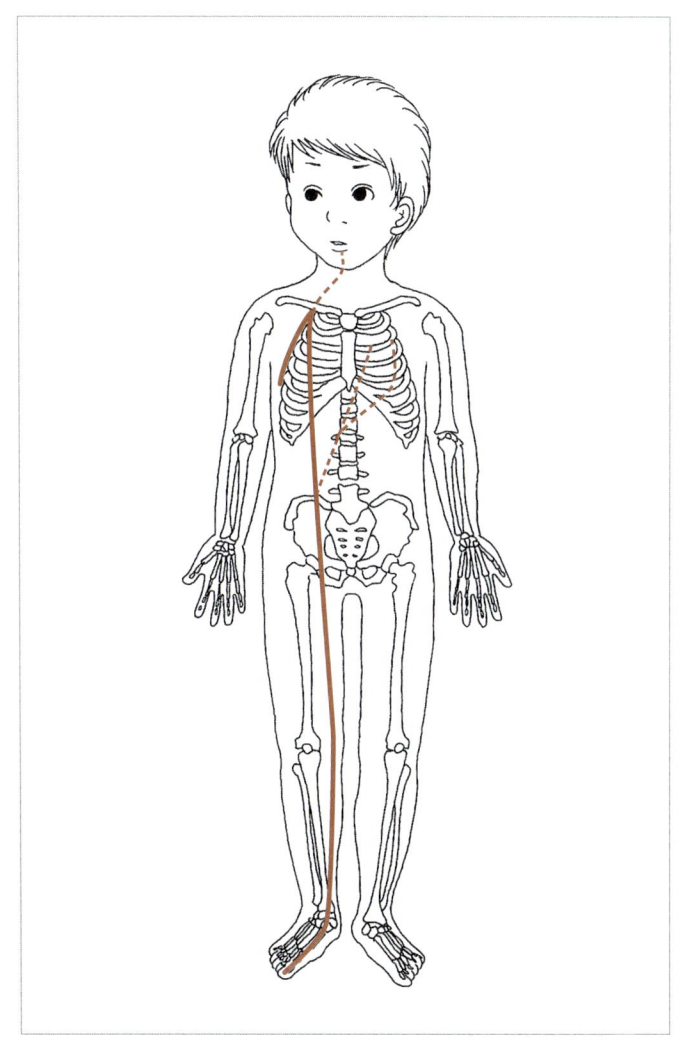

足の太陰脾経の経路

手の少陰心経

　手の少陰心経は、血液を統治する役割があります。血管を支配し、血液循環をコントロールしています。心経は"神を蔵す"といわれ、精神、感情、思考、記憶、睡眠、意識などの活動は、心に統治されると考えられています。また、心に関係した感覚器は舌です。そのため、上胸部や肋骨の痛み、膨満感、さらには精神障害、過敏性（怒りやすい状態）、息切れ、頭痛、めまいなどの症状は、心の機能障害と考えられています。

　手の少陰心経の経路は心臓から始まります。そこから、3つの枝に分かれ、1つ目の枝は、横隔膜を通って下行し、小腸につながり、2つ目の枝は、顔へ上行し、眼の周りの組織と合わさります。3つ目の枝は、肺へ進み、それから脇の下に現れます。その後、上腕、前腕、手首、手のひらの前面内側を下行し、第5指を通って爪の内側に終わります。

　手の少陰心経には9個のツボが存在します。

　手の少陰心経は手の太陽小腸経と対をなします。

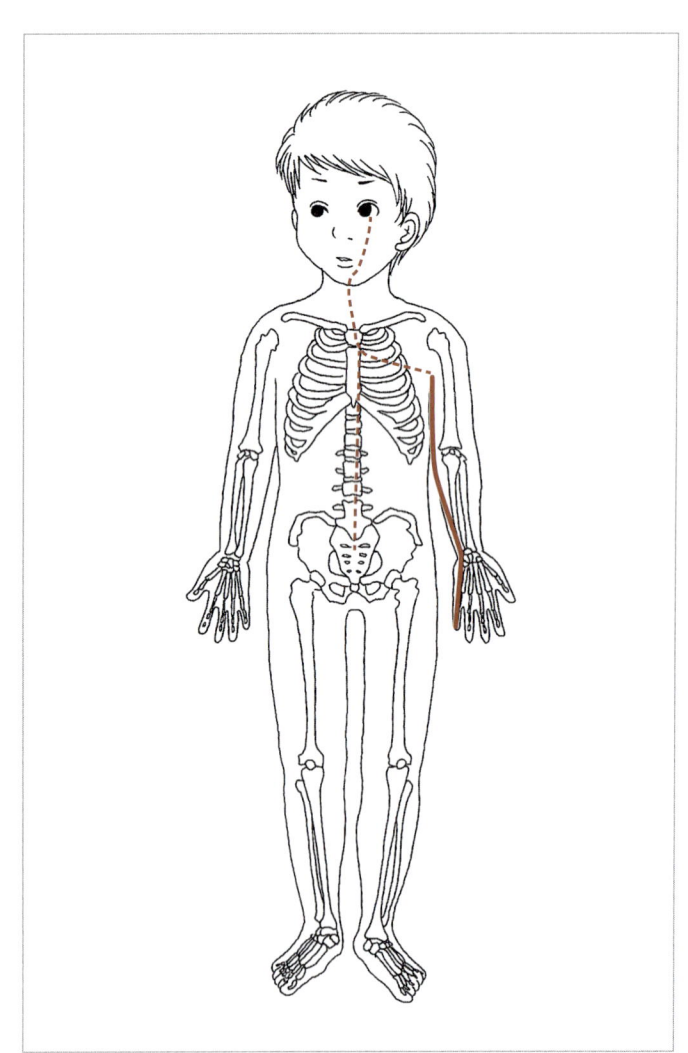

手の少陰心経の経路

手の太陽小腸経

　小腸は、排泄物から食物の重要な栄養素を分ける役割があります。栄養素を血液に送り、排泄物を大腸に送ります。

　手の太陽小腸経の経路は、第5指の爪外端に始まります。第5指と手の背面、上肢の後面内側に沿って、肩関節後面まで進みます。その後、肩甲骨の中央を通り、肩の上部へと上がり、首で2つに分かれます。1つは心臓へ進み、横隔膜を通過し、胃と小腸へ入り、下腿の外側中央に至ります。もう一方は、肩の上部表面から首を通って頰へ行き、眼の外側から耳の前へ進みます。

　手の太陽小腸経には21個のツボが存在します。

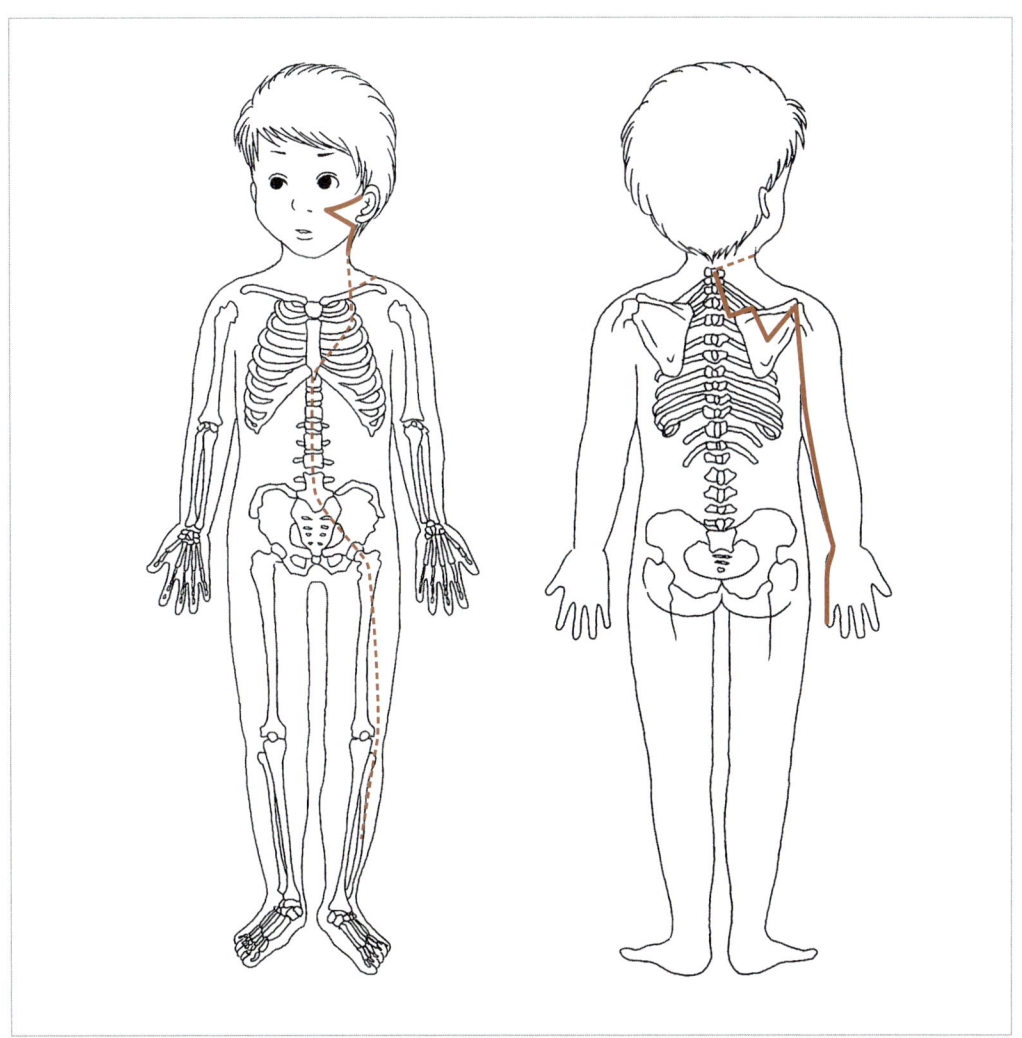

手の太陽小腸経の経路

足の太陽膀胱経

　膀胱には、排泄される前の尿を貯蔵する役割があります。
　足の太陽膀胱経の経路は、眼の内眼角に始まります。額に上行し、頭を超えて、後頭部へ進み、そこで背骨に沿って下行する2本の枝に分かれます。内側の枝は腰部で体内に入り、腎臓から膀胱に進み、殿部を超えて、大腿後面を通過し、膝の後面に終わります。外側の枝は、背骨に沿って殿部の上を下行し、膝裏の内部でもう一方の枝と合流し、ふくらはぎの後面を下行し、外側のくるぶしを周り、第5趾の爪外側に終わります。
　足の太陽膀胱経には67個のツボが存在します。
　背骨に沿って走る膀胱経のポイントは、治療を行ううえで特に重要です。とりわけ循環器系、呼吸器系、消化器系、生殖器系、泌尿器系に関係した慢性疾患の治療に有効です。なお、足の太陽膀胱経は足の少陰腎経と対をなします。

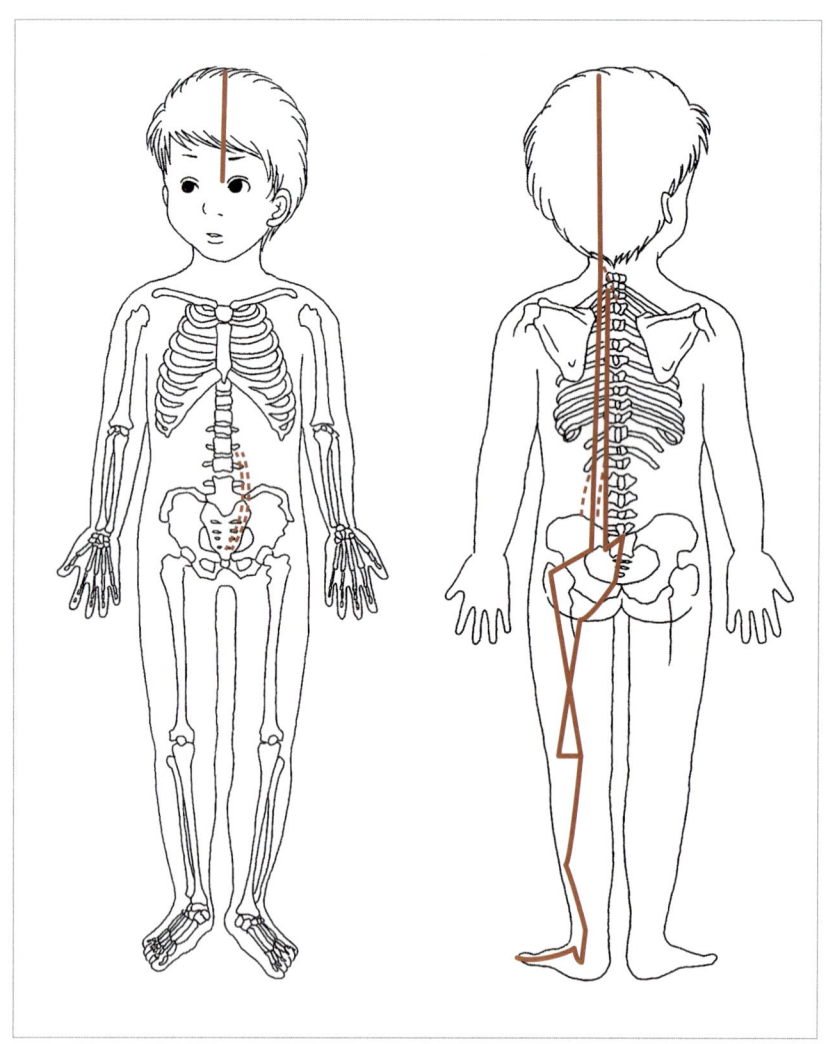

足の太陽膀胱経の経路

足の少陰腎経

　腎臓は、生きていくために必要な物質（両親から得た気）を収容し、貯蔵する部位です。

　足の少陰腎経は、発育、成熟、生殖に必要な気を内包しています。骨・血液・骨髄は、腎の状態と関係しているといわれています。また、腎は血液を浄化・ろ過する作用があり、水分代謝をコントロールしています。なお、耳は腎と関係する感覚器です。

　泌尿生殖器系の疾患、月経と生殖器系の障害、消化器系疾患、腹痛、胸痛、呼吸器系疾患、めまいなどは、腎の機能障害により起こる症状の一部です。

　足の少陰腎経の経路は、第5趾の内側に始まり、足底の中心に向かい、足の舟状骨に表れます。その後内くるぶしを通り、下腿、膝、大腿の内側を上がり、背骨に進みます。下部の背骨から腎臓に入り、その後2つの枝に分かれます。1つの枝は、肝臓や横隔膜を通って、肺に入り、喉を通って、舌根に終わります。また、肺から枝が分かれ、心臓とつながり、胸に枝を出します。もう1つの枝は、下行して膀胱に入り、下腹部に現れ、体幹の前面で正中線の傍らを上行し、鎖骨の直下、胸骨の傍らに終わります。

　足の少陰腎経には27個のツボが存在します。

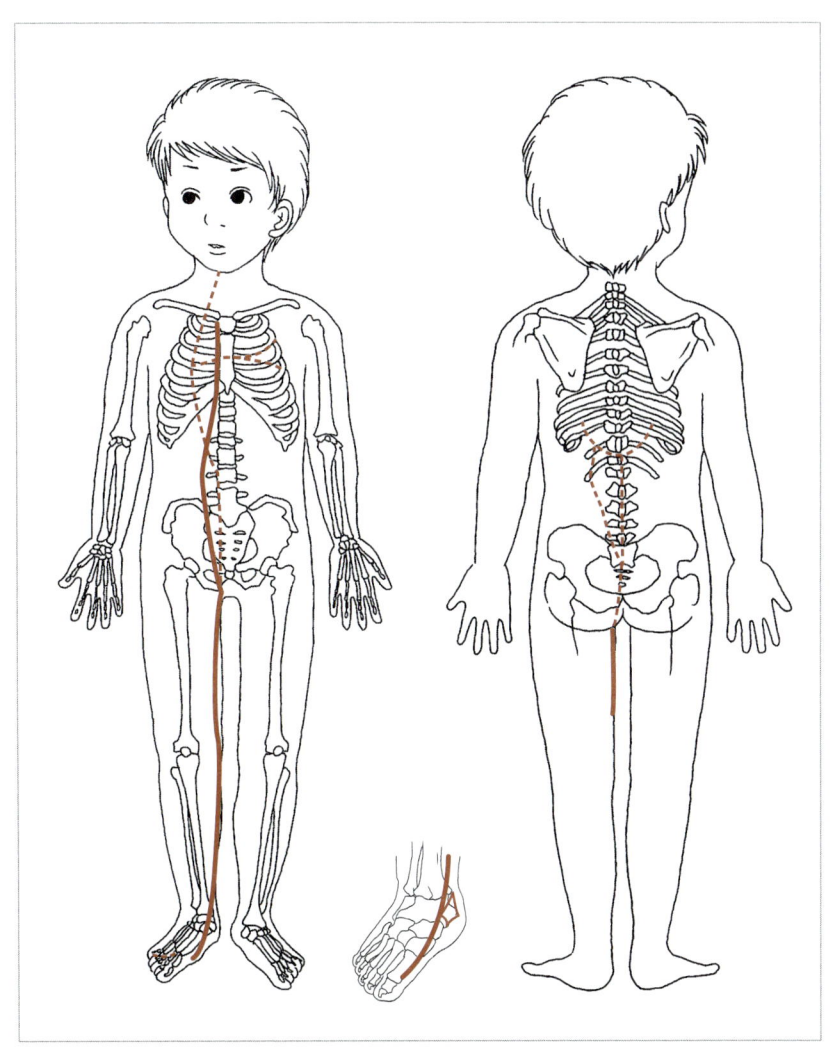

足の少陰腎経の経路

手の厥陰心包経

　心包は、心臓の外側を包む膜と考えられており、心と関係があるとされています。
　手の厥陰心包経は、心と同じで、血液や精神に関連しています。精神や感情の状態は、心包経に反映すると考えられています。
　手の厥陰心包経の経路は、胸部に始まります。1つの枝は、横隔膜を通って下行し、上・中・下焦をつなげています。もう1つの枝は、腋窩の数 cm 下に現れ、上腕、前腕、手のひら、中指の前面中央へと下がり、第3指の爪に終わります。
　手の厥陰心包経には9個のツボが存在します。
　なお、手の厥陰心包経は手の少陽三焦経と対をなします。

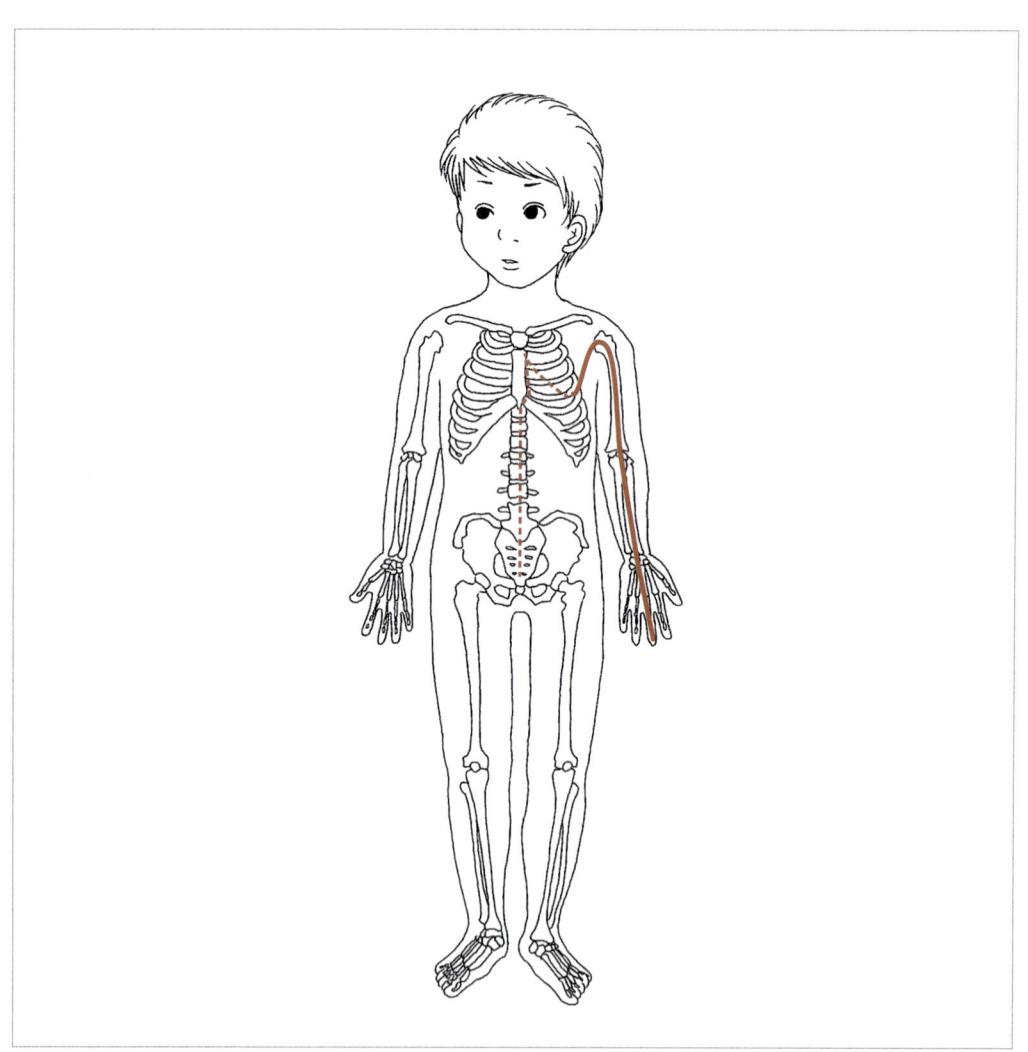

手の厥陰心包経の経路

手の少陽三焦経

　三焦は、消化・吸収・排泄の機能を司ると考えられています。

　手の少陽三焦経は、この3つの機能を司る場所（焦）です。上焦は心臓と肺、中焦は胃と脾臓、下焦は腎臓と膀胱、腸からなると考えられています。中焦は物質（食物と水分）を分解する役割があり、それによって上焦は全身に気を巡らせ、下焦は老廃物を排出することができます。

　手の少陽三焦経の経路は、第4指の爪に始まり、手・前腕・上腕の後面を上がり、肩と背中に進み、1つの枝は胸の中心に進みます。その後、肩の上部を横切り首へ上がり、耳を回り、こめかみを越えて眉毛に至ります。もう1つの枝は心膜とつながり、横隔膜を通り、腹部へ向かい、ここで上焦・中焦・下焦が合流します。

　手の少陽三焦経には23個のツボが存在します。

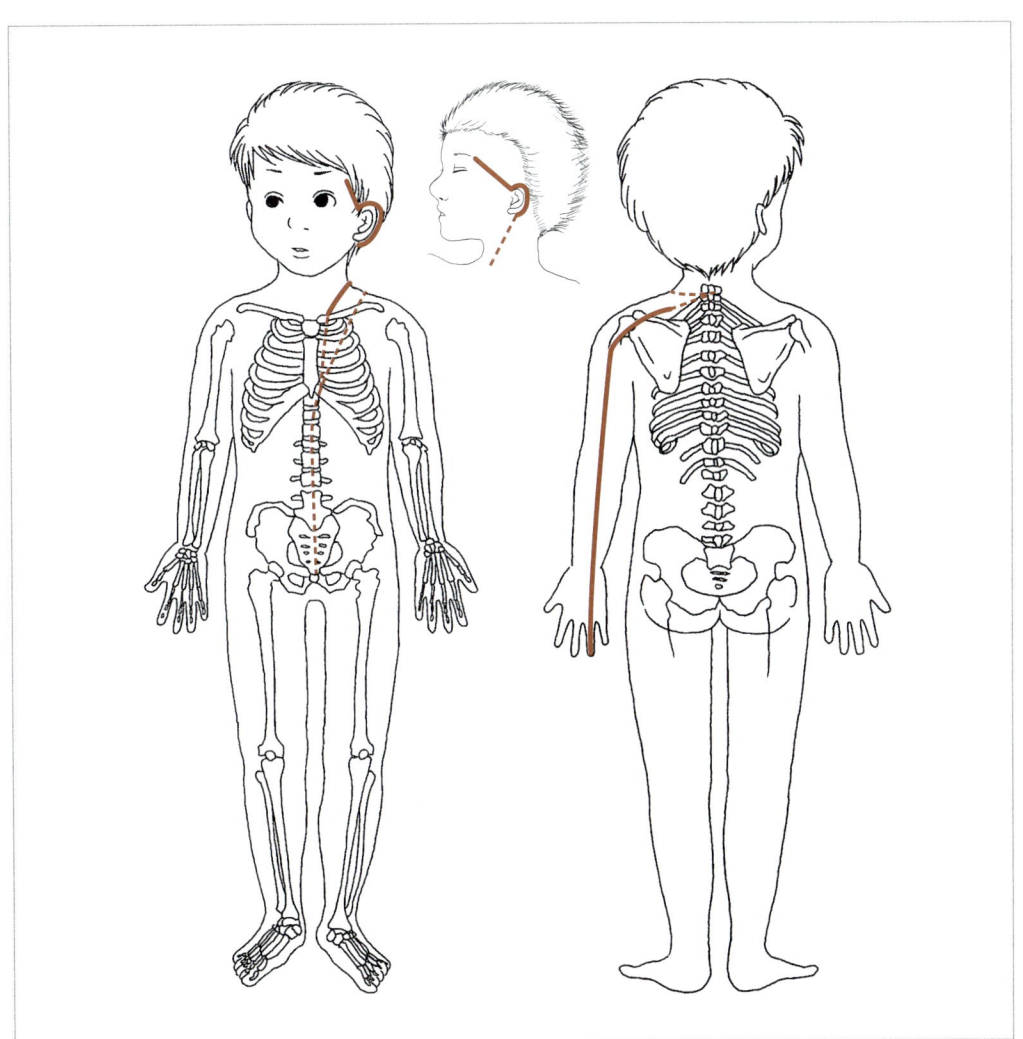

手の少陽三焦経の経路

足の少陽胆経

　胆嚢は胆汁を貯蔵し分泌しています。
　足の少陽胆経の経路は、眼の外側に始まり、こめかみを横ぎり、耳の周囲を回ります。肩上部に達する前に頭部を経由します。内側への枝は頬から体幹に入り、横隔膜を通り、肝臓と胆嚢と連絡します。その後、下腹部へ下り、生殖器を取り囲み、殿部に現れます。もう1つの枝は、肩上部から胸・胸郭・殿部の外側に進みます。ここで先ほどの枝と合流し、大腿・膝・下腿・外くるぶしを下り、第4趾と第5趾間を経て、第4趾の爪に終わります。
　足の少陽胆経には44個のツボが存在します。
　また、足の少陽胆経は、足の厥陰肝経と対をなします。

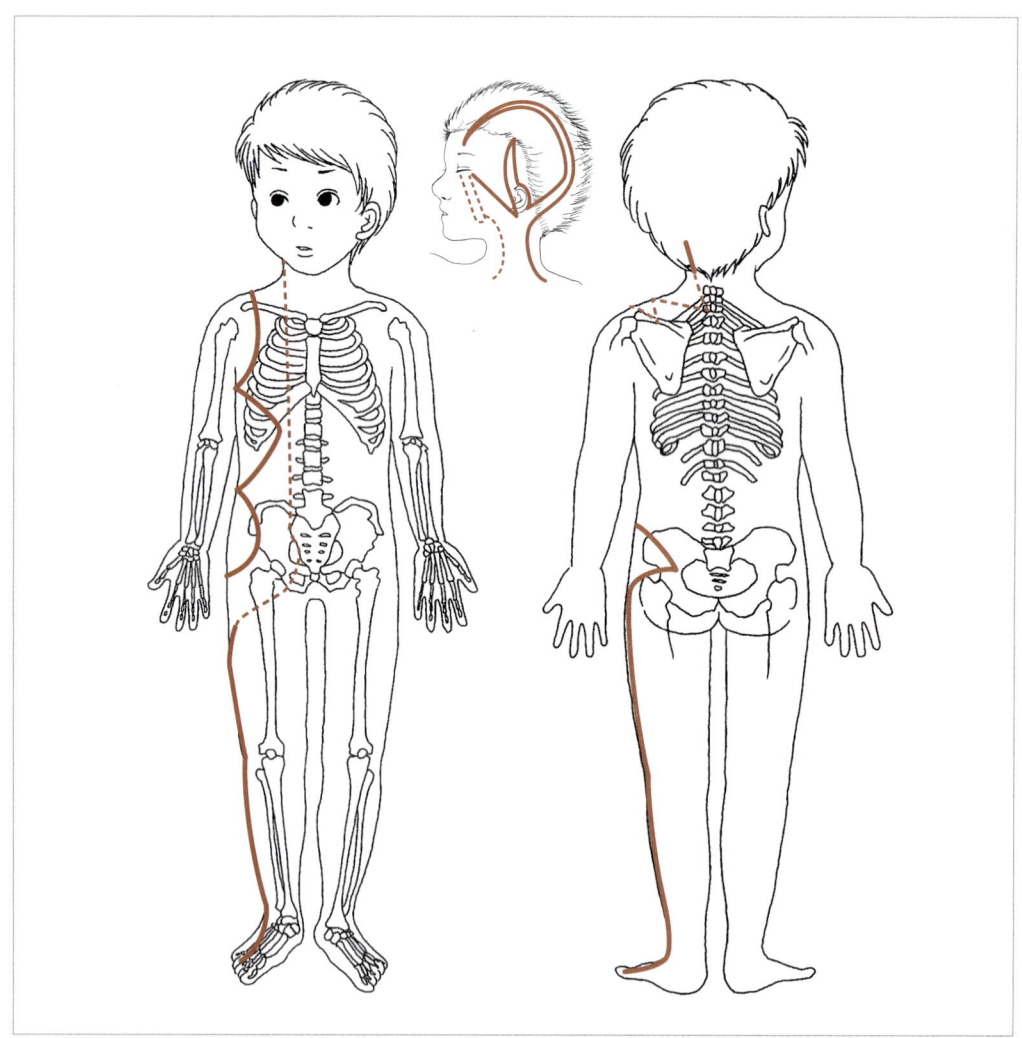

足の少陽胆経の経路

足の厥陰肝経

　足の厥陰肝経は、様々な重要な機能があります。第1の機能は、気をスムーズに全身に流すことです。感情は気の流れに多大な影響を与えることが知られており、怒り・不満・抑鬱に代表される情緒的なものと特に強い関係があります。もし、あなたが感情的なストレスを抱えているとき、何もしたくないことを思い出せば、どれだけ気の流れが障害されているかを理解することができるでしょう。筋肉・消化・循環といった全ての機能が正常に働かなくなります。肝臓の機能は、消化にとって重要です。肝臓は循環する血液量を調整するとともに、腱を介して動きなどの身体活動にも影響を与えます。なお、肝と関係する感覚器官は眼です。また、婦人科疾患（生理不順など）、消化器疾患、筋肉のけいれん、腹痛は、肝の機能障害により起こります。

　足の厥陰肝経は第1趾の爪に始まり、第1趾と第2趾間を通り、くるぶし・下肢の内側を通って鼠径部に移動し、その後、生殖器を回り、下腹部に入ります。1つの枝は上に進み、肝臓と胆嚢に入り、横隔膜を通って肺へ移動し、喉の後ろを通って、眼につながり、額を上がり頭の頂上へ進みます。もう1つの枝は、下腹部から肋骨下部へ体表面を渡り、胸郭に終わります。

　足の厥陰肝経には14個のツボが存在します。

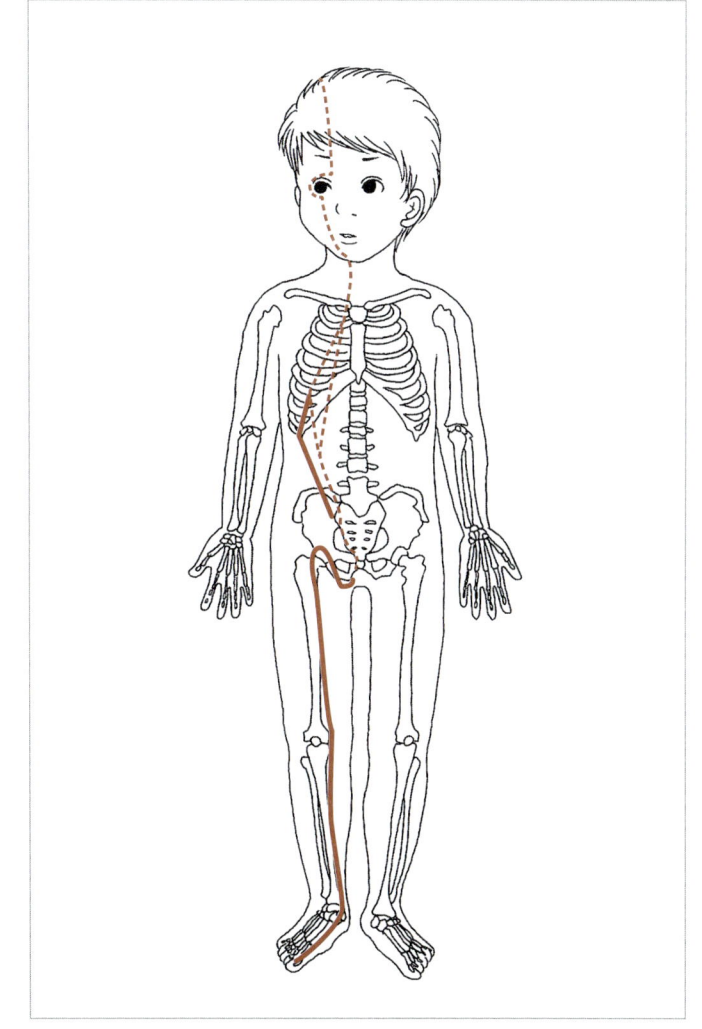

足の厥陰肝経の経路

特別な経路：任脈と督脈

督脈と任脈は臓腑ではありませんが、これらの経路はとても重要でよく使用することから、ここに記述しておきます。

◆任脈

任脈は陰経の海と呼ばれています。任脈は全ての陰経を調整する作用があります。

任脈は下腹部に始まり、会陰部に現れ、身体前面の中央に沿って進み、喉の前面を上がります。そのうち1つの枝は唇の下に終わり、もう1つ枝は、口の周囲を回り、眼の下に終わります。

任脈には24個のツボが存在します。

◆督脈

督脈は陽経の海と呼ばれています。督脈は全ての陽経を調整する作用があります。

督脈は腹部に始まり、会陰部に現れ、身体と首の後面を上行します。その後、後頭部を越えて頭部の頂上に進み、額を下行し、鼻の真下に終わります。

督脈には28個のツボが存在します。

始めに紹介したように、東洋医学の考え方では経絡は59経ありますが、今回は特に重要な14経だけを紹介しました。これらの説明により、気の動きを理解するとともに、それぞれの経路が2つ以上の臓器と交わっていることをイメージしてください。もし、経絡上の経穴を使わなければ、無数にあるポイントから治療に適したポイントを探さなくてはならないでしょう。

子供に触れる際には、経絡との関係やつながりを考えてみてください。そして、あなたが子供にどのような治療をしてあげたいのか考えてください。好奇心を持ち、広い心で子供に触れてください。そして、マッサージする手の下で起こっていることに耳を澄ましてください。温かい部分・冷たい部分・膨れた部分・へこんだ部分など、様々な変化を感じるでしょう。そして、そこを押して治療してください。その結果、身体が持つ自然治癒力を体験することができるでしょう。

2. 経絡

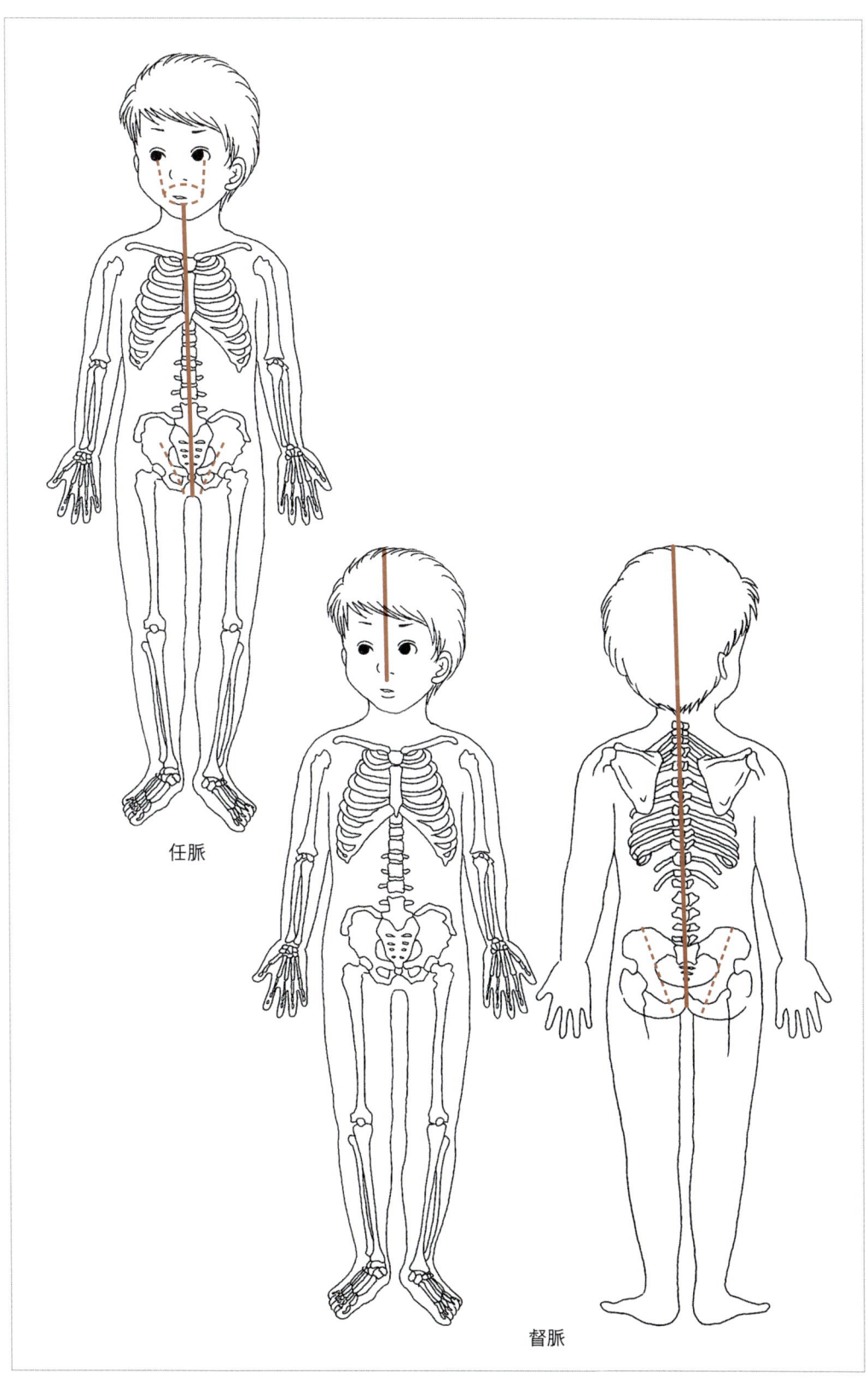

任脈

督脈

第2章

治療編

1. 健康を維持するには

▍健康とは何か

　健康な子供は、イタズラをすることもありますが、とても活発で、目をキラキラと輝かせながら日常を楽しんでいます。そして、有り余る体力で、絶えず動き回っています。食べ物の消化も良く、排泄も定期にあります。夜はぐっすりと寝て、翌朝きちんと目覚めることができます。たとえ、走り回って遊んでも、鼻が詰まったり、咳がでたり、息が苦しくなることはありません。
　また、肌はとてもきれいで、顔色も晴れやかです。痛いところはなく、体調の不満を言うことはありません。子供は、本来持っている健康的な状態を保つことが何よりも大切です。

▍健康を保つ方法とは

　良い食事、適切な運動、十分な休息の3つが健康を保つ秘訣です。

▍どのように子供を守るのか

◆日常生活の問題を学ぼう

　今の時代、私たちは子供たちのために様々なことに気を使わなければいけません。環境問題はもちろんのことですが、社会問題ですら子供の健康を妨げることがあります。
　昔は、小川から水を飲むこともできたし、自宅の家庭菜園で育てた野菜を食べることもできました。もちろん、それはとても素晴らしいことです。しかし、現在私たちが住む世界は、昔と全く異なります。
　プラスチックの破片・化粧品・農薬・殺虫剤・人工ホルモン・調合薬・殺菌剤など、あらゆる物質が水道水や空気中、さらには土壌などに含まれている可能性があります。そして、これらの合成化合物は、私たちが普段使用している製品や衣類、そして家の建築資材にも含まれています。
　一方、いくつかの合成化合物には毒性を持つものもあります。そのため、私たちは絶えず低値ではありますが有害物質にさらされているわけです。実際、これらの有害物質が私たちの住む地球上から見つかるということは、水や食物など地球の恩恵を受けながら生きている私たちにとって、それらの物質が私たちの体内に絶えず循環しているということに他なりません。
　しかしながら、このような有害物質に長期間さらされることで、私たちの身体にどのような

影響が起こるのかに関しての情報はほとんどありません。そのため、私はそれら有害物質の影響から子供を守る努力をする必要があると思います。

以下の内容は、子供を有害物質から守るために役立つでしょう。

- 子供のそばで、塗料や接着剤、ガソリン、マニキュア、ネイル用除光液などの溶剤を使用しないでください。もし使用する場合は、部屋の換気をこまめに行ってください。
- 子供が家や庭にいるときは、殺虫剤や農薬、化学肥料を使用しないでください。
- 清掃などで洗剤を使う際には、使用方法をきちんと読み、正しく使用してください。
- ドライクリーニングに出した洋服は、家に戻ったらすぐにビニールカバーを外し、しばらく空気に触れさせてください。
- 料理や飲み物を保存する際には、ラップをかけたり、プラスチック容器を極力使わないようにしてください。また、電子レンジで温める際にも、ラップやプラスチック容器を極力使用しないでください。
- ペットボトルからにじみ出る汚染物質から身体を守るために、ペットボトル入りの水は、極力飲まないようにしてください。そのため、家ではフィルター付きの浄水器でろ過された水を飲むようにしましょう。
- 透明のポリカーボネート製（熱可塑性プラスチック）の哺乳瓶やカップを使用するのは避けてください。
- 傷のあるプラスチック容器は、すぐに取り替えてください。
- テフロン加工のされた調理器具は使用しないでください。そしてテフロン加工に傷がついた場合はすぐに取り替えてください。

皆さんにお伝えしたいことは、日常生活における危険を完全に排除することはできませんが、危険を最小限に抑えることはできるということです。よって、危険を排除することに熱心になり過ぎる必要はありませんが、常に頭の片隅に置いておく必要はあります。

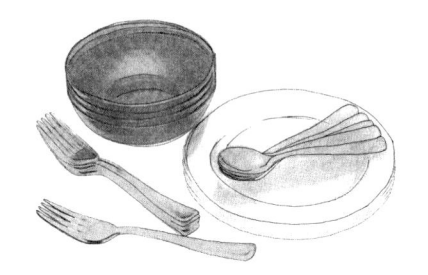

抗菌石けんや抗菌洗剤を使う必要があるのか

近年、消毒薬や抗菌剤、さらには抗生物質の発達により、細菌が減ったように思われがちです。しかし、実際は強力な抗生物質に対しても抵抗力のある新たな細菌（耐性菌）が増え続けている

のです。ちなみに、あなたの家庭では抗菌石けんや抗菌洗剤を使用していますか？　家庭においてトリクロサンを含む抗菌石けんや抗菌洗剤をむやみに使用することは、耐性菌を増やしている可能性があります。

　ところで、本当に抗菌石けんや抗菌洗剤は必要なのでしょうか？

　お店に行けば天然成分でできた洗剤がたくさんありますし、洗剤がなくてもお酢の分解作用で台所や浴室をきれいにすることができます。また、重曹は研磨剤として役立ちます。さらには、抗菌剤を使うよりは、漂白剤を薄めて使用する方が身体にとっては優しいといえます。

　ぜひ一度、これらの方法を試してみてください。きっと、洗剤を使ったときのようにきれいになりますし、何よりも新たな耐性菌を作り出す心配もありません。

◇◇

◆ 良い習慣を身につけよう

　食事に関しては、多くの問題があります。

　その1つは、食事が豊かになったということです。近年、肥満や糖尿病の子供が急増しています。そして、これらの病気は子供たちの間で流行しているといっても過言ではありません。間違った食習慣と運動不足により子供たちの体重は増え続けています。その結果、多くの子供たちが高血糖や高血圧と診断され、なかには本来は大人の病気であった糖尿病や血管の病気を患う危険性まで出てきたのです。その意味で、あなたが子供の食習慣や運動習慣を確認し、改善できれば、これらの病気から子供たちを守ることができるのです。

　健康的な食事をすることの意味や運動の重要性を子供に教えることが、将来健康的な大人へと成長することにつながります。食事は全ての子供たちに必要なものです。なぜなら、私たちの身体は食べ物により構成されているといっても過言ではないからです。これは、ある意味、私たちの身体は食物を通じて地球と同じ成分で構成されているということであり、その影響は私たちの教育以上に強い影響力を与えているのです。そう考えると、私たちは子供をどのように育てるべきなのでしょうか？　お父さんが作物を作り、それをお母さんが使って料理すべきなのでしょうか？

　個人的な意見ですが、食品は自然のままが一番良いと思います。成長期の子供に食事を与える際、特に加工食品を使用する場合、原材料や加工の過程を何度も調べる必要があります。その意味で、加工されていない自然食品（オーガニック食品）を食べさせるのが一番良いでしょう。オーガニック食品は、化学物質や抗生物質、遺伝子組み換え食品、さらには添加物や着色料、合成化合物などを含んでいないので安心です。そして、現在ではオーガニック食品は、簡単に手に入れることができるので、それを取り入れることは難しくないはずです。

1. 健康を維持するには

- 子供にバランスよくたくさんの種類の食事を与えてください。
- 身体の骨格を作るために重要なタンパク質（牛肉・豚肉・鶏肉・魚・卵、乳製品〈ただし脂肪が少ないもの〉）を摂取してください。なお、脂肪の少ないものを食べることを心掛けることで、肥満や心臓病の原因となる動物性脂肪の摂取を制限することができます。また、自然に育てられた家畜による肉・卵・乳製品を積極的に取ることもよいでしょう。
- 健康的な食生活を送るために、大豆・豆乳・ナッツ類・胚芽などの植物性のタンパク質を積極的に摂取しましょう。
- 地元で作られた旬の食材（野菜や果物）を積極的に選ぶべきです。海外から輸入された食べ物は、国内の農薬基準と異なる可能性もあるので、なるべく国外の野菜や果物は避けましょう。また、季節外の野菜や果物は、成長を促すために農薬や化学肥料をたくさん使用している可能性が高いことから、極力食べないようにしましょう。例えば、自然栽培されたメロンやスイカは1月には決して出回りません。
- 麦芽や麦芽を含む食品（例えば小麦・オート麦・玄米・大麦など）を食べるようにしましょう。加工品の場合は、有機食材を使用し、合成着色料や保存料を含まないものを選ぶことが好ましいでしょう。
- 甘いものを食べる際には、人工甘味料を含む食べ物や飲み物よりも、自然な甘さ（メープルシロップ・蜂蜜など）を使用したものを食べるようにしましょう。
- 小麦粉や白砂糖で作られた製品を食べることを控えましょう。砂糖を多く含む食べ物（クッキー・焼き菓子・飴・アイスクリームなど）や飲み物（炭酸飲料・ミックスジュースなど）は極力食べないようにしましょう。それらはカロリーが高い割には、栄養価がほとんどありません。そのため、必要な栄養が取れていないのに、お腹がいっぱいになります。特に清涼飲料水はその傾向が強く、350mgの清料飲料水には小さじ約10杯の砂糖が含まれています。
- ファーストフードや揚げ物などを極力避けましょう。これは子供だけでなく、あなた自身にも言えることなので、塩分が高く、油っぽいものは食べないようにしてください。
- 加工品には保存料や合成着色料などの化合物が含まれているため、極力食べないようにしましょう。もし食べる場合には、食品表示を確認してください。きちんと表示がないということは、保存料や合成着色料がたくさん含まれている可能性があります。
- 子供には薄めのフルーツジュースを飲むように勧めてください。フルーツジュースには多くの砂糖が使用されているため、赤ちゃんや子供は1日に120〜180mg以上飲ませるべきではありません。お腹がいっぱいになってしまったら、他に大切な栄養素を取ることができなくなります。
- 個人的には蒸留水や精製水の使用も大切であると思います。水道水を飲み続けた結果、身体に様々な悪影響を与える可能性もあります。そのため、将来のことを考えれば、用心深くなったほうが良いのかもしれません。

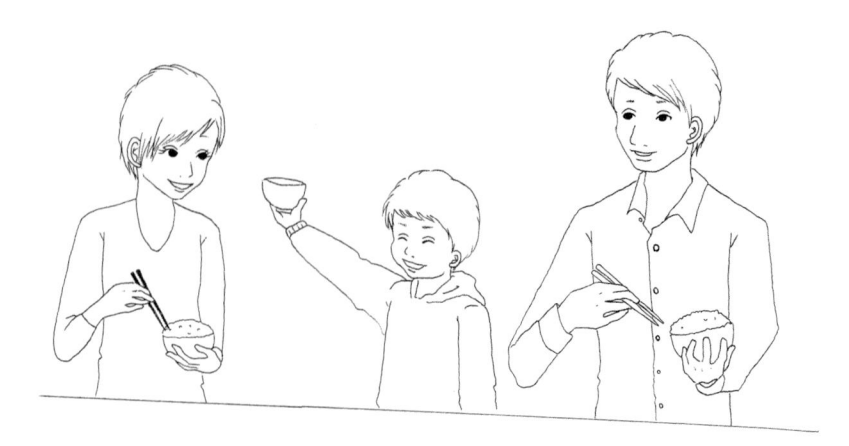

食事に関しては、何を食べるのかということだけでなく、「いつ」「どのように」食べるのかという食習慣を子供たちに教えることも大切です。
　1日の中で一番大切な食事は朝食といわれています。朝食は、午前中にしっかり動いたり、考えたりするために必要なエネルギーを摂取するために、穀物や高タンパク食を摂取する必要があります。砂糖が多めのシリアルなどはエネルギーになりやすく、疲れなどを素早く解消してくれますが、このメカニズムには、血糖値の変化が大きく関与しています。
　一方、子供が食事やおやつを食べるとき、テレビを見ながら食べたり、1人で食べたり、歩きながら食べたりせずに、テーブルで落ち着いて食べるようにさせてください。そして、子供と一緒に食事を取り、楽しい時間を共有してください。健康的な食べ物を食べながら、1日の様子を家族で話すことで、食事がいっそう楽しくなるでしょう。早い時期から子供に色々な種類の食物を与えることは、食事の喜びを教えることにつながるでしょう。そして早い時期から良い食習慣を教えれば、子供はそれをずっと続けていくでしょう（たとえ、間違った食習慣でも、10代や20代のうちに変えることができれば、きちんと身に付きます）。
　健康な食事は手間がかかり、面倒に感じるかもしれませんが、それは大きな間違いです。もし、食事や食習慣を少しでも変える気があるのであれば、あまり無理をせずに、何か1つでも構わないのでできることから変えてみましょう。それが、継続する秘訣です。
　まずは、野菜や果物を増やすようにし、加工食品を減らすようにしましょう。その後は、製品のラベルなどを見比べ、産地や季節などを考慮したうえで何を買うのか考えましょう。もし、あなたがそれを続けることができたなら、次第に自分自身や家族が健康になっていくことに気がつくでしょう。

　健康を保つためには運動も必要です。運動は自分自身の心と身体にとても良い作業です。子供も含め、我々はパソコンを使ったり、テレビを見たり、ゲームで遊んだりして過ごしています。身体をほとんど動かさない生活は、子供にとって好ましくありません。子供はエネルギーをたくさん消費しないといけないのです。子供にとってじっと座っているような生活には問題があります。あなたの子供の頃を思い出してください。一日中じっと座っていたことはありますか？それは、無理なことなのです。それでは、その閉じ込められたエネルギーはどうしたらいいの

1. 健康を維持するには

でしょうか。子供に外へ出て走り回ったり、自転車に乗ったり、ダンスをしたり、ボール遊びをするように勧めてください。そして、あなたも子供と一緒に運動してください。子供はあなたが運動し、健康に気を配っている姿を見て、それをまねします。

睡眠は心と身体の健康にとって、とても重要です。だから、子供にしっかりと睡眠を取らせるようにしてください。一般的に、子供は夜に約10時間の睡眠が必要だといわれています。寝る1時間前になったら、子供に寝るように指示してください。そのことにより、子供たちはそろそろ寝る時間であることがわかります。寝る時間を習慣づけることは、幼少時代に一番早く始められるしつけです。一緒に本を読んだり、話したり、歌を歌ったり、ハグをしたり、おやすみのキスをすることは、一緒にいる安心感を与え、あなたと子供の両方に良い影響を与えます。もし、子供が眠くないときは、心地よい風を感じてみたり、一緒に音楽を聴くなど、様々な方法を試してみましょう。そして、寝る前にテレビやゲームを行うべきではありません。子供は逆に目を覚ましてしまいます。良い睡眠は、子供の健康を維持し、才能を引き出す助けになるでしょう。

病気を予防するのに一番簡単な方法は、良い衛生状態を保つことです。毎日お風呂に入り、歯磨きをする大切さを子供に教えてあげてください。そして日常的に手洗いを指導しましょう。手洗いの際には石けんを使って15秒以上洗うか、ノンアルコールの消毒剤を使用することで感染を防ぐことができます。

適切な食事を取り、身体を動かし、よく眠り、良い衛生状態を保つことで、私たちはみんな健康でいられます。

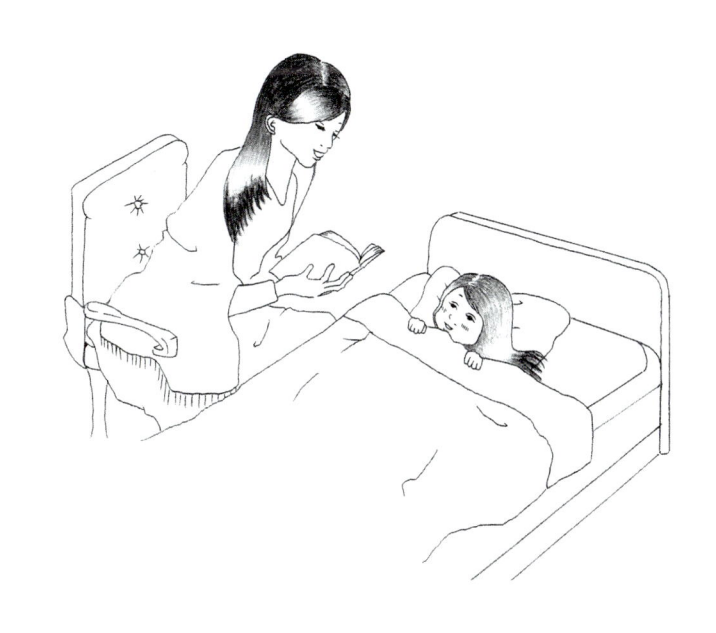

治療

健康でいるための方法は意外と簡単です。それは、お風呂の後や寝る前などに、子供が落ち着ける時間を作ってあげることです。この治療は筋肉をほぐし、血液の循環を良くし、消化を助け、心を落ち着けてくれます。

第 2 章　治療編

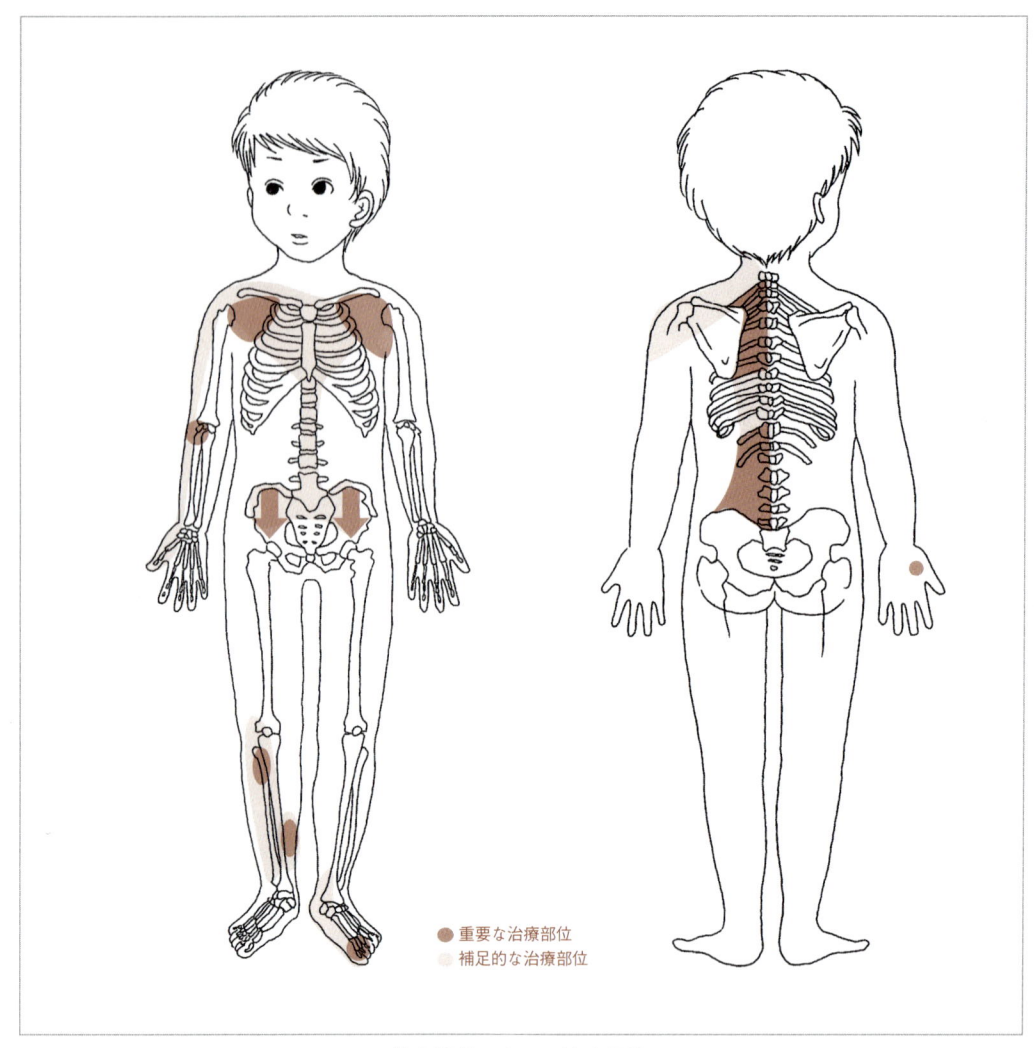

● 重要な治療部位
　補足的な治療部位

健康維持のための治療部位

　図に示した影の部分は、子供の健康のために役立ちます。薄い部分は補足的な治療部位、濃い部分が最も重要な治療部位です。1回に3〜5秒以上の刺激をそれぞれの部位に加え、薄い部分は数回、濃い部分は頻繁に行いましょう。6歳以上の子供や大人を治療する際は、濃い領域からツボを見つけることができます。しかし、赤ちゃんや幼児を治療する際は、ツボを見つけることは難しいことから、その周囲を優しく触れる程度で良いでしょう。
　治療は、身体の左右全ての領域を行います。そして、子供をマッサージするときには、優しいタッチで行ってください。特に、赤ちゃんに行う際には、まるでケーキの焼き上がりを指でチェックしているときのような力で触れてください。
　そして、あなた自身もリラックスして行いましょう。これはあなたと子供、どちらにとっても楽しくうれしいものでなければなりません。

1. 健康を維持するには

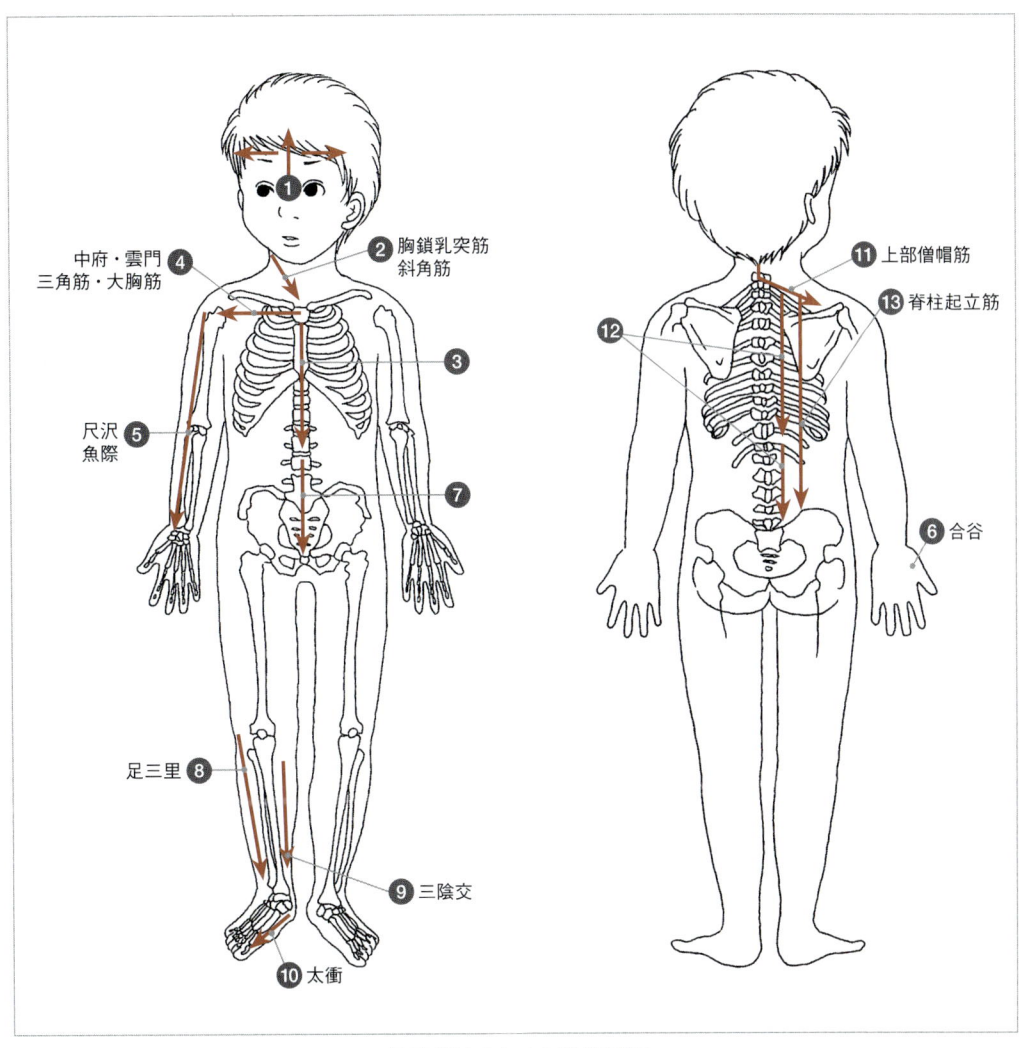

健康維持のための治療手順

治療手順

① 額からマッサージを始めます。額から前髪の生え際に向かって、また額からこめかみに向かってマッサージしましょう。
全体を広く、優しく刺激することで、全身をリラックスさせます。

② 首のマッサージは、耳の下側から鎖骨に向かって優しく行います。
胸鎖乳突筋、斜角筋を刺激し、上半身のリンパの流れを促進させます。

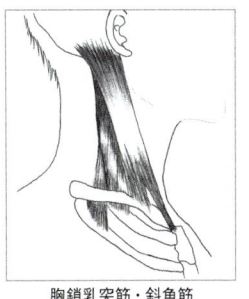

胸鎖乳突筋・斜角筋

第 2 章　治療編

❸ 胸部のマッサージは、胸骨からお腹に向かって優しく行います。

❹ 胸骨上部から上肢に向かってマッサージをしましょう。このエリアは少し時間をかけながら、脇の下などを心地よく刺激します。
肺に問題がある場合、胸部の筋肉が病気やストレスによって硬くなる傾向があります。筋肉を柔らかくすることで、ストレスを除くことができます。中府、雲門というツボは、三角筋、大胸筋の筋溝に位置し、肺機能の調節に効果があります。

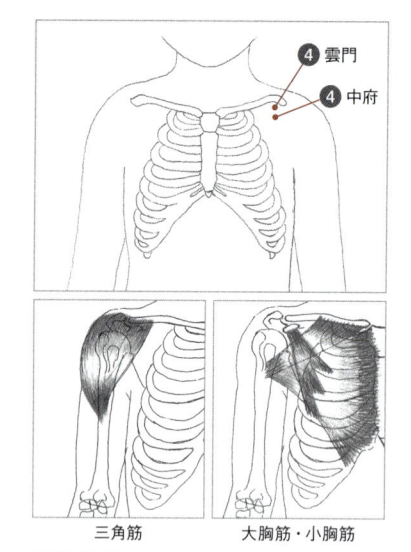

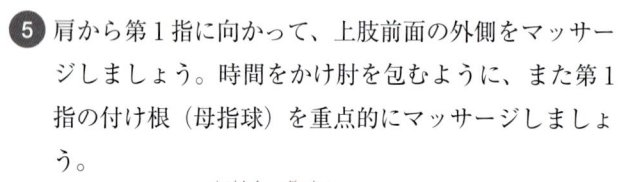

❺ 肩から第1指に向かって、上肢前面の外側をマッサージしましょう。時間をかけ肘を包むように、また第1指の付け根（母指球）を重点的にマッサージしましょう。
この部位にある尺沢と魚際は、肺機能を調整する作用があるといわれています。

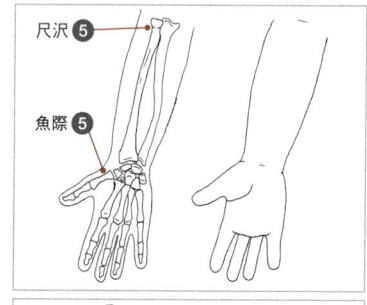

❻ 手背側では、第1指と第2指の間をマッサージしましょう。
これは合谷というツボで、合谷や太衝は、身体機能を高める作用があるといわれています。

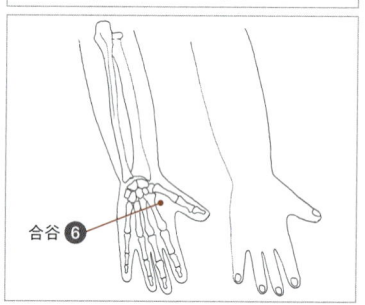

❼ 下腹部をマッサージします。臍の両サイドから臍より下をマッサージしましょう。（もし、子供がくすぐったがっていたら失敗です。もちろん、くすぐったいのは喜んでいる証拠ですが、リラックスはできていません。）
下腹部のマッサージは、内臓機能を高める作用があるといわれています。

❽ 膝下から足首にかけて下腿の外側をマッサージしましょう。膝下は特に時間をかけて行いましょう。
このツボは足三里といい、三陰交とともに免疫機能を高める作用があるといわれています。

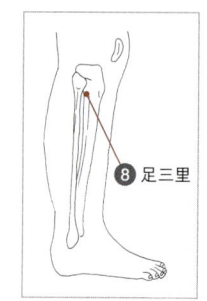

1. 健康を維持するには

❾ 内くるぶしから3寸上にある下腿の内側をマッサージしましょう。
これは三陰交というツボで、三陰交や足三里は、免疫機能を高める作用があるといわれています。

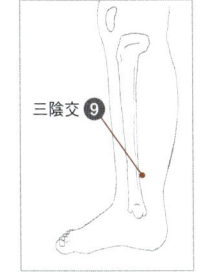

三陰交 ❾

❿ 足をマッサージします。内くるぶしから、足のアーチ、第1趾にかけて行います。マッサージは足の中足骨の間を中心に行い、特に第1趾と第2趾の間を重点的に行います。
消化、吸収、排泄機能を改善するには、足の脾経や腎経をマッサージします。第1趾と第2趾の間にある太衝や合谷は、身体機能を高める作用があるといわれています。

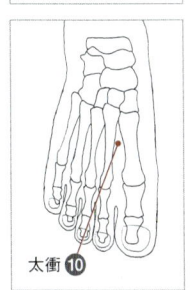

太衝 ❿

⓫ 首から肩外側にかけてマッサージしましょう。
僧帽筋の上部（以下、上部僧帽筋）はトリガーポイントを形成しやすい筋肉ですが、マッサージの際に強く圧迫したり、揉むのは良くありません。特に、陽経はこの部位を通るため、エネルギーの流れを良くしてくれます。

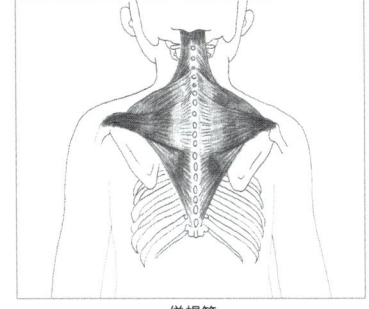

僧帽筋

⓬ 背骨の横をマッサージしましょう。特に肩甲骨の間や骨盤の上は、時間をかけ、しっかりと行います。
脊柱の周囲を緩め、精神的、身体的緊張から解き放ちます。膀胱経のポイントは消化、吸収、心臓血管、呼吸機能、排尿機能などに効果があります。

⓭ 最後に背骨の横にある長い筋肉（脊柱起立筋）をマッサージしましょう。背中の上から骨盤にかけて行います。
心地の良いマッサージは、信じられないほど気持ちが良く、落ち着きます。

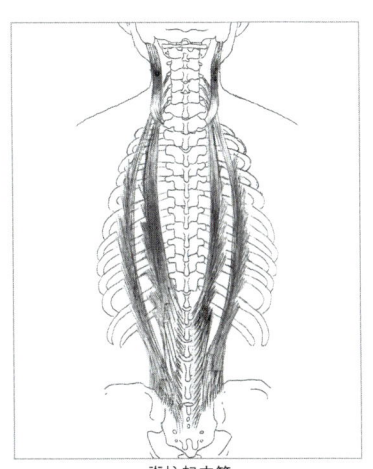

脊柱起立筋

2. 風邪

▌医療機関にかかるタイミング

　風邪は、病院に行かずに治ることが多いかもしれません。しかし、子供が副鼻腔炎や耳感染、気管支炎にかかったと思ったときは、迷わず医師に相談するべきです。また、①赤ちゃんにとって初めての風邪であったり、②生後3カ月以内にもかかわらず38℃以上の熱が出たり、③生後4カ月以上で39℃以上の熱が出たときは病院に行かなくてはいけません。

▌風邪はどんな病気か

　風邪とは「上気道感染症」のことです。上気道感染症はよくかかる病気ですが、重症化しづらい病気の1つです。多くの大人は年に2～4回、子供はそれよりもたくさん風邪を引きます。特に、免疫システムが完成していない赤ちゃんでは、年に8～10回風邪を引くこともあります。保育園や学校に通っている子供は特に風邪を引きやすいでしょう。上気道感染症は、子供が学校を休む原因の1つです（他には、ウイルス性胃腸炎、耳炎、結膜炎、咽喉痛などがあります）。なお、子供が1年間にかかる風邪の回数は、6歳までには減少する傾向にあります。

　風邪では、鼻とのどの粘膜に軽い炎症を生じます。普通7～10日間続き、多くの場合自然と治ります。風邪は一般的には命を奪うような重篤な疾患ではありませんが、不快に感じるものです。風邪で起こる特徴的な症状としては、鼻水、鼻づまり、のどの痛み、くしゃみ、咳、流涙（りゅうるい：涙が出る）、後鼻漏（こうびろう：のど元に落ちてくる鼻水）、頭重感、頭痛、倦怠感、微熱などが挙げられます。風邪を引くと気分が良いものではありません。寝ようと思って横になると、鼻での呼吸ができなくなったり、寝ようとしているときにくしゃみや咳がひどくなることもあります。このような症状の子供たちの気持ちを理解してあげましょう。

　一般的に風邪のウイルスは約4日間潜伏し、体内で増殖しています。そのため、風邪を引いてからはじめの3日間は人に移しやすい時期であり、鼻水は透明でさらさらしています。その段階を過ぎると鼻水はドロドロとしたものになり、色は黄や緑色になります。これは身体がウイルスと戦っているサインでもあり、人にウイルスが移る可能性が低いことを示しています。

　風邪の際に適切な処置が行えないと、小児では耳の感染が、乳幼児なら副鼻腔炎を引き起こす可能性があるので注意が必要です。

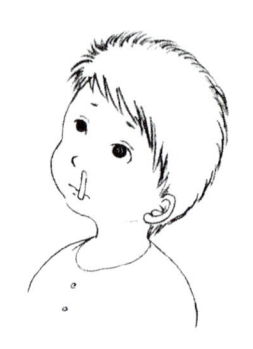

2. 風邪

風邪とインフルエンザの違いは？

　風邪の症状はインフルエンザの症状と似ていますが、インフルエンザのほうがきつい症状です。インフルエンザの症状は突然現れます。風邪とは違ってインフルエンザの熱は大抵39℃以上の高熱になり、その状態が3～4日間続きます。関節や筋肉が痛くなって頭痛や悪寒、食欲減退が起こり、強い疲労感を訴えるため、十分な睡眠が必要です。時に、風邪のような症状（鼻水・くしゃみ、鼻づまり、空咳、ひどい咳）が起こることもあります。インフルエンザによる発熱や不快感は、普通3～4日間で終わりますが、疲労感や咳は2週間以上続くこともあります。

　もし、あなたの子供が風邪ではなくインフルエンザにかかったと思ったら、まずは医師に診てもらうことが必要です。

▍どうやって風邪が広まるのか

　風邪を起こすウイルスにはたくさんの種類がありますが、最も多いのはライノウイルスです。このウイルスは、高い感染力を持っています。多くの場合、風邪は鼻水などの粘液や唾液の小さな飛沫によって広まります。飛沫はくしゃみ、咳だけでなく、会話をしたときにも空中に飛んで行きます。また、手から手へとウイルスが広まる接触感染もあります。そのため、もし風邪を引いているお母さんの顔を触った後で子供がおもちゃなどを触れば、そのおもちゃを触った他の子供に感染するかもしれません。逆に、もし風邪を引いたあなたの子供が顔や鼻、口などを触った後にあなたに触れたら、あなたも風邪を引くかもしれません。

▍子供を風邪から守る

◆子供が快適に過ごすためには

　子供を助けるために、あなたができることはたくさんあります。

　あなたの子供が鼻水を出していたり、鼻にドロドロした鼻水（粘液）が溜まっていたら、鼻用の吸引器（柔らかいボール状の吸引器）を使って、鼻をきれいにしてあげてください。

　逆に赤ちゃんや幼児が鼻をつまらせたときには、1日に数回、鼻に無添加の塩で作った食塩水を数滴垂らしてあげましょう。この方法を試みることで、鼻づまりが改善することがあります。赤ちゃんなら左右の鼻に1～2滴を垂らした後、乾いた粘液（鼻水）がふやけるまで数分待ち、それから吸引器を使って鼻をきれいに掃除しましょう。幼児の場合、3～4滴を垂らした後、鼻を

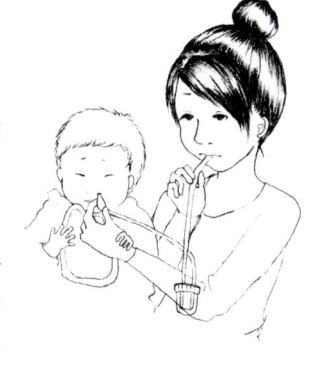

優しく拭いてください。塩水を使うことで乾いた粘液（鼻水）を湿らせて取りやすくさせます。

　もし、子供が鼻づまりで眠れないようであれば、加湿器を部屋に置いて鼻水が乾くのを防いであげてください。冬の暖かい室内は、空気を乾燥させ、ひいては気道を乾燥させます。そうすると、粘液（鼻水）は濃くねばねばしたものに変わります。加湿器は空気を潤し、乾いた鼻の粘膜を落ち着かせ、ねばねばの粘液（鼻水）をさらさらにしてくれるので、呼吸が楽になるでしょう。なお、もし加湿器を使う場合は、説明書の指示に従い、定期的に掃除してください。

　また、ユーカリオイルを数滴垂らしたものを枕のそばに用意するのも良いでしょう。つまった鼻を通して呼吸を楽にしてくれます。ただし、ユーカリオイルは枕に直接つけないでください。

　子供が風邪を引いて、①咳をしているとき、②熱があるとき（微熱を含む）、③疲れているようにみえるときなどは、保育園や学校には行かせず、家で休ませてください。家で1～2日休めば、症状が悪化したり、他人に移す心配はなくなるでしょう。また、クラブ活動や塾なども必ず休ませてください。家で休ませる場合は、室温を温かく保ち、しっかり身体を休ませてください。休息と睡眠こそが一番の治療であることを、身体は知っています。

　子供が特に具合が悪そうだったり、熱があるようなら、解熱鎮痛薬や消炎鎮痛薬などの薬を使うべきか、医師に相談してください。アスピリンを子供に与えることはしないでください。ライ症候群*を引き起こし、場合によっては重篤な疾患に発展することもあります。

> *訳者注：ライ症候群（ライしょうこうぐん、Reye's syndrome）とは、インフルエンザや水痘などの感染後、アスピリンを服用することで、小児が急性脳症、肝臓の脂肪浸潤を引き起こす、生命にもかかわる原因不明の稀な病気。

風邪薬は飲んだほうがいいの？

　最近、「抗生物質が風邪やウイルス性疾患の治療に有効というわけではない」という報告がされています。抗ヒスタミン剤や消炎剤、咳止めなどの薬も同様です。医薬品を使えば一時的に症状を抑えることができます。しかし、治癒が早まったわけではありません。

　近年、風邪の諸症状に対する薬は、たくさん存在しています。それらの薬のなかから、自分の子供に合う薬を探すことは難しいものです。ただ、子供が苦しんでいる症状はたくさんあるわけではありません。

　例えば、あなたのお子さんが、鼻づまりで寝られないとしましょう。そうすると、「鼻づまり」に効果があるとされている薬の成分以外は必要ないかもしれません。子供が必要としない薬の成分をなぜ与える必要があるのでしょうか？　子供がとても辛そうなら、苦しんでいる症状を和らげるための成分が含まれている薬を選ぶようにしてください。そのため、薬に含まれる成分には細心の注意を払ってください。そうすれば、子供が不必要な薬を飲まなくてすむはずです。

　なお、風邪の諸症状に対する薬は全く害がないというわけではありません。2歳以下の子供で

はなるべく薬の使用を避けるべきで、使う際には十分な注意が必要です。薬を使用する際や使用すべきか迷ったときは、その方法について必ず医師に相談してください。

なお、風邪の際に生じる様々な症状には意味や目的があることについて理解しておくべきです。鼻水が出るのは粘膜をきれいに保つためで、咳は気道の粘液を動かして呼吸をしやすくするためです。そのため、これらの症状を取り除くことが、必ずしも良いとは限りません。

◆ **風邪やインフルエンザにならないためには？**

秋から春のはじめにかけて、インフルエンザウイルスはあらゆるところに散在しています。しかし、必ずしもこの時期に頻繁にインフルエンザにかかるわけではありません。東洋医学の観点からいうと、人のエネルギー（特に防衛する役割をもつ「衛気」という気）が盛んであれば、周囲に存在するウイルスやバクテリアから身体を守ることができます。親はいつも「風にあたってはいけません！」「上着を着なさい！」「頭に何かかぶりなさい」「濡れた髪で外に行ってはいけません！」といった注意をしています。もしかしたら、これらの言葉は意味のないことだと思っているかもしれませんが、とても大切な言葉なのです。どんな東洋医学の専門家も、風邪を引くことが身体に良いとは言わないでしょう。寒い日は、頭には帽子をかぶり、靴下を履くなど子供に暖かい格好をさせ、風から身を守るようにしましょう。ちなみに、このなかで一番大切なのは頭に帽子をかぶることです。実際、身体の熱は20％以上が頭から逃げていきます。帽子をかぶることで、全身の熱を保つことができます。

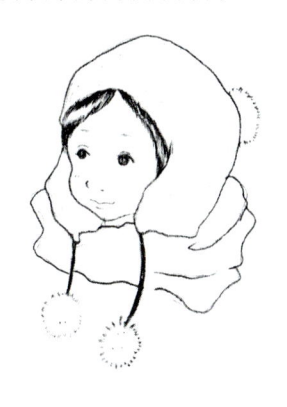

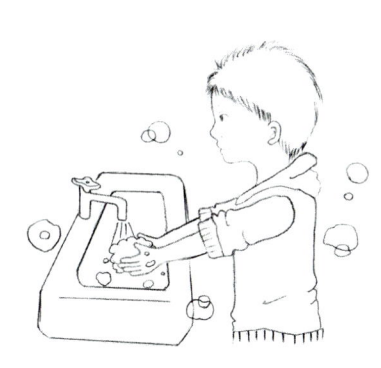

また、風邪にならないためにできることは、定期的に手を洗うことです。子供にもその習慣をつけさせましょう。石けんとお湯で洗うか、アルコール手指消毒剤を使うなどの工夫をすれば、簡単に風邪の予防ができます（このとき消毒剤に抗菌成分が含まれている必要はありません）。風邪やインフルエンザなどの病気は、人との接触により感染が広まるといわれています。子供が風邪を引いているときは、①顔を触る、②咳をする、③くしゃみを手で押さえる、④鼻をかむ、などの後に必ず手を洗うように教えましょう。また、食事前、トイレの後、外で遊んだ後、ペットと遊んだ後、風邪を引いた人と一緒に過ごした後などにも、手を洗う習慣をつけましょう。このような小さな習慣が子供を風邪から守ってくれるのです。

子供たちには、咳やくしゃみの際に、口や鼻はティッシュで押さえるよう教えてください。また、ティッシュを使った後はすぐに捨ててください。もしティッシュがないようなら、手の中ではなく肘を曲げた中に咳やくしゃみをするように教えましょう。飛沫が空気中に広がるの

を防止するだけでなく、手で物を触っても周囲がウイルスで感染しません。もし、子供が袖のない服を着ていたら、手と同様に腕まで洗わなければいけません。

　子供には、手・おもちゃ・鉛筆など食べ物以外の物を口に入れさせないように注意しましょう。おもちゃやよく使うものをこまめに洗うことで、それらが病気の感染源にならないように心掛けます。誰かが風邪を引いているときは、グラス、食器、タオルといったものは別にしましょう。使った後のグラスは洗うか別のもの替えてください（特に洗面所で使用したものには注意）。そして、子供が風邪やインフルエンザから回復した後は、歯ブラシを新しいものに替えてあげてください。

食事に関して

　食事の内容によっては、風邪の回復を早めることができます。しかし、風邪の際に乳製品を摂取することは、身体の筋肉産生を増加させ、体力を消耗させてしまう傾向があるので、風邪の子供にむやみに与えないほうが良いかもしれません。乳製品にはチーズ、ヨーグルト、アイスリーム、プリンなども含まれます。豆乳や豆乳で作られたチーズを代わりに使用してください*。

　飲み物などの液体は、粘液分泌を減らしてくれます。ですから、子供が飲み物をたくさん飲みたがるということを知っておきましょう。水、水で薄めたジュース、水で薄めたスープ、水で薄めたハーブティーなどが良いでしょう。また、風邪を引いたときは、チキンスープが非常に効果的です。

　生野菜か温野菜、果物、調理された鶏肉や魚は、風邪を引いた子供にも消化しやすく、食べやすいものです。揚げ物やファーストフード、脂身の多い肉を与えるのは避けてください。そういった食品は消化に悪いものです。また、普段から加工品はなるべく与えないでください。例えば白砂糖（飴、クッキー、焼き菓子、ソーダ水）、小麦粉やベーカリー製品、化学薬品や保存料を使った食品などがそれにあたります。

治療

　ここでは、子供が風邪のときに、快適に過ごすためのマッサージをいくつか紹介します。多くの場合、1～2回治療を行うと、風邪の回復が早くなることに気がつくはずです。この治療の目的は、呼吸を楽にし、のどの炎症を和らげ、リンパの流れを良くすることで、自然治癒力を強化することにあります。そのため、子供は早く回復する可能性があります。

　　＊訳者注：医師によっては免疫力を高めるという視点から、乳製品を勧める場合もあります。どちらが正しいかはわかっていません。

2. 風邪

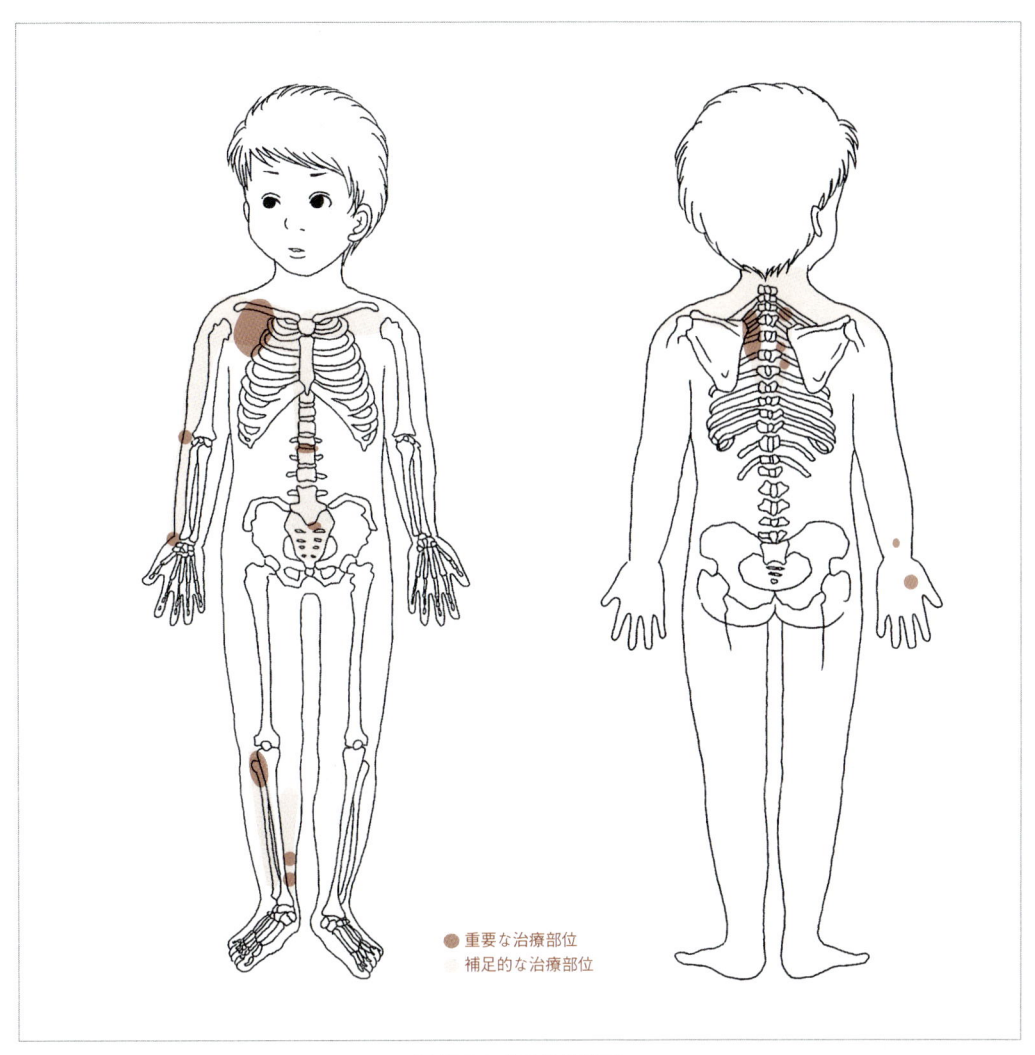

● 重要な治療部位
　補足的な治療部位

風邪のときの治療部位

　図に示した影の部分は、治療に用いる部位です。薄い影が補足的な部分で、濃い影が最も重要な部分です。1回に3～5秒以上の刺激をそれぞれの部位に加え、薄い部分は数回、濃い部分はできるだけたくさん行いましょう。6歳以上の子供や大人を治療する際は、濃い領域からツボを見つけることができますが、赤ちゃんや幼児では、ツボを見つけることが難しいため、その周囲を優しく触れる程度で良いでしょう。また、治療は必ず左右に行ってください。
　なお、子供をマッサージする際には、優しく触れるよう注意しましょう。特に赤ちゃんの場合は、ケーキの焼き上がりをチェックするときのように触れてください。
　治療を行うタイミングは、子供が受け入れてくれるときならいつでも良いでしょう。まずは、子供をリラックスさせましょう。そうすれば、親子ともに楽しく、喜ばしい時間になります。治療は、子供とふれあう喜びや気分の改善など、たくさんの効果を合わせ持っています。

第2章 治療編

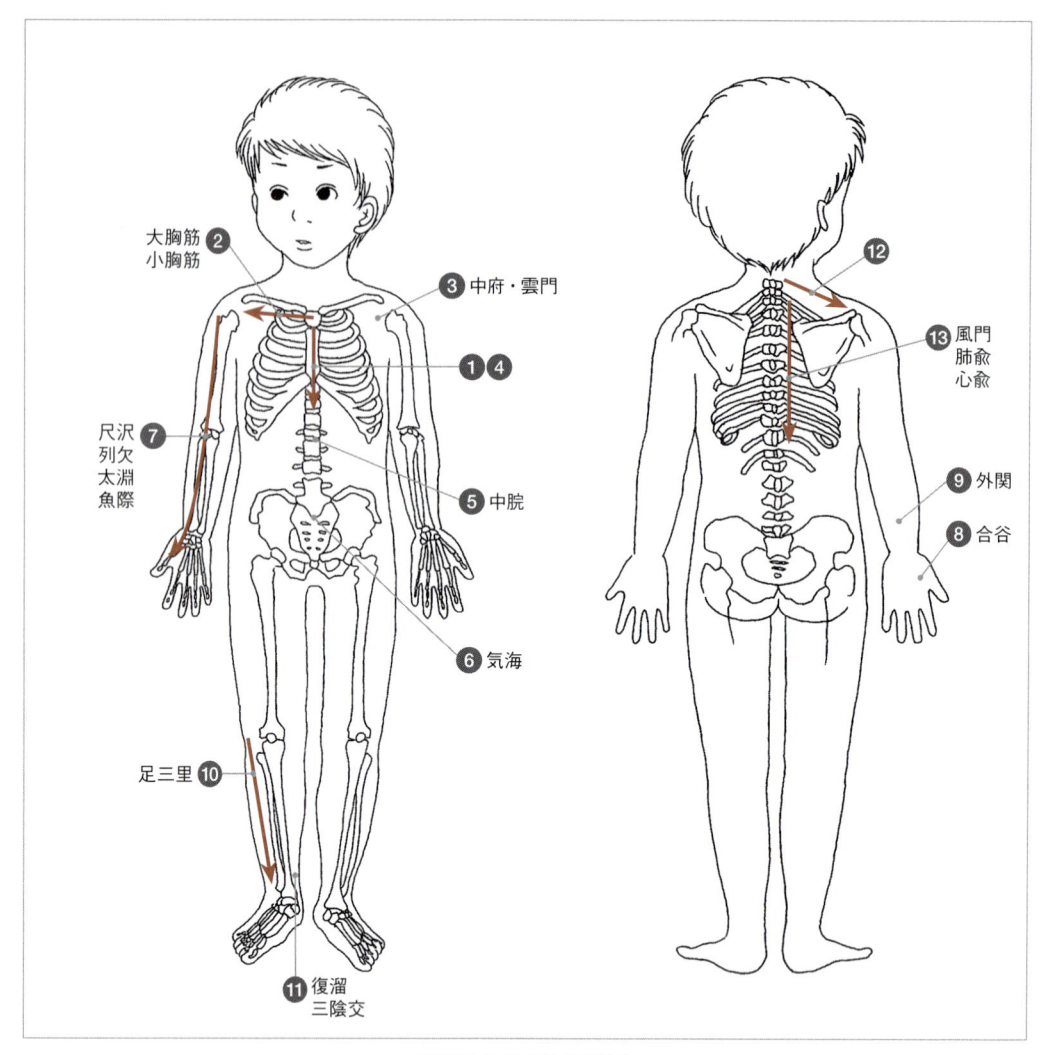

風邪のときの治療手順

治療手順

　胸から上肢にかけてマッサージしてみましょう。これらの治療には、免疫力を高め、呼吸器を改善してくれる役割があります。また、ツボを使うとさらに効果は高まります。

❶ 胸骨の上から胃まで、優しく胸をマッサージするところから始めましょう。

2. 風邪

❷ 胸の中心から脇の下までマッサージしましょう。
胸の上部のマッサージは、胸筋（大胸筋、小胸筋）を緩めるのに効果的です。咳をたくさんすることでこれらの筋肉が緊張し、トリガーポイントが出現することがあります。

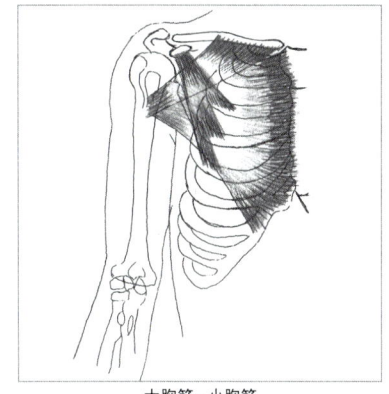

大胸筋・小胸筋

❸ 脇下をマッサージしましょう。
中府、雲門というツボは、三角筋と大胸筋の間の溝にあります。これらのツボを刺激することで、呼吸機能を活性化してくれます。

❹ 胸骨のマッサージを繰り返しましょう。その際、お腹の下までマッサージしてください。

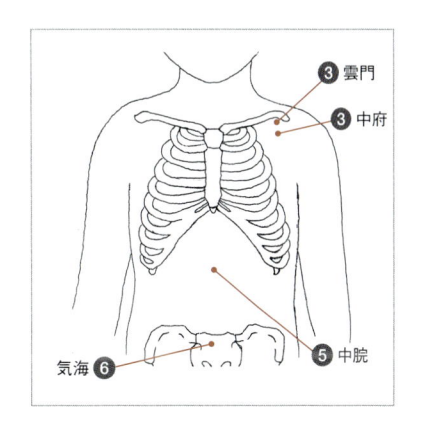

❸ 雲門
❸ 中府
❺ 中脘
気海 ❻

❺ 胸骨の一番下と臍との中間点を、優しく押さえましょう。
このポイントは中脘（ちゅうかん）という、肺経の始まるツボです。

❻ 臍の下1.5寸のポイント（気海（きかい））を優しく押さえましょう。
胸郭のマッサージと気海、中脘を一緒に行うと、体幹中央から下がリラックスし、簡単に深呼吸できるようになります。

❼ 上肢の前外側を肩から順に親指のほうまでマッサージしましょう。肘のくぼみ、手首や手首の少し上、母指球は特に集中してマッサージしてください。
肘を曲げたときにできる外側のしわにある尺沢は、呼吸を楽にしてくれます。手首のすぐ上にある列欠（れっけつ）は、鼻づまりを解消してくれます。手首のしわにある太淵（たいえん）と、手のひらの横で母指球の中央にある魚際は呼吸機能を改善します。

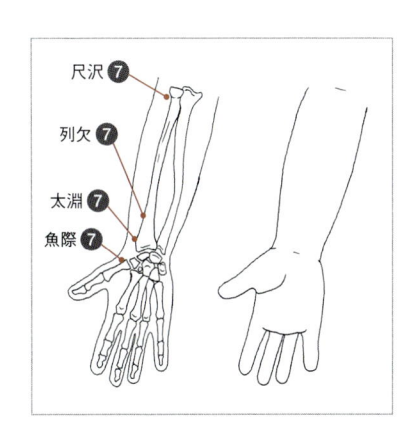

尺沢 ❼
列欠 ❼
太淵 ❼
魚際 ❼

第 2 章 治療編

❽ 手の甲で人差し指と親指の間にある部位を優しく押さえましょう。
この部位にある合谷と復溜を一緒に使用すると免疫力を高めます。

❾ 前腕に 2 本ある骨（橈骨と尺骨）の間、手背側で手首のすぐ上を優しく押さえましょう。
これは外関というツボで、風邪の治療に使われます。

❿ 膝外下方をマッサージしましょう。特に膝のすぐ下を少し強めにマッサージしてください。
ここには足三里というツボがあり、三陰交と一緒に使用すると免疫力を高めます。

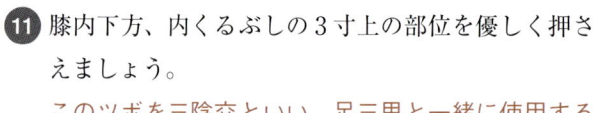

⓫ 膝内下方、内くるぶしの 3 寸上の部位を優しく押さえましょう。
このツボを三陰交といい、足三里と一緒に使用すると免疫力を高めます。また、復溜は呼吸機能を助け、合谷と一緒に用いることでさらに免疫力を高めます。

⓬ 肩の上で、特に首から 1.5～3 寸ほど横の部位をマッサージしましょう。
上部僧帽筋を緩めることは、首・肩の筋肉組織を柔らかくすることにつながります。また、首から体幹へのリンパの流れも良くなります。特に、陽経はこの部分を通るため、エネルギーの流れを良くしてくれます。

⓭ 肩背部、特に肩甲骨と背骨の間を優しく押さえましょう。
この部位にある風門・肺兪・心兪は、呼吸機能を助けてくれます。肩背部の筋肉をほぐすと呼吸が楽になります。

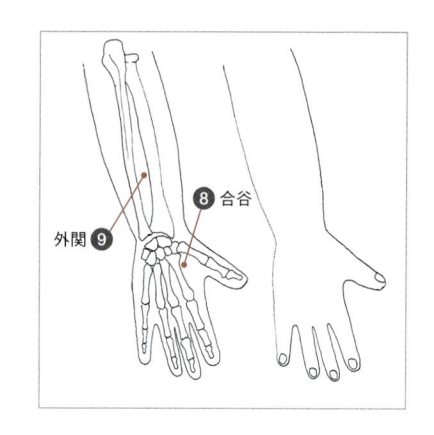

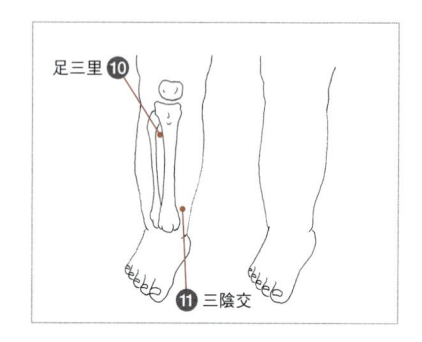

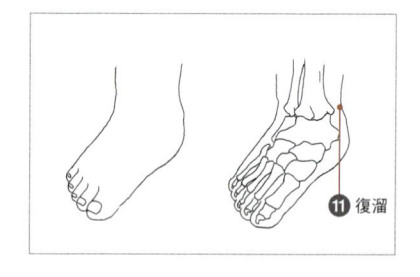

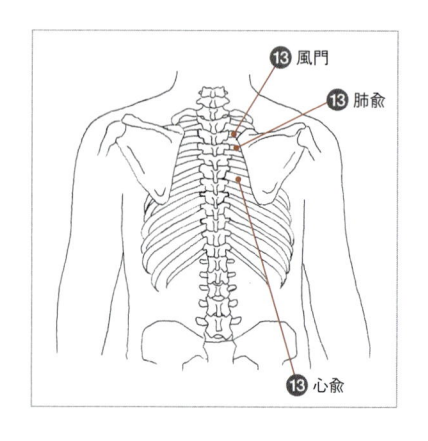

2. 風邪

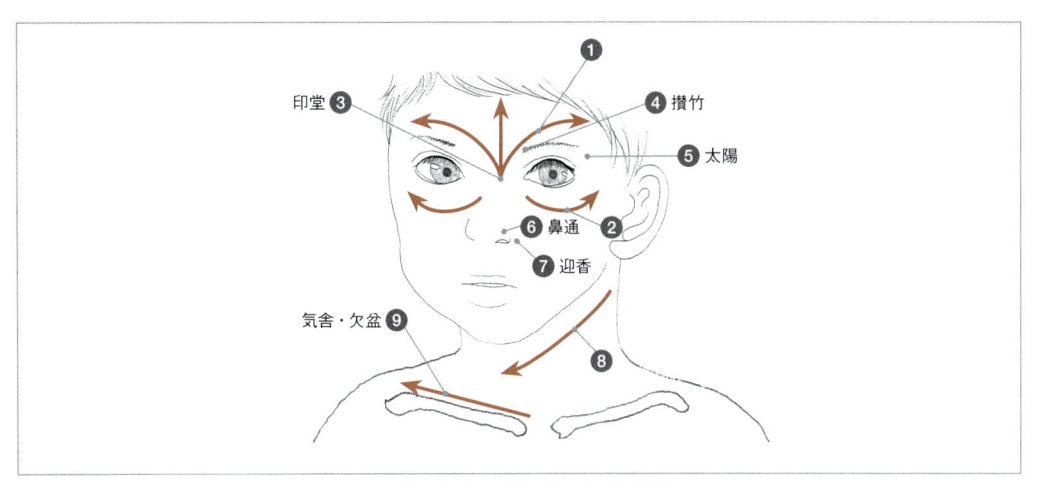

風邪のときの顔と首の治療手順

顔と首の治療手順

　顔や首にマッサージや指圧をしてみましょう。これらの治療は、鼻の通りを良くしてリンパの流れを刺激します。そして、呼吸を楽にする役割があります。

　この部分は全て2回ずつマッサージしてください。ただし、赤ちゃんや幼児の顔はデリケート、かつ鼻がつまっているときにはとても敏感になっているため、優しく、丁寧に行ってください。2秒間優しく2～3回押さえれば、子供は想像以上に回復するでしょう。

❶ マッサージは額（おでこ）から開始します。眉間から髪の生え際や耳までマッサージしましょう。
　額のマッサージは、前頭洞・篩骨洞の流れを良くしてくれます。

❷ 眼のちょうど下の領域を、頬骨に沿って鼻から耳の方へ優しくマッサージしましょう。
　頬骨のマッサージは、上顎洞の流れを良くしてくれます。

❸ 眉毛の間にあるツボを優しく押さえましょう。
　これは眉毛の間の印堂というツボで、一般に風邪の治療の際には、太陽や合谷と一緒に使います。

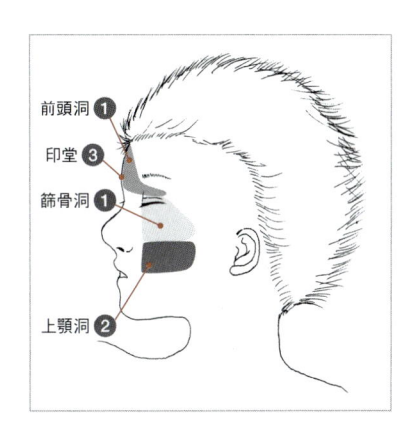

第 2 章　治療編

❹ 眉頭を優しく押さえましょう。
このツボは攢竹(さんちく)といい、鼻と副鼻腔のつまりをすっきりしてくれます。

❺ 眉尻と目尻の間で、こめかみの中間を優しく押さえましょう。
これは太陽というツボで、一般に風邪の治療の際には印堂や合谷と一緒に使います。

❻ 鼻の穴のふくらみのすぐ上を優しく押さえましょう。
これは鼻通(びつう)というツボで、昔から鼻づまりの治療に使われます。

❼ 鼻の穴のすぐ横のツボを押さえましょう。
この迎香(げいこう)というツボは、鼻づまりの治療に使われます。

❽ 首をマッサージしましょう。耳の下から始めて鎖骨に向かってさするようにマッサージします。
胸鎖乳突筋、斜角筋といった首の筋肉を優しくマッサージすると、上半身のリンパの流れを良くしてくれます。

❾ 鎖骨と胸骨が接しているところから、鎖骨に沿って肩の方にマッサージしましょう。
ここには気舎(きしゃ)と欠盆(けつぼん)というツボがあり、喉の治療に使われます。このあたりのマッサージは上半身のリンパの流れを良くしてくれます。

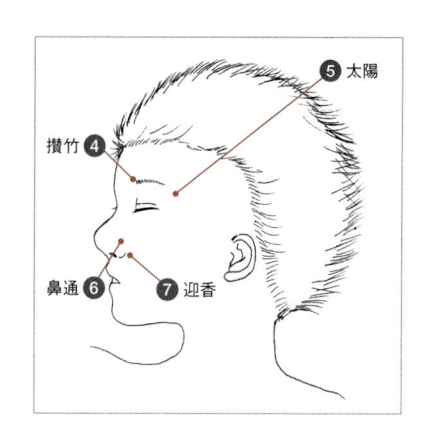

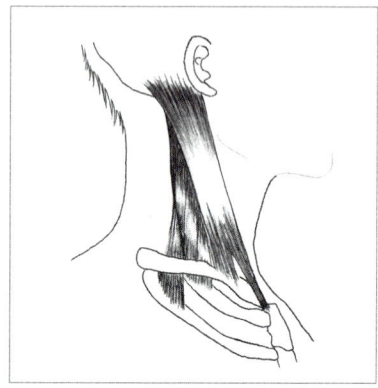

胸鎖乳突筋・斜角筋

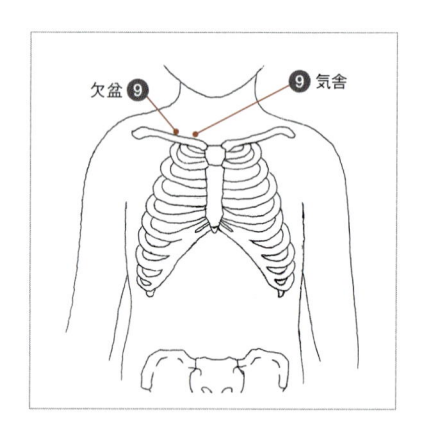

訳者コラム　なぜ鼻水は黄色いの？

　鼻水の黄色や緑色のものは、細菌と戦った白血球の死骸などです。傷口が化膿して膿が出ることがありますが、それと同じような症状です。
　なお、黄色や緑色の痰や鼻水は、主に細菌感染のサインとなるので、適切な治療が必要です。

3. のどの痛み

医療機関にかかるタイミング

のどの痛みは、多くの場合自然に治ることが多いようです。しかし、①子供がひどく痛がる場合、②38.5度以上の熱がある場合、③熱が3〜4日間続いても下がらない場合は、医師の診察を受けてください。また、赤ちゃんがひどくよだれを垂らしている時は、のどが痛いというサインですので、医師に見せるほうがよいでしょう。

なお、のどの痛みに加え、①ゼイゼイ息が苦しそうな場合、②のどの奥に白い膿が付いていたり、腫れていた場合、③首のリンパ節を触った際に痛みを感じる場合、④腹痛や関節痛、発疹などがある場合にも、医師の診断を受けるべきです。

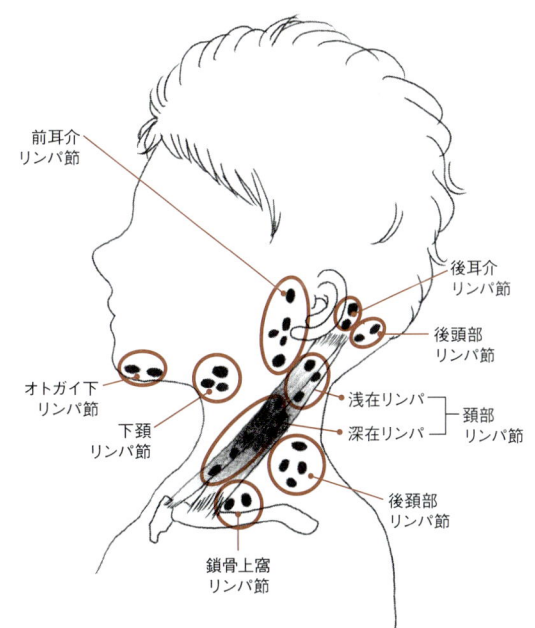

のどの痛みはどんな病気か

誰もがのどの痛みを経験したことがあるでしょう。大人でも子供でも、風邪やインフルエンザなどの症状の1つとして、年に1〜2回はのどの痛みを経験するでしょう。のどの痛みは胃腸風邪や結膜炎、中耳炎などと並んで子供が学校を休む5大疾患の1つです。のどの痛みとは、咽頭炎、いわゆる咽頭部の炎症のことで、体調を崩したときに頻繁に生じる症状の1つです。それ故に、私たちはのどの違和感として、「イガイガ感」や「物が飲み込みづらい」などの症状として、よく経験しています。

のどの痛みは何が原因か

のどの痛みの原因となるウイルスは、主に秋や冬の乾燥した空気中に含まれる「ライノウイルス」と呼ばれるウイルスです。のどの痛みは風邪やインフルエンザの発症初期に表れる症状で、ウイルスがのどの働きを抑えるために、身体の免疫機能は低下します。

一般的に、のどの痛みは1週間程度で良くなります。そのため、のどの痛みは、鼻水や鼻づまり、咳などの風邪の初期症状として経験することが多いでしょう。ただし、ウイルスに伴うのどの痛みは、自然寛解しますが、細菌がのどの痛みを引き起こした場合は、長引くこともあります。

細菌に伴うのどの痛みは溶連菌と呼ばれる菌によるもので、感染力の高い菌の1つです。この溶連菌による感染は、ウイルスと同じようにのどの痛みや発熱などを引き起こします。また、粘液や唾液を通じて人に感染するため、咳や話をすることで飛沫感染したり、感染した患者の鼻紙を触ることで、溶連菌が広がっていく可能性があります。

また、ウイルスや細菌だけがのどの痛みの原因となるわけではありません。汚染物質や煙草の副流煙、ほこりやアレルギー物質、乾燥などが、慢性的にのどを痛める原因になることもあります。

細菌とウイルスの見分け方

細菌感染に伴うのどの痛みとウイルス感染に伴うのどの痛みはとても似ています。細菌に伴うのどの痛みは医師による適切な診断と治療が必要不可欠です。また、もし子供がレンサ球菌に感染していると思われる場合は、すぐに医師の診察を受ける必要があります。以下に細菌に伴うのどの痛みがどのようなものかについて解説します。

細菌感染は、大人に比べて5〜15歳までの子供が感染しやすいといわれています。一般的に、細菌に伴うのどの痛みは最初に熱がでます。そして、抗生物質による治療が行われない限り、38.5℃以上の熱が2〜3日間続きます。子供ののどは赤く腫れ、のどの奥（扁桃腺）は白い膿で覆われます。また、頚部のリンパ節も腫れ、触ると痛みを感じるでしょう。ちなみに、リンパ節は本来は柔らかいものですが、感染すると硬く感じます。そのため、物が飲み込みづらくなるかもしません。頭痛や腹痛を訴えたり、食欲がなくなることもあります。関節痛や発疹が認められる場合もあります。また風邪のときよりも、子供はぐったりとしています。

細菌がのどの痛みの原因だと診断されたら、医師は抗生物質を処方してくれます。薬を処方してから24時間から36時間の間に効果が表れます。細菌感染で大切なことは、たとえ薬の効果が認められたからといって、途中でやめてしまうのではなく、最後まで薬を飲み続けることです。もし薬を服用しても効果が認められない場合は、扁桃腺炎や副鼻腔炎、猩紅熱の可能性があります。

さらにひどい場合には、腎臓に炎症が起きたり、心臓の弁に影響を与えるリウマチ熱を起こしている可能性もあります。

どのように子供を守るのか

◆快適に過ごすために

感染の可能性がある場合は、学校や保育園を休ませてください。たとえ低い熱であっても、熱がある場合や子供がぐったりと疲れた様子である場合も同様です。子供は、たとえ1日か2日の休みを取るだけでも、身体が回復し、元気になるものです。また、授業後にクラブ活動がある場合も、症状が治るまでは休ませてあげてください。

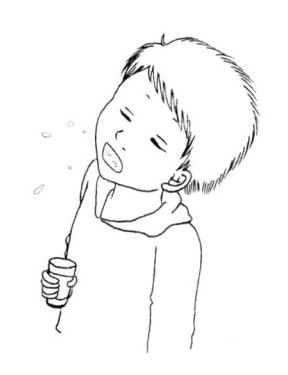

のどの痛みを軽減するためには、塩水でうがいをすることも効果的です。コップ1杯の水に小さじ1/2程度の塩を入れてうがいをすれば、のどにいる細菌は取り除かれるため、楽になります。暖かいレモネードやお湯にはちみつやレモンを入れて飲むと、のどの腫れを和らげ、のどを潤してくれます。のど飴をなめることも、唾液の分泌を促し、のどの潤いを助けてくれます。また加湿器などで乾燥した空気を加湿することも大切です。のどは、乾燥するとヒリヒリして痛みますが、潤わせることで痛みを和らげることができます。なお、加湿器を使うときは、清潔な状態であるか、また湿度は適切かなど、機械のメンテナンスも忘れないでください。

特に子供が熱で体調が悪そうなときには医師に相談し、解熱鎮痛薬のアセトアミノフェンやイブプロフェンを処方してもらいましょう。なお、アスピリンを子供にむやみに与えないでください。ライ症候群を引き起こし、場合よっては重篤な疾患に発展することもあります。

◆のどの痛みを予防するには

秋から冬、さらには春先にかけて、インフルエンザウイルスは流行します。しかしながら、必ずしも風邪を引くわけではありません。それは、自らに備わった免疫力が常にウイルスや細菌から私たちを守っていてくれるからです。

一方、親が子どもたちに「風邪を引くから上着を着なさい」「帽子をかぶりなさい」「髪を濡らしたままにしてはいけません」などと注意している姿を見たことがあるでしょう。これらの言葉は病気の予防とは無関係に感じるかもしれませんが、実は大切なこともたくさんあります。東洋医学の専門家は、風邪の引きはじめが肝心だといいます。寒ければ、帽子をかぶったり、手袋や靴下を使うことで、身体は温まります。この場合、一番有効な予防法は、帽子をかぶることです。一般的に、身体の熱の20％は頭から放出されているからです。帽子をかぶるだけでも、全身が温かくなります。

また、最も簡単な予防法は、子供たちに手を洗うことを教えることです。石けんを使用し手を洗ったり、アルコール消毒液を使用することは、最も簡単に風邪を予防する方法です。風邪やインフルエンザなどの病気は、ウイルスに感染したものと接触することで広がります。特に、子供たちが顔を触ったり、咳をしたり、鼻をこすった後には、必ず手を洗うように教えましょう。もし風邪を引いていなくても、食事の前やトイレの後、帰宅時やペットに触れたとき、さらには風邪を引いた子供と一緒にいた後などは、必ず手を洗うように習慣づけましょう。

　また、鼻をかむときや咳をするときには、必ず口元をティッシュで覆うように教え、使い終わったティッシュはすぐに捨てるようにしましょう。唾液が空気中に飛ばないようにするだけでなく、手を汚さないようにすることが肝心です（手だけなく、手首もしっかり洗うようにしましょう）。なお、ティッシュがない時には、腕の中で咳やくしゃみをするようにしましょう。

　さらに、子供がおもちゃや鉛筆などを口に入れないように注意しましょう。特に子供が頻繁に使うものは洗うなど、清潔を保つようにしましょう。また、風邪を引いている人の食器やタオルはなるべく別にし、特にコップなどを共有しないようにしましょう。そして、回復した後には、歯ブラシを必ず交換しましょう。

▎食事に関して

　子供がのどの痛みを訴える場合には、のどを潤すために多くの水分を与えましょう。一度にたくさんではなく、こまめに水分補給をしましょう。チキンスープやハーブティー、薄めたジュースや精製水などが理想です。ただし、シトラスジュースは、のどを痛めるので飲むのを避けましょう。

　また、牛乳やヨーグルト、チーズ、アイスクリーム、プリンなどの乳製品は極力減らしましょう。乳製品は粘膜を刺激しやすい傾向にあり、のどの違和感を強めます。もし、乳製品が必要な場合は、豆乳や豆乳で作られたチーズなどを食べましょう。

　体調が優れない場合には、蒸した野菜、フルーツ、あっさりと味付けされた鶏肉や魚などが消化しやすいでしょう。それに対して、揚げ物やファーストフード、加工食品など高カロリーなものは消化が悪いのでなるべく避けるべきです。加工食品や砂糖をたくさん含んだ食品は最小限にするべきです。

▎治療

　のどの痛みの治療は、のどやリンパ節の炎症を抑えることです。そのため、子供がのどの痛みを訴えればすぐにこれから紹介する方法を試してみましょう。この方法は、ウイルス性でも細菌性でも行うことができます。この治療を行えば、回復も早いでしょう。

　図に示した影の部分は、治療に用いる部位です。影には薄い部分と濃い部分があります。薄

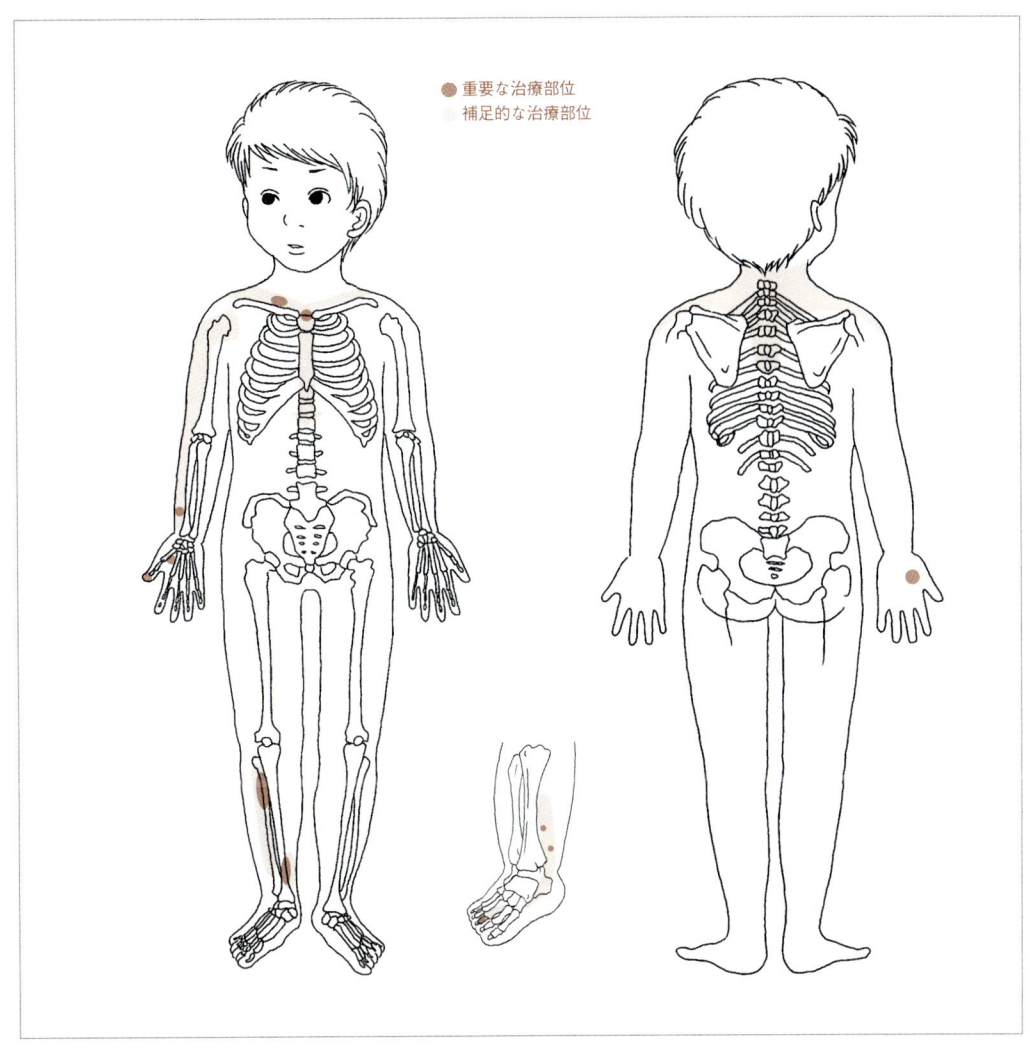

のどが痛むときの治療部位

い影が補足的な部分で、濃い影が最も重要な部分です。1回に3〜5秒以上の刺激をそれぞれの部位に加え、薄い部分は数回、濃い部分はできるだけたくさん行うようにしましょう。6歳以上の子供や大人を治療する際は、濃い領域からツボを見つけることができます。しかし、赤ちゃんや幼児では、ツボを見つけることが難しいため、その周囲を優しく触れる程度で良いでしょう。また、身体の左右を治療しましょう。

　なお、子供をマッサージする際には、優しく触れるよう注意しましょう。特に赤ちゃんの場合は、ケーキの焼き上がりをチェックするときのように触れてください。

第2章 治療編

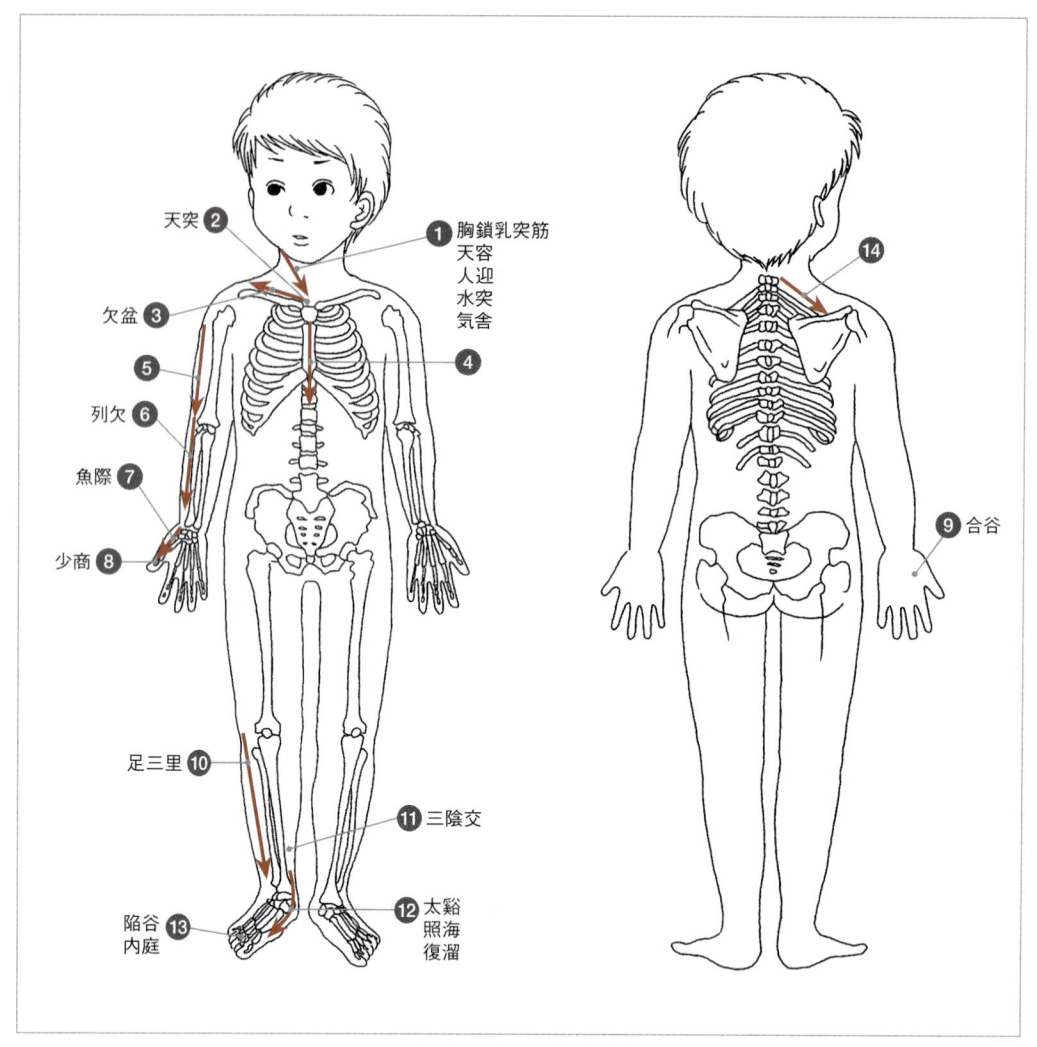

のどが痛むときの治療手順

図中ラベル：
- ❷ 天突
- ❶ 胸鎖乳突筋／天容／人迎／水突／気舎
- ❸ 欠盆
- ❹
- ❺
- ❻ 列欠
- ❼ 魚際
- ❽ 少商
- ❾ 合谷
- ❿ 足三里
- ⓫ 三陰交
- ⓬ 太谿／照海／復溜
- ⓭ 陥谷／内庭
- ⓮

治療手順

❶ 耳の下から鎖骨に向かって、首の横にある筋肉（胸鎖乳突筋）を触ります。片方ずつ筋肉の上を約1cm刻みで各所2秒ずつ数えながらゆっくりと刺激していきます。胸鎖乳突筋のマッサージは、のどの痛みや緊張を和らげます。下方へ優しく押すことは、リンパの流

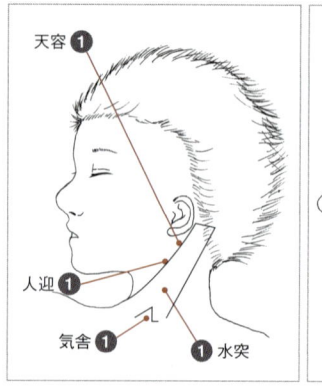

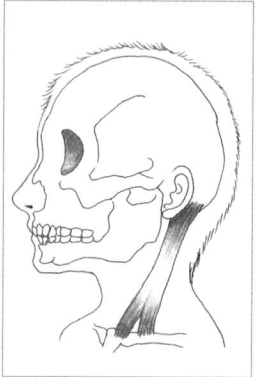

（図）天容❶／人迎❶／気舎❶／水突❶
胸鎖乳突筋

3. のどの痛み

れを良くします。天容、人迎、水突、気舎は胸鎖乳突筋のそばにあり、のどの痛みの治療に用いられます。

❷ 胸骨の上で、鎖骨と鎖骨の間を優しく押さえましょう。
このツボは天突といい、のどの痛みの治療に用いられます。

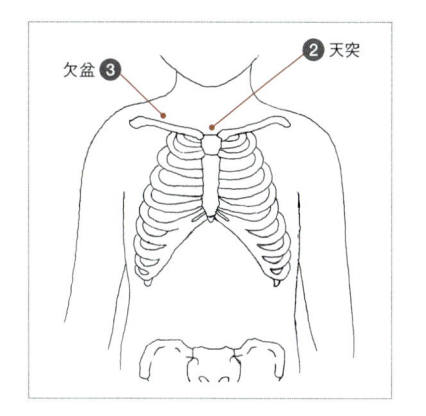

❸ 鎖骨から肩先に向かって優しくマッサージしましょう。
鎖骨のすぐ横にある欠盆は、痛みを和らげ、頸部のリンパの流れを改善する作用があるといわれています。

❹ 胸骨を上から下に向かって優しくマッサージしましょう。
このマッサージは、身体にエネルギーを与えてくれます。

❺ 肩から肘に向かって上肢の前面外側をマッサージしましょう。
この部位を走行する肺経への刺激は、呼吸機能を改善する作用があるといわれています。

❻ 肘から手首の上まで外側をマッサージしましょう。
この部位にある列欠や照海は、炎症を抑える作用があるといわれています。

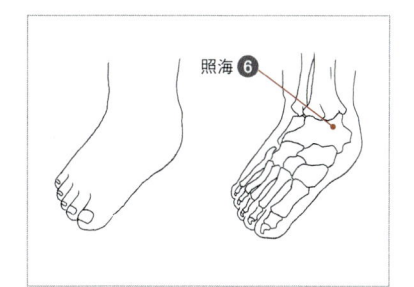

❼ 手掌側で、第1指（母指球）をマッサージしましょう。
このツボは魚際といい、太谿とともに身体の成長を助ける作用があるといわれています。

❽ 第1指の爪の外側、特に爪の生え際をマッサージしましょう。
少商というツボは、のどの痛みを楽にする作用があるといわれています。

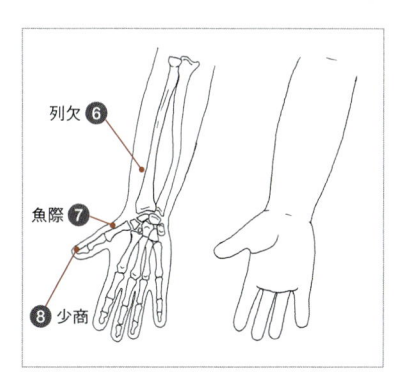

❾ 手背側で、親指と人差し指の間をマッサージしましょう。
このツボは合谷といい、感染を抑え、のどの痛みを楽にする作用があるといわれています。また、復溜とともに用いて免疫機能を高める作用があるといわれています。

❿ 下腿外側をマッサージしましょう。膝の直下でへこんでいるところ（足三里）は、特に集中してマッサージしましょう。
足三里や三陰交は、免疫機能を高める作用があるといわれています。

⓫ かかとのやや上方内側（三陰交）を刺激しましょう。
三陰交や足三里は、免疫機能を高める作用があるといわれています。

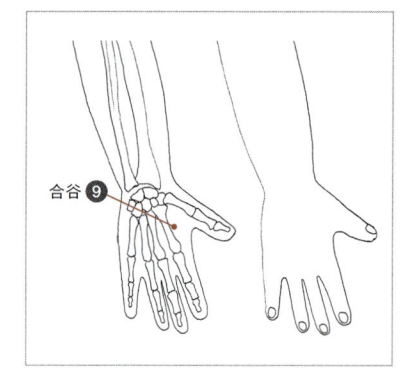

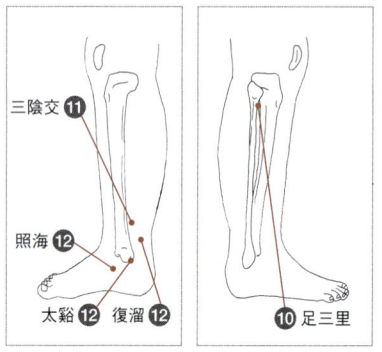

⓬ 内くるぶしの周り（太谿、照海）をマッサージしましょう。また内くるぶしから数cm程離れたところ（復溜）から、土踏まず（アーチ）までをマッサージしましょう。
太谿や魚際は、身体の成長を助ける作用があるといわれ、照海や列欠は炎症を抑える作用があるといわれています。また、復溜は呼吸機能を改善する作用があり、合谷とともに用いて免疫機能を高める作用があるといわれています。

⓭ 第2趾と第3趾の中足骨の間をマッサージしましょう。
この部位にある陥谷（かんこく）や内庭（ないてい）は、のどの痛みを楽にする作用があるといわれています。

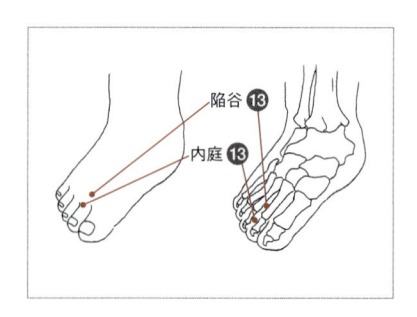

⓮ 背部から肩に向かってマッサージしましょう。
上部僧帽筋のマッサージは、のどの痛みに伴う首や背部の緊張と痛みを取る作用があるといわれています。また、上部僧帽筋を緩めることは、身体の上部に留まっている色々なエネルギー（気）を発散してくれます。特に、陽経はこの部位を通るため、エネルギーの流れを良くしてくれます。

4. 中耳炎（耳の感染症）

医療機関にかかるタイミング

　子供に中耳炎などの耳の感染症の疑いがあり、なおかつ、38℃以上の熱がある場合には、医師の診察を受けましょう。また、耳の痛みに加え、①頭痛がある場合、②39℃以上の熱があり耳が聞こえづらい場合、③耳から膿が出ている場合、④めまいがする場合、⑤2～3週間以内に耳の感染症にかかったことがある場合、⑥半年以内に3回以上耳の感染症にかかった経験がある場合も、医師の診察を受けましょう。

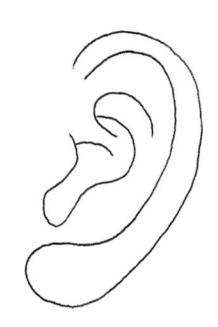

中耳炎はどんな病気か

　中耳炎は、耳の感染症で中耳に炎症を起こしたものを指します。中耳炎は生後4カ月～5歳までの赤ちゃんや子供でよく認められます。一般的には、3歳までにほとんどの子供が中耳炎を経験します。

　中耳炎になると耳が痛くなり、同時に聞こえにくくなります。子供が耳を引っ張るような仕草をするときは、耳が痛いというサインかもしれません。また、イライラして機嫌が悪くなったり、寝られなくなったり、食欲がなくなったりすることもあります。大きな子供は、「耳が痛い」とか、「耳に何かが入っている」と表現するかもしれません。中耳炎になると、多くの場合聞こえにくさを伴うので、子供に話しかけても聞きなおしたり、呼びかけても反応しなかったりすることで気がつくかもしれません。

中耳炎は何が原因か

　中耳炎は中耳に起こった炎症のことです。中耳とは、鼓膜の奥にある空洞のことで、鼓膜と内耳に隔てられていますが、耳管という細い管でのどとつながっており、耳管を通じて中耳に溜まった滲出液などを排出しています。しかし、子供の耳管は細くて短いため、風邪・副鼻腔炎・アレルギーなどがきっかけで耳管の炎症や腫脹が起こると、耳管を塞ぎ滲出液が中耳に溜まります。中耳に溜まった滲出液は細菌が繁殖しやすく、その結果鼓膜に圧力がかかり、痛みや難聴を引き起こします。

第 2 章　治 療 編

　中耳炎が治まった後も、しばらく中耳に滲出液が残ることがあります。これは一般的なことで、大抵は自然に治ります。しかしながら、まれに中耳に滲出液が溜まってしまうことがあり、これを滲出性中耳炎と呼んでいます。滲出性中耳炎は、耳の感染症とは異なり、耳が痛くなったり、熱が出ることはありません。そのため、もし子供が滲出性中耳炎にかかった場合、中耳の中に浸出液が何カ月も残る可能性があります。滲出性中耳炎に伴う難聴が言語発達に悪影響を与える可能性があるので、子供が聞こえづらそうにしている場合は、医師に相談しましょう。

抗生物質による治療は必要か

　連鎖球菌性咽頭炎、細菌性肺炎、一部の中耳炎、副鼻腔炎と診断された場合には抗生物質による治療が必要です。

　以前は感染症の初期治療として抗生物質を使用していました。しかし、過剰な投与などにより、耐性菌をたくさん作り出すことになってしまいました。そのため、子供が病院で抗生物質が必要だと診断されたとき、「抗生物質は必要ない」と主張する親がいます。しかし、全ての感染症に抗生物質が必要ないというわけではありません。確かに、身体には病気を治す力が備わっていますが、抗生物質を使うのかを自分で判断するつもりであれば、病気についてしっかり学習する必要があります。病気についての知識に自信がないのであれば、医師の助言を受けるのが最も確実です。

どのように子供を守るのか

◆快適に過ごすために

　子供が痛みや違和感を訴える場合、耳を温めるとよいかもしれません。

　まずは、1カップの塩をオーブンで温めます。それを布製の袋に入れてください。試しに腕の内側などに乗せ、きちんと温まっているか、また熱過ぎないか確認してください。その塩の袋を子供の耳に乗せることで、痛みや違和感を和らげてくれます。最近では、電子レンジで簡単に温められるヒートパッド（カイロ）が売っていますので、それを利用するのも便利です。

　耳に1～2滴オイル*を垂らすことも効果的です。もし、子供が嫌がるときは、綿球に2滴程度染み込ませ、寝ている間に耳に入れておきましょう。テープなどで固定しておけば、寝ている間に外れることはありません。中耳炎は、自然寛解することが一般的なため、抗生物質を処方するよりも自然経過を観察する医師も多いようです。もし、医師が様子をみるように判断し

> ＊訳者注：中耳炎に対する民間療法として、耳にオイルを数滴垂らす「耳オイル」といわれるものがあります。ハーバスカムなどたくさんの種類のオイルが市販されています。

た場合でも、子供がとても調子が悪そうな場合には、医師にもう一度相談してみましょう。イブプロフェンやアセトアミノフェン、ナプロキセンナトリウムなどの解熱鎮痛薬が熱や痛みを和らげてくれる可能性があります。なお、アスピリンをむやみに子供に与えないでください。ライ症候群を引き起こし、場合よっては重篤な疾患に発展することもあります。

◆中耳炎を予防するには

赤ちゃんに寝かせたまま哺乳瓶を与えないでください。座らせて哺乳瓶を使うことで、耳管の閉塞や耳の感染症を防ぐことができます。また、たばこの煙にも注意してください。子供がたばこの煙にさらされているか、いないかで子供の中耳炎の発症率が異なるという報告があります。さらに、生後6～12カ月の赤ちゃんには、なるべくおしゃぶりを使用させないでください。おしゃぶりをこの期間に使用すると中耳炎になりやすいとの報告もあります。

食事に関して

食事に気を配ることで病気の回復が早くなります。特に、乳製品は身体の粘液を増やす作用があるため、子供に牛乳や乳製品を与えるのは極力避けましょう。ちなみに、チーズ、ヨーグルト、アイスクリーム、プリンも同様です。その代わりに、豆乳や豆乳から作られたチーズを食べるようにしましょう。

また、中耳炎になった際には、普段から水分をたくさん取るようにしましょう。水分には粘液を薄める作用があります。精製水やスープの上澄み、薄めたジュースなど1日を通して摂取するようにしましょう。さらに、高カロリーな食事や揚げ物、ファーストフード、脂肪の多い加工食品など、消化の悪い物はなるべく避けましょう。

慢性的に中耳炎を患っている子供は、日頃から加工食品、クッキーや飴など砂糖を多く使用しているもの、さらにはパンなど小麦粉を使用しているもの、化学調味料を使用した製品などは避けるようにしましょう。

治療

治療は子供の不快感を和らげ、自然治癒力を高めてくれます。子供が中耳炎になったときには、鼻づまりも起こることが多いようです。この場合には「第2章 2. 風邪」で紹介した治療を加えるとさらに効果的です。

顔や耳の周りをマッサージしたり、指で押したりすることで、鼻腔を広げ、鼻づまりを楽にします。また、耳からの滲出液の排水を促進し、炎症を軽減してくれます。そのため、この部分のマッサージを優しく2回ずつ行うことが効果的です。なお、子供の肌は繊細で、敏感になっているので、弱い力で1カ所2～3秒の刺激でも想像以上の効果を発揮してくれるでしょう。

第 2 章　治療編

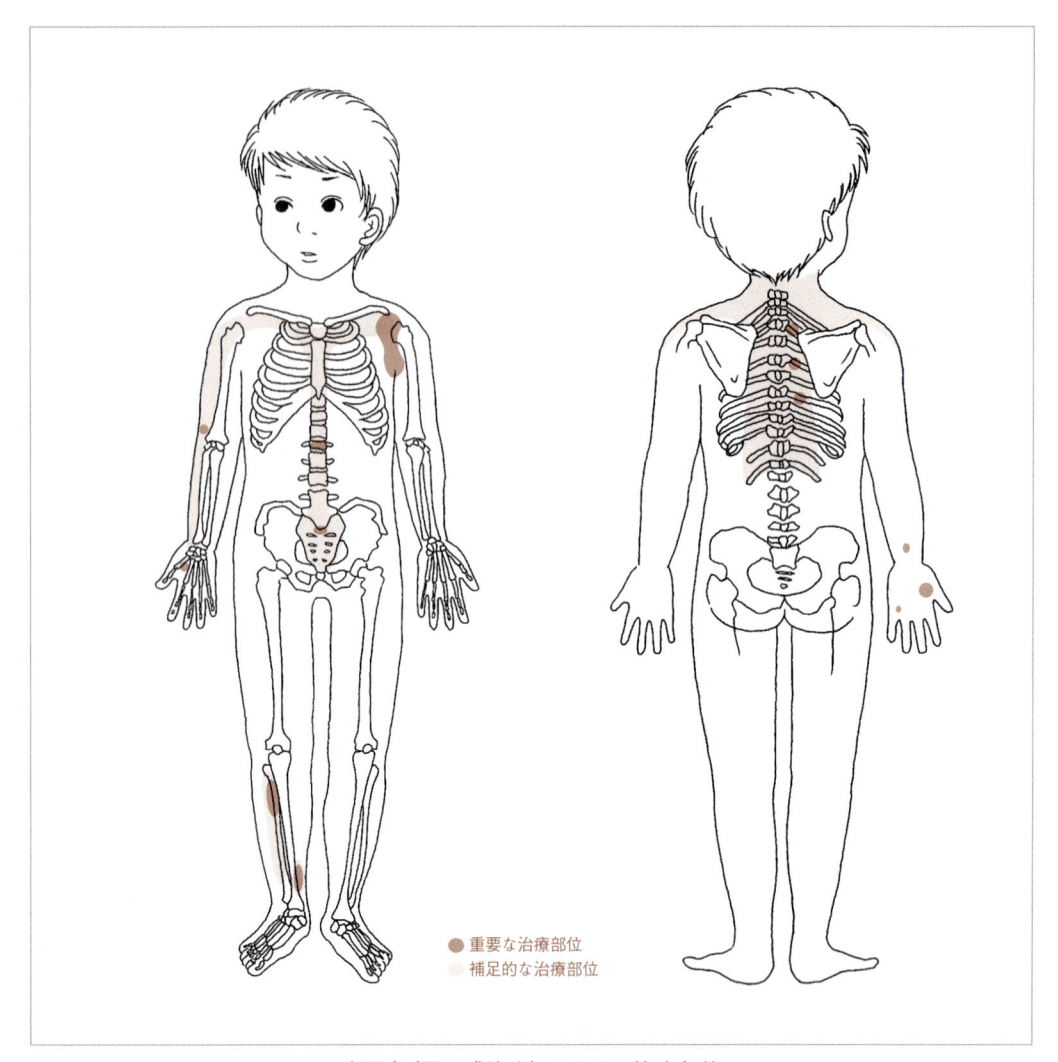

中耳炎（耳の感染症）のときの治療部位

　図の影の部分は、治療に用いる部位です。1回に3〜5秒以上の刺激をそれぞれの部位に加え、薄い部分は数回、濃い部分はたくさん行います。6歳以上の子供や大人を治療する際は、濃い領域からツボを見つけることができますが、赤ちゃんや幼児では、ツボを見つけることが難しいため、その周囲を優しく触れる程度にします。また、身体の左右を治療しましょう。

　なお、子供をマッサージする際には、優しく触れるよう注意しましょう。特に赤ちゃんを治療するときには指で絵を描くときのような優しいタッチか、パソコンのマウスをクリックする程度の力で構いません。また、子供を治療する際には常にリラックスを心掛け、余裕のある時間に行いましょう。そもそも、子供をリラックスさせ、心地よくすることが目的です。子供にとってリラックスすることはとってもうれしいことです。治療するときは、子供に笑顔で話しかけるようにしましょう。治療時間が楽しいと感じるほど、症状も早く回復します。

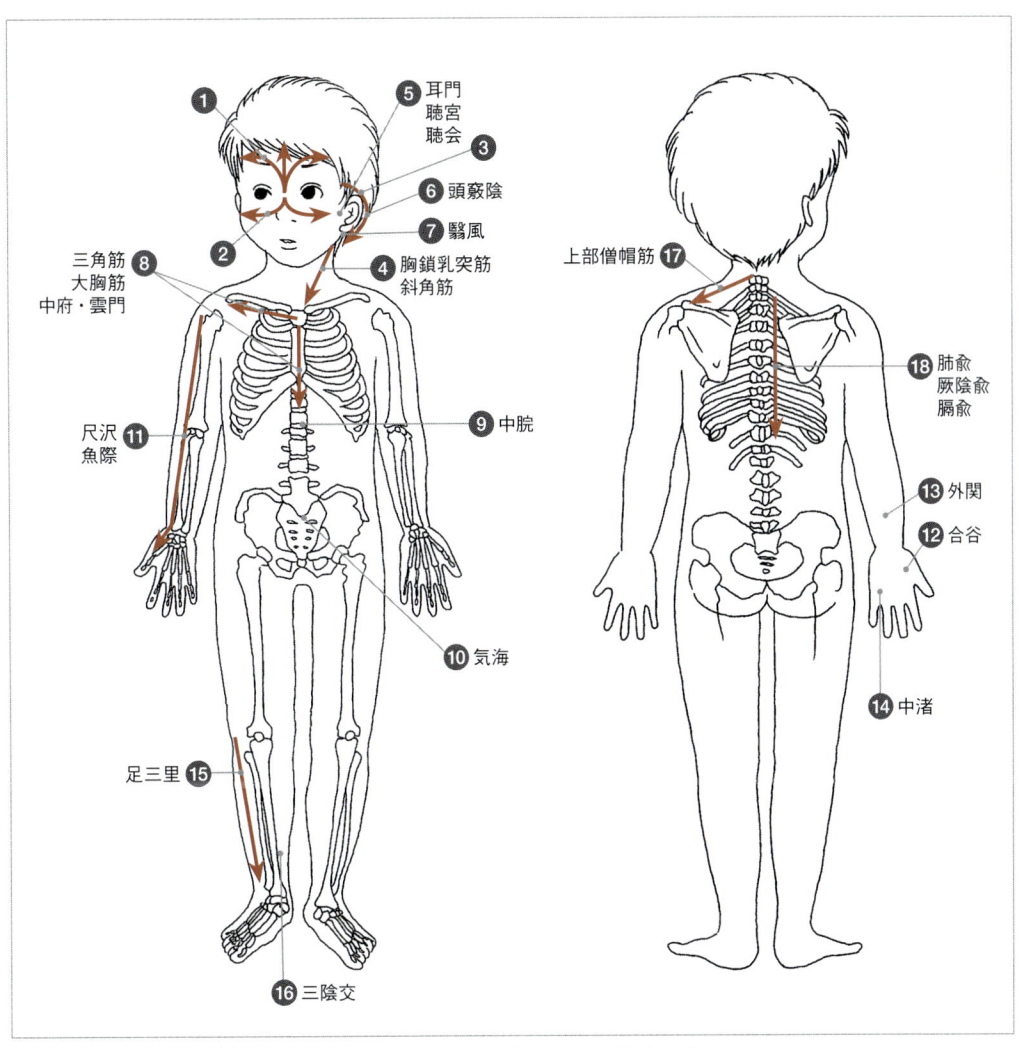

4. 中耳炎（耳の感染症）

中耳炎（耳の感染症）のときの治療手順

治療手順

① 鼻から髪の生え際、さらには額から耳に向かってマッサージしましょう。

② 鼻から耳まで、頬骨に沿ってマッサージしましょう。
額や顔をマッサージすると、副鼻腔の通りが良くなるといわれています。

③ こめかみから耳の周りにそって、首までマッサージしましょう。その際、指先で小さな円を作りながら、マッサージすると良いでしょう。

❹ 耳の下から始め、鎖骨に向かって首をマッサージしましょう。
頸部の胸鎖乳突筋や斜角筋を優しくマッサージすると、リンパの流れを改善してくれます。

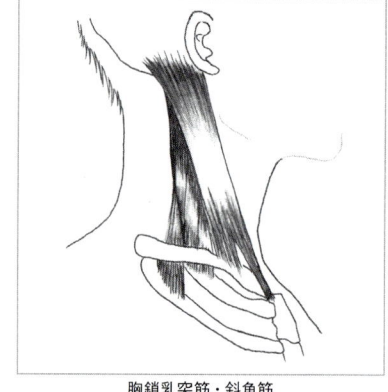

胸鎖乳突筋・斜角筋

❺ 耳の前にある平たい部分（耳珠）に、指を当てます。ゆっくりと5〜8秒程度優しく押さえましょう。口を開けたり閉じたりしたときに、顎の骨が触れる部分です。
ここにある耳門・聴宮・聴会の3つのツボは、耳の炎症を抑え、腫れを軽減させる作用があるといわれています。

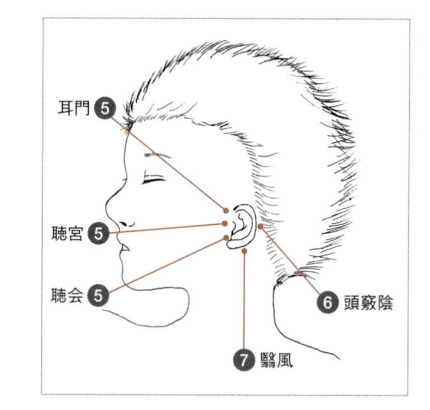

耳門 ❺
聴宮 ❺
聴会 ❺
❻ 頭竅陰
❼ 翳風

❻ 耳珠と同じ高さで耳の裏側のポイントを優しく押さえましょう。
このポイントは頭竅陰といい、耳の炎症を抑える作用があるといわれています。

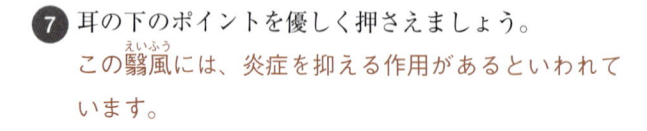

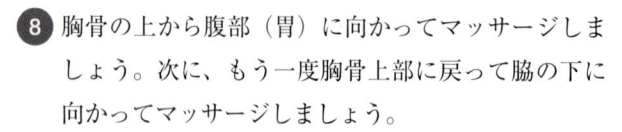

❼ 耳の下のポイントを優しく押さえましょう。
この翳風には、炎症を抑える作用があるといわれています。

❽ 雲門
❽ 中府

❽ 胸骨の上から腹部（胃）に向かってマッサージしましょう。次に、もう一度胸骨上部に戻って脇の下に向かってマッサージしましょう。
脇の下で、三角筋と大胸筋が交差する部分にある中府や雲門は、呼吸機能を改善する作用があるといわれています。

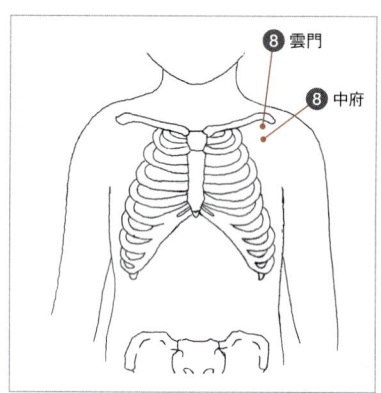

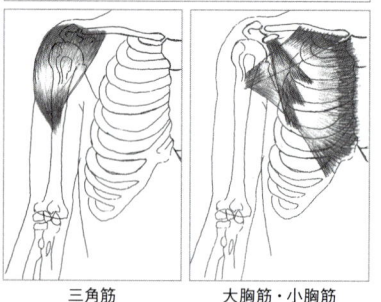

三角筋　　大胸筋・小胸筋

4．中耳炎（耳の感染症）

❾ みぞおちと臍の中間点を、優しく押さえましょう。
この中脘というツボは、肺経が始まるところです。

❿ 臍の下を優しく押さえましょう。
中脘と臍の下にある気海をあわせてマッサージするとリラックスでき、深い呼吸ができるといわれています。

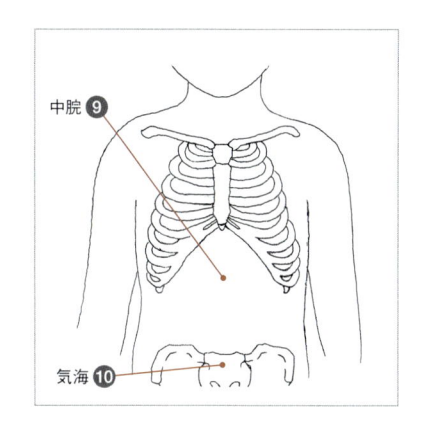

⓫ 上肢の前面外側を肩から第1指に向かってマッサージしましょう。特に、腕や手のひらを集中的にマッサージしてください。
この部位にある尺沢や魚際は、肺機能を改善する作用があるといわれています。

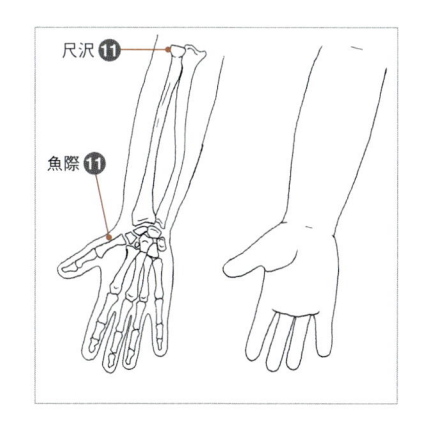

⓬ 手背側で、第1指と第2指の間、若干第2指側のポイント（合谷）を優しく押さえましょう。
合谷は、免疫機能を改善する作用があるといわれています。

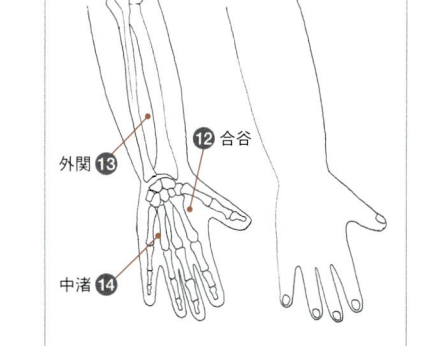

⓭ 手背側で、手首より2寸上、2本の骨の間を優しく押さえましょう。
これは外関といい、耳の病気の治療に用いられます。

⓮ 手背側で、第4指と第5指の間を優しく押さえましょう。
この中渚というツボも、耳の病気の治療に用いられます。

❶❺ 下腿の外側をマッサージしましょう。特に、膝の真下（足三里）を集中的にマッサージしてください。
足三里や三陰交は、免疫機能を高める作用があるといわれています。

❶❻ 下腿の内側で、くるぶしの3寸上（三陰交）を優しく押さえましょう。
三陰交や足三里は、免疫機能を高める作用があるといわれています。

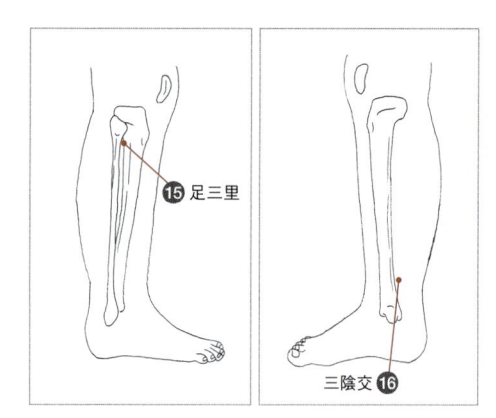

❶❼ 肩の一番高い部分をマッサージしましょう。
上部僧帽筋をマッサージすると、頚部や肩の筋肉が柔らかくなり、リンパの流れをよくします。また、各陽経はこの周囲を通過しているため、ここをマッサージすることはエネルギーの流れを良くします。

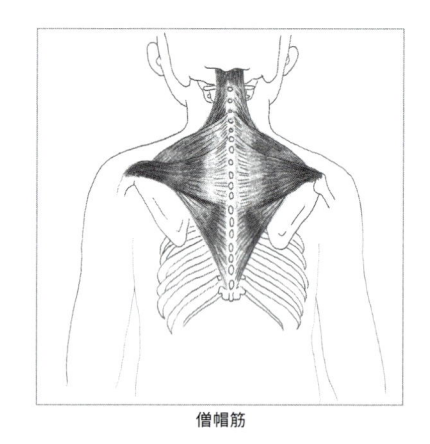

❶❽ 肩甲骨と背骨の間をマッサージしましょう。
この部位にある肺兪・厥陰兪・膈兪は、呼吸機能を助ける作用があるといわれています。

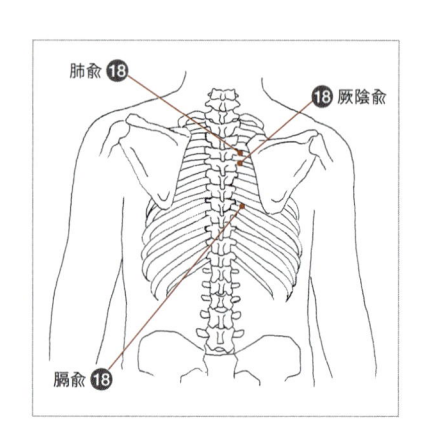

5. 副鼻腔感染症（副鼻腔炎）

医療機関にかかるタイミング

　子供が風邪を引いてから、①2～3日熱が続く場合、②10日過ぎても風邪が悪化している場合は、副鼻腔感染症（副鼻腔炎）になっていないか医師の診察を受けてください。また、アレルギー反応がないかについても確認する必要があります。

副鼻腔感染症（副鼻腔炎）はどんな病気か

　副鼻腔の感染症とは、鼻の奥にある副鼻腔の炎症を指し、大人は左右で合計4つの副鼻腔があります。副鼻腔は、吸い込んだ空気を温めたり、湿らせたり、粘液を作るなどの作用があると考えられていますが、正確にはどのような役割があるのかはわかっていません。また、鼻腔で作られた粘液も副鼻腔に排出され、溜まっていきます。

　副鼻腔の感染症は、風邪の症状とよく似ています。しかし、風邪であれば1週間ぐらいで治りますが、副鼻腔炎であれば風邪の症状が治まるのにもう少し長く（10日程度）かかります。また、発熱したり、鼻水が出たり、鼻づまりがみられるかもしれません。鼻水は薄い緑か黄色で、息苦しく、目の周りが腫れたり、後鼻漏（水鼻や痰のような鼻水がのどに落ちる症状）による空咳などが認められます。さらに、咳がひどくなると夜は眠れないかもしれません。

　なお、6歳以上の子供の場合には、頭痛や顔の痛みを訴えることもありますが、それ未満の子供は副鼻腔がまだ発達していないので、副鼻腔炎に伴う頭痛が起こることはまれです。

副鼻腔感染症は何が原因か

　風邪やアレルギーが、副鼻腔感染症を引き起こす可能性があります。粘膜が腫れることで鼻腔を塞ぎ、細菌などを繁殖させる菌床を作ることが原因です。

どのように子供を守るのか

◆快適に過ごすために

　もし、子供が頭痛や咳で寝られないときは、加湿器などを使用して、粘膜が乾燥しないよう

にしてください。特に冬は部屋を暖めることで空気が乾燥するため、粘膜が乾きやすくなります。そのため、加湿器などを上手に使い、呼吸を楽にしてあげましょう。なお、加湿器を使う場合は、清潔に保つように心掛けましょう。また、ユーカリオイルを枕に数滴染み込ませることで、鼻づまりが解消し、呼吸が楽になるかもしれません。

なお、のどに鼻水が垂れることで咳が誘発され、眠れないことがあるかもしれません。その場合は、上半身を少し起こしてあげると楽になります。また、背中と頭に枕を入れることで、楽に呼吸ができるようになります。さらに、お風呂場などで深呼吸や鼻をかむ練習をさせましょう。

特に具合が悪かったり、熱がある場合には、医師にアセトアミノフェンやイブプロフェンを処方してもらえるか相談してください。なお、アスピリンを子供にむやみに与えないでください。ライ症候群を引き起こし、場合よっては重篤な疾患に発展することもあります。

◆副鼻腔感染症を予防するには

もし子供が風邪を引いていたり、アレルギーがある場合には、鼻水を同じ場所に留めないように、鼻をかむようにしましょう。また、スプレーなどを使い、鼻を乾燥させないようにしましょう。乾いた空気は、粘膜の炎症を起こしやすくします。そのため、加湿器を使うことで、粘膜を守り、炎症を抑える工夫をしましょう。

なお、子供が副鼻腔感染症になった場合やアレルギーがある場合は、たばこの煙から子供たちを守ってあげてください。

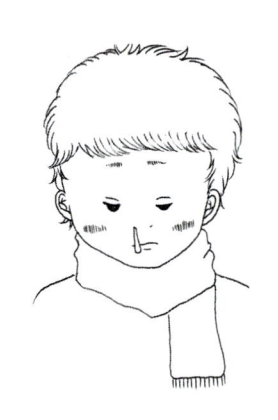

食事に関して

乳製品は粘液を増やす作用があるので、牛乳などの乳製品の摂取は控えましょう。それは、チーズ、ヨーグルト、アイスクリーム、プリンなども同様です。代わりに豆乳や豆乳から作られたチーズを食べるようにしましょう。また、水分を多めに取ることは、粘液を薄める作用があるので、こまめに水分をとるようにしましょう。特に、精製水、薄めたジュース、スープやハーブティーの上澄みなどが身体に優しい飲み物です。少なくとも1時間に120mlは取るようにしましょう。また、体調が優れないときは、蒸した野菜や軽く調理された鶏肉や魚、さらにはフルーツが消化しやすいため良いでしょう。高カロリーな食事や揚げ物、ファーストフード、脂肪の多い加工食品など、消化の悪い物は避けるようにしてください。

また、副鼻腔炎が慢性化している子供は、日頃から加工食品、クッキーや飴など砂糖を多く使用しているもの、さらにはパンなど小麦粉を使用しているもの、化学調味料を使用した製品などは避けるようにしましょう。

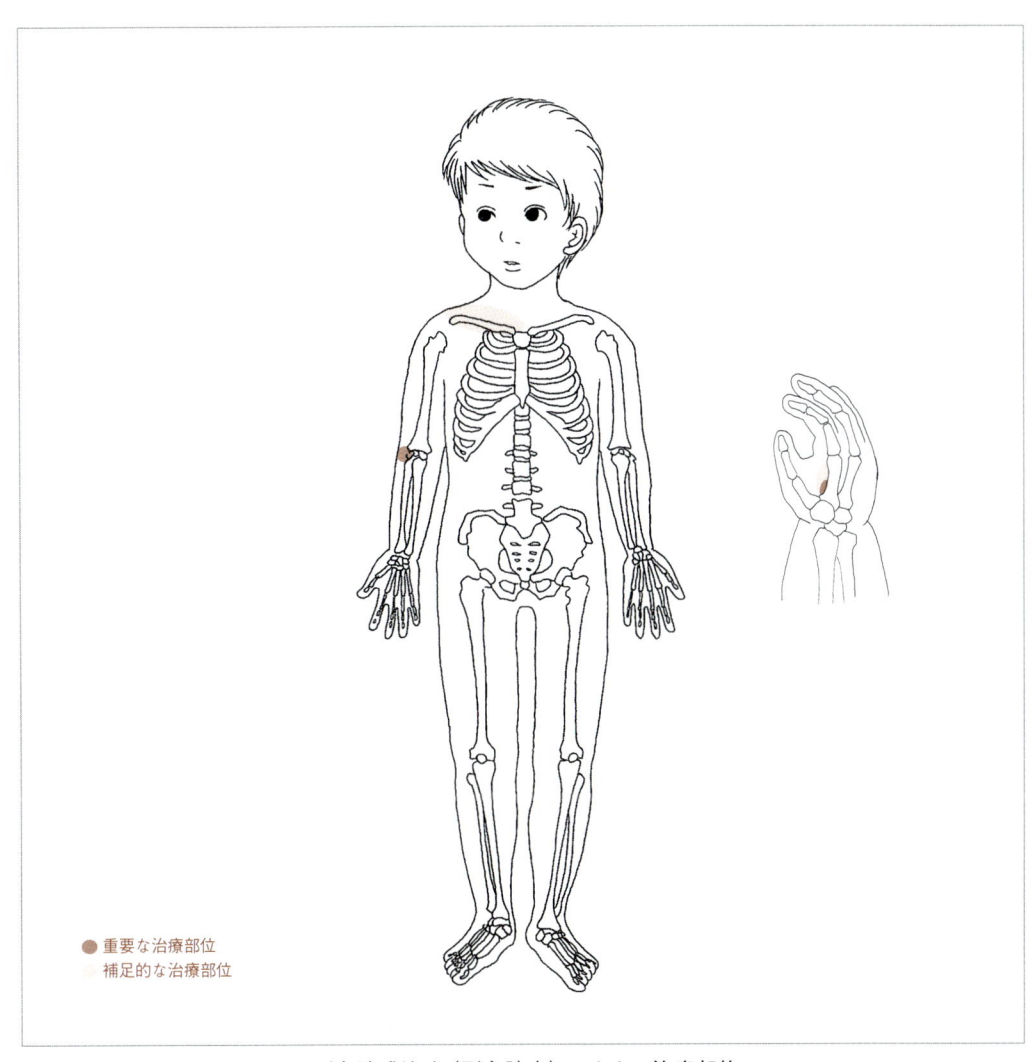

5. 副鼻腔感染症（副鼻腔炎）

副鼻腔感染症（副鼻腔炎）のときの治療部位

● 重要な治療部位
　補足的な治療部位

治療

　顔や頭を治療することで、リンパの流れを改善させ、鼻の通りを良くします。また、呼吸を楽にし、炎症を抑えることができます。
　まずは、図の影が付いている部分を2回ずつ優しくマッサージしてください。ただし、子供の肌は繊細なので、かなり弱い力で2～3秒押す程度で十分な効果を発揮します。身体の左右に治療を行い、副鼻腔感染症とともに熱がある場合には、「第2章　9. 発熱」の治療を加えるとさらに効果的です。

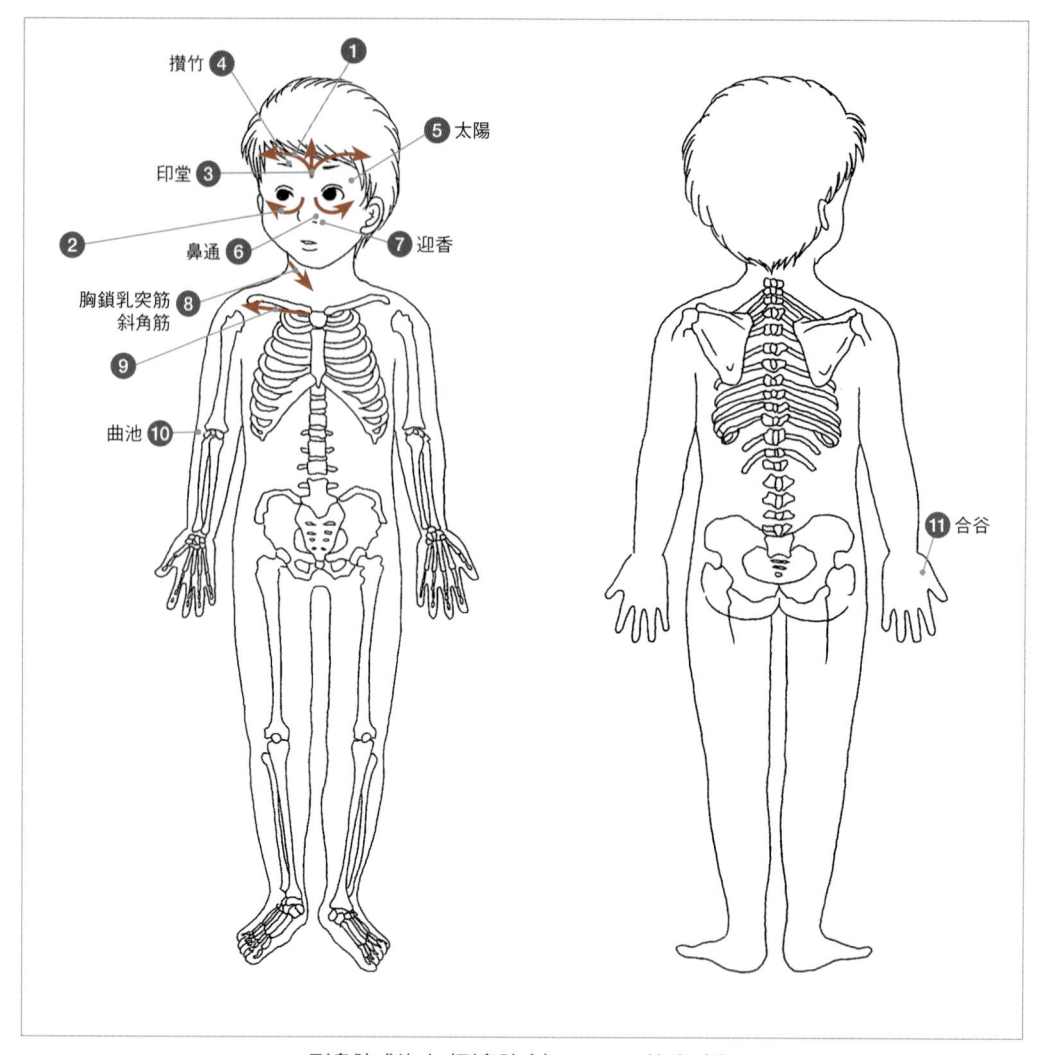

第2章 治療編

攢竹 ④　①
印堂 ③　⑤ 太陽
② 　鼻通 ⑥　⑦ 迎香
胸鎖乳突筋 ⑧
斜角筋
⑨
曲池 ⑩
⑪ 合谷

副鼻腔感染症（副鼻腔炎）のときの治療手順

治療手順

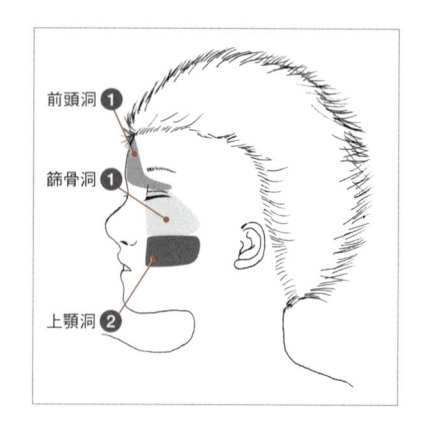

① 鼻から髪の生え際へ、さらには耳に向かってマッサージしましょう。
　額のマッサージは、前頭洞や篩骨洞の流れを改善する作用があるといわれています。

② 眼の下の領域を、頬骨に沿って鼻から耳に向かってマッサージしましょう。
　頬骨のマッサージは、上顎洞の流れを改善する作用

前頭洞 ①
篩骨洞 ①
上顎洞 ②

5. 副鼻腔感染症（副鼻腔炎）

があるといわれています。

❸ 眉毛と眉毛の間を優しく押さえましょう。
この印堂というツボや太陽、合谷は、鼻の通りをよくする作用があるといわれています。

❹ 眉頭を優しく押さえましょう。
このツボは攢竹といい、鼻の通りをよくする作用があるといわれています。

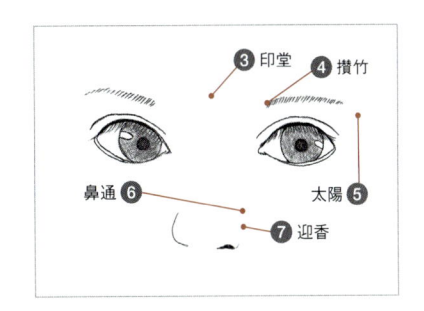

❺ 眉尻と目尻のちょうど中間点（太陽）を優しく押さえましょう。
太陽や印堂、合谷は、鼻の通りをよくする作用があるといわれています。

❻ 鼻孔のすぐ上（鼻通）を優しく押さえましょう。
鼻通は、鼻づまりを改善する作用があるといわれています。

❼ 鼻孔のすぐ横を優しく押さえましょう。
迎香は鼻の流れを楽にする作用があります。

❽ 耳の下から鎖骨につながる胸鎖乳突筋をマッサージします。
胸鎖乳突筋や斜角筋に対するマッサージは、リンパの流れを改善する作用があるといわれています。

❾ 鎖骨付近は、胸骨から肩に向かってマッサージしましょう。
このマッサージは、リンパの流れを改善する作用があるといわれています。

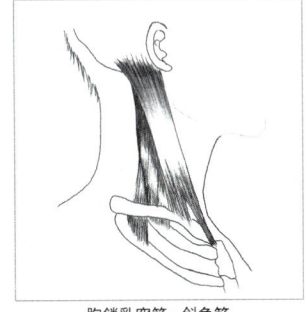

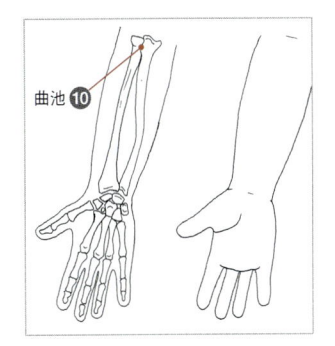

❿ 肘を曲げた際にできるしわの外側部分（曲池）を優しく押さえましょう。
曲池は、炎症や発熱を抑える作用があるといわれています。

⓫ 手背側で、第1指と第2指の間、若干第2指側のポイント（合谷）を優しく押さえましょう。
合谷は印堂や太陽と一緒に使用し、鼻の流れを楽にする作用があります。

⓬ 最後にもう一度、手順❶、❷を行いましょう。

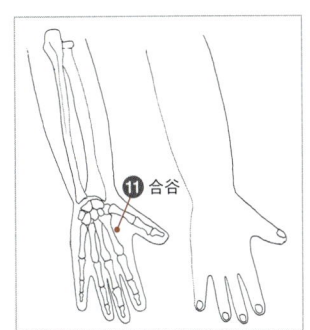

6. 咳

医療機関にかかるタイミング

　もし、①咳により呼吸がしにくい場合、②咳とともに血を吐いた場合、③いつもに比べ呼吸が速い場合、④唇が青や薄黒くなった場合、⑤しつこい咳に加え、39℃以上の熱がある場合、⑥胸が苦しい場合、⑦息をするときにゼイゼイと音が聞こえる場合は、直ちに医師の診察を受けましょう。また、生後3カ月以内の子供が2～3時間もの間、咳をしている場合も同様です。

咳はどんな病気か

　本来、咳とは気管支や肺をきれいにしてくれる働きをしています。咳は反射的なもので、異物や粘液を取り除き、肺の炎症を防ぐ役割があります。咳は恐ろしいもののように思えるかもしれませんが、本来は身体を守るために大切な行為です。

咳は何が原因か

　咳を起こす原因はたくさんあります。一番多いのは、風邪やインフルエンザなどによるウイルス感染です。ウイルス感染による咳であれば、自然と治ることが多いかもしれません。しかし、ウイルス感染による咳を治すには、抗生物質はあまり有用ではありません。
　咳は、鼻炎や鼻づまりなどの風邪症状とともに現れ、痛みや不快感を生じます。そして、粘液が咳の原因になります。もし子供が高学年の場合には、鼻をかむなどで粘液を取り去ることができますが、小さな子供の場合は、粘液を飲み込んでしまいます。もし、飲み込んでしまった場合は、咳によって吐き出すしかありません。
　一般的な風邪による咳は、4～5日で改善しますが、長い場合は10日以上続くことがあります。子供の体調が良く、熱もない場合には、すぐに良くなるはずです。しかし、咳に加え、39℃以上の熱が3～4日以上続く場合は、医師の診察を受け、咳の原因が細菌による炎症や肺炎でないことを確認してください。
　喉頭炎（気管の上にある部分の炎症）による咳は、まるで吠えているように聞こえます。これは喘鳴と呼ばれ、呼吸が荒くて速く、とてもうるさく聞こえます。症状は、普通の風邪やインフルエンザに似ていますが、夜間に突然発症します。また、微熱があったり、胸が痛くなったりします。もし、喉頭炎に伴う咳で子供が起きた場合は、お風呂場や冷たい空気を吸える窓

の近くに連れて行き、呼吸をしやすくしてあげてください。また、布団の上に座るだけでも症状が良くなり、楽に過ごせるでしょう。なお、喉頭炎の疑いがある場合は、医師の診断を受けましょう。

気管支炎（気管支という肺につながる部分の炎症）は、ほとんどの場合ウイルス性の炎症です。一般的な風邪でも、気管支炎を発症することがあります。典型的な気管支炎は、乾燥が原因で咳が誘発され、1～2週間以上続きます。咳に加え、微熱があったり、胸の上部が痛かったり、背中が痛かったりすることもあります。気管支炎が良くなると、咳は乾燥したものから湿ったものへと変化し、粘液（鼻水）が増えてくるでしょう。これは気管支炎にとって良いサインであり、気管支炎が治ることを示しています。気管支炎だと思ったら、まずは医師の診察を受けてください。もし、気管支炎の原因がウイルス性の炎症によるものであれば、抗生物質はあまり有用ではありません。

一方、ヒューヒューという咳は百日咳という感染力の高い細菌性炎症の可能性があります。もし、子供が百日咳にかかった場合は、ひどい咳が続き、呼吸をするたびにヒューヒューという音が聞こえるでしょう。幸いなことに有効なワクチンが開発されていることから、百日咳にかかることはほとんどなくなりました。もし、百日咳を患った人と一緒に過ごした後に、子供がヒューヒューという咳をした場合は、すぐに医師に相談してください。有効な抗生物質を処方してくれるはずです。

RS ウイルスとは？

RS ウイルスは、幼児や子供にとって最もよくある下気道感染症（気管や気管支などの感染症）の1つです。これは感染力の高いウイルスで、冬や早春に活発になり、インフルエンザのように感染患者との接触により拡大します。大抵の子供は2歳ぐらいまでに RS ウイルスに感染します。たとえ RS ウイルスに感染しても、多くの場合、症状はほとんどなく、2～3日で自然に治ってしまいます。しかし、一部の赤ちゃんや子供では、RS ウイルスによって肺炎や気管支炎を起こす可能性があります。

RS ウイルスによる症状は、鼻づまりやのどの痛み、咳など、風邪の症状と極めて類似しています。一般的な子供は、免疫力があるために、ウイルスに感染してもすぐに治ります。しかしながら、気管支炎が進行している場合は、ひどい咳とともに、ゼイゼイした呼吸になります。そのため、息をすることが難しく、呼吸が速くなるため、子供はイライラして食欲がなくなるかもしれません。また、咳や熱に加え、胸の痛みを訴えるかもしれません。そのため、RS ウイルスに感染して呼吸が速くなっていないか、確認する必要があります。特に肺炎や気管支炎の疑いがある場合は、医師に相談してください。

どのように子供を守るのか

◆快適に過ごすために

　普段から子供には水分を取らせるようにしてください。水分を取ることで粘液はサラサラになり、咳をしたり飲み込むのを楽にします。水分は、レモネードやしょうが湯、ハーブティーなどの暖かい飲み物が理想で、1日に何度も摂取するようにしてください。オレンジジュースなど酸性のものは、咳で傷んだのどをさらに痛める可能性があるため、極力避けましょう。また、子供に熱がある場合や疲れてぐったりしている場合には、学校や保育園を休ませましょう。また、子供に課外活動がある場合も同様です。休養と睡眠が一番の回復方法であるため、1～2日ゆっくり休ませるだけでも症状が大きく改善します。なお、学校を休んで家にいるときは、温かい部屋でゆっくりさせてあげましょう。

　一方、夜中に呼吸がしづらかったり、咳のために眠れないときは、加湿器を使いましょう。特に、冬は空気が乾燥しやすいので、のどに粘液が絡みやすいものです。加湿器を使うと、粘液分泌が抑えられることが多く、粘液自体が薄くなるので呼吸が楽になります。ただし、加湿器は清潔に保ってください。

　もし、子供が朝方に喉頭炎のような咳で起きた場合は、湿度の高い風呂場で15～20分程座らせてあげてください。湿った空気により、呼吸が楽になります。また、窓を開け、冷たい空気を吸わせることもよいでしょう。新鮮な空気もまた呼吸を楽にしてくれます。

　子供の咳が風邪やウイルス性の場合は、必ずしも医師の診察を受ける必要はありませんが、熱がある場合は医師に相談し、アセトアミノフェンやイブプロフェンを処方してもらいましょう。なお、アスピリンを子供にむやみに与えないでください。ライ症候群を引き起こし、場合よっては重篤な疾患に発展することもあります。

◆咳を予防するには

　感染を防ぐ最も効果的な方法は、日常的に手を洗うように子供たちに教えることです。最も簡単な方法は、石けんを使いぬるま湯で手を洗うことやアルコール消毒をすることです。必ずしも抗菌作用のある石けんや消毒剤を使用する必要はありませんが、細菌の繁殖を抑えてくれる可能性があります。風邪、インフルエンザ、その他のウイルス性疾患は、多くの場合手を介して感染します。咳やくしゃみを手で押さえた後や鼻をかんだ後は必ず手を洗うように指導してください。また、食事の前やトイレの後、外で遊んだ後、ペットと遊んだ後、風邪を引いている人と接した後は、手を洗う習慣を身につけるだけで風邪は予防できます。

　なお、子供が鼻をかむときや咳をするときは、必ずティッシュで覆うように教え、使い終わったティッシュはすぐに捨てるように指導しましょう。ティッシュがないときには、手で口を

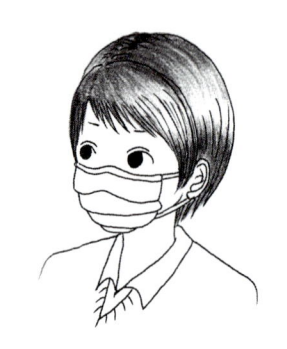

押さえるのではなく、腕の中で咳やくしゃみをするように教えましょう。唾液が空気中に飛散しないだけでなく、手による感染のリスクも減らしてくれます。また、子供には手だけでなく、おもちゃや鉛筆などを、口に入れさせないように注意しましょう。おもちゃやテレビのリモコン、コンピューターのキーボード、電話など、子供が触りそうなところをこまめに消毒することも大切です。さらに、風邪を引いている人と一緒の食器やタオルを使用することも避け、使用後は念入りに洗いましょう。なお、病気が治った後には、歯ブラシを取り替えましょう。

食事に関して

　子供の食事を工夫するだけで、病気からの回復が早くなります。特に乳製品は粘液を増やす作用があるので、牛乳や乳製品の摂取は極力控えましょう。それは、チーズ、ヨーグルト、アイスクリーム、プリンなども同様です。代わりに豆乳や豆乳から作られたチーズなどを食べるようにしましょう。また、水分を多めに取ることは、粘液をサラサラにさせる作用があるので、こまめに水分を取るようにしましょう。特に、精製水、薄めたジュース、スープやハーブティーの上澄みなどは身体に優しい飲み物です。また、体調が優れないときは、蒸した野菜や軽く調理された鶏肉や魚、フルーツなどが消化しやすいために良いでしょう。高カロリーな食事や揚げ物、ファーストフード、脂肪の多い加工食品など、消化の悪い食べ物は避けるようにしてください。

治療

　子供の咳を注意深く観察してください。治療で胸部の筋肉を緩めると、楽に呼吸ができるようになります。もし、子供の咳が鼻の炎症に由来するものだとすれば、「第2章　5. 副鼻腔感染症」の治療を加えてみてください。
　図に示した影の部分は、治療に用いる部位です。影には薄い部分と濃い部分があります。薄い影が補足的な部分で、濃い影が最も重要な部分です。1回に3〜5秒以上の刺激をそれぞれの部位に加え、薄い部分は数回、濃い部分はできるだけたくさん行うようにしましょう。6歳以上の子供や大人を治療する際は、濃い領域からツボを見つけることができます。しかし、赤ちゃんや幼児では、ツボを見つけることが難しいため、その周囲を優しく触れる程度で良いでしょう。また、身体の左右を治療しましょう。
　なお、子供をマッサージする際には、優しく触れるよう注意しましょう。特に赤ちゃんの場合は、ケーキの焼き上がりをチェックするときのように触れてください。
　子供を治療する最も適切なタイミングは、子供が快く治療を受け入れてくれる時間ならいつでも構いません。もし、子供が嘔吐するようなら、治療の前にきれいにしてあげてください。そして、ゆっくり、心地よく、リラックスさせながら行いましょう。

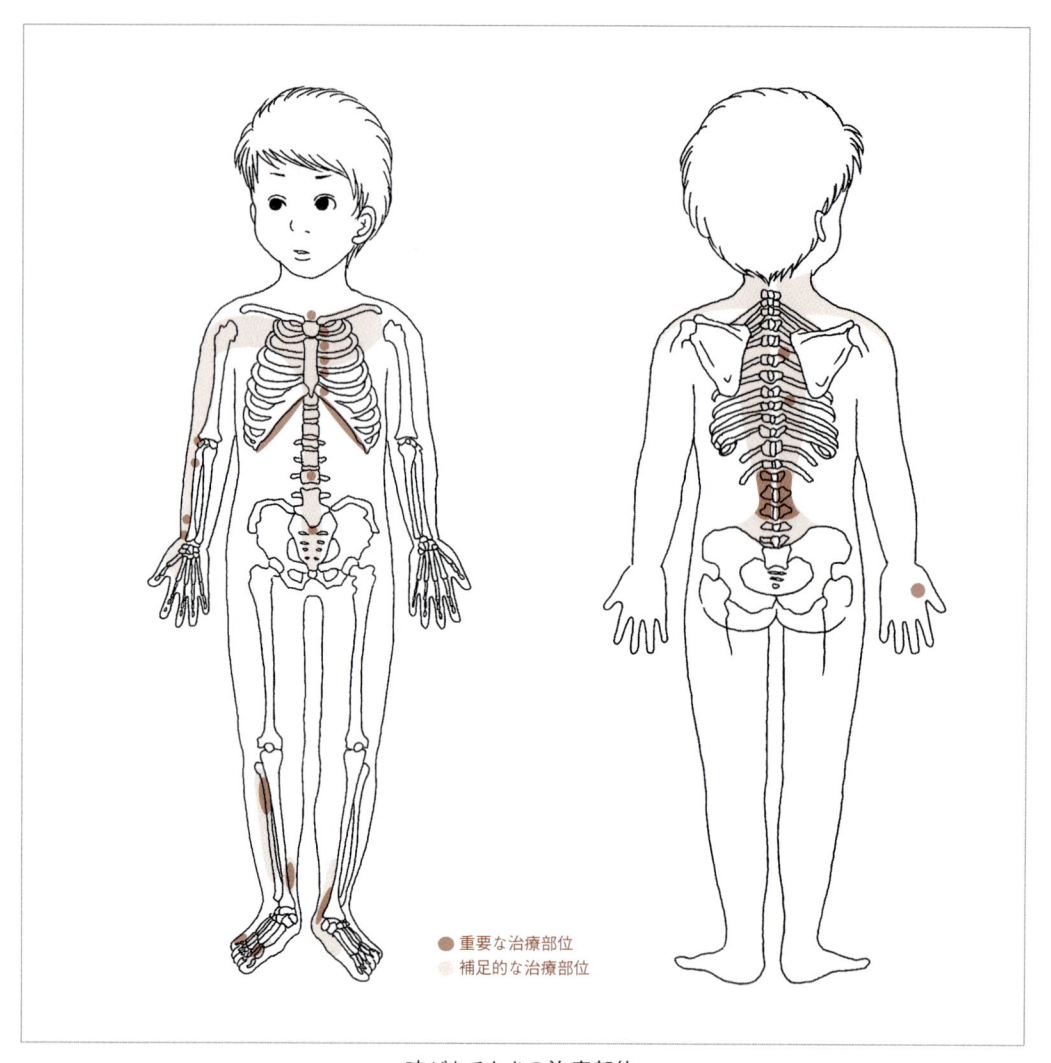

第 2 章　治療編

咳があるときの治療部位

● 重要な治療部位
● 補足的な治療部位

治療手順

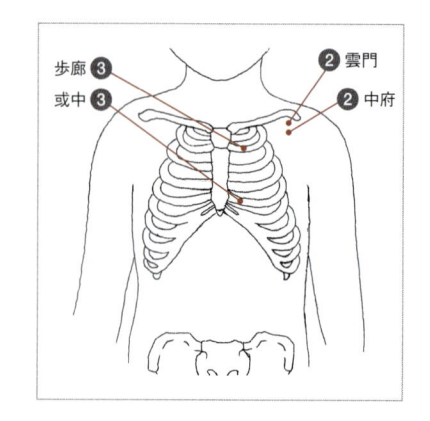

❶ 胸骨から腹部（胃）に向かってマッサージします。

❷ 胸骨上部から脇の下に向かってマッサージします。
　咳をしている際は、胸の前面が緊張しやすいため、このエリアをマッサージすると良いでしょう。特に、中府や雲門、さらには遠隔部のトリガーポイントを刺激すると呼吸機能が改善するといわれています。

歩廊 ❸
或中 ❸
❷ 雲門
❷ 中府

6. 咳

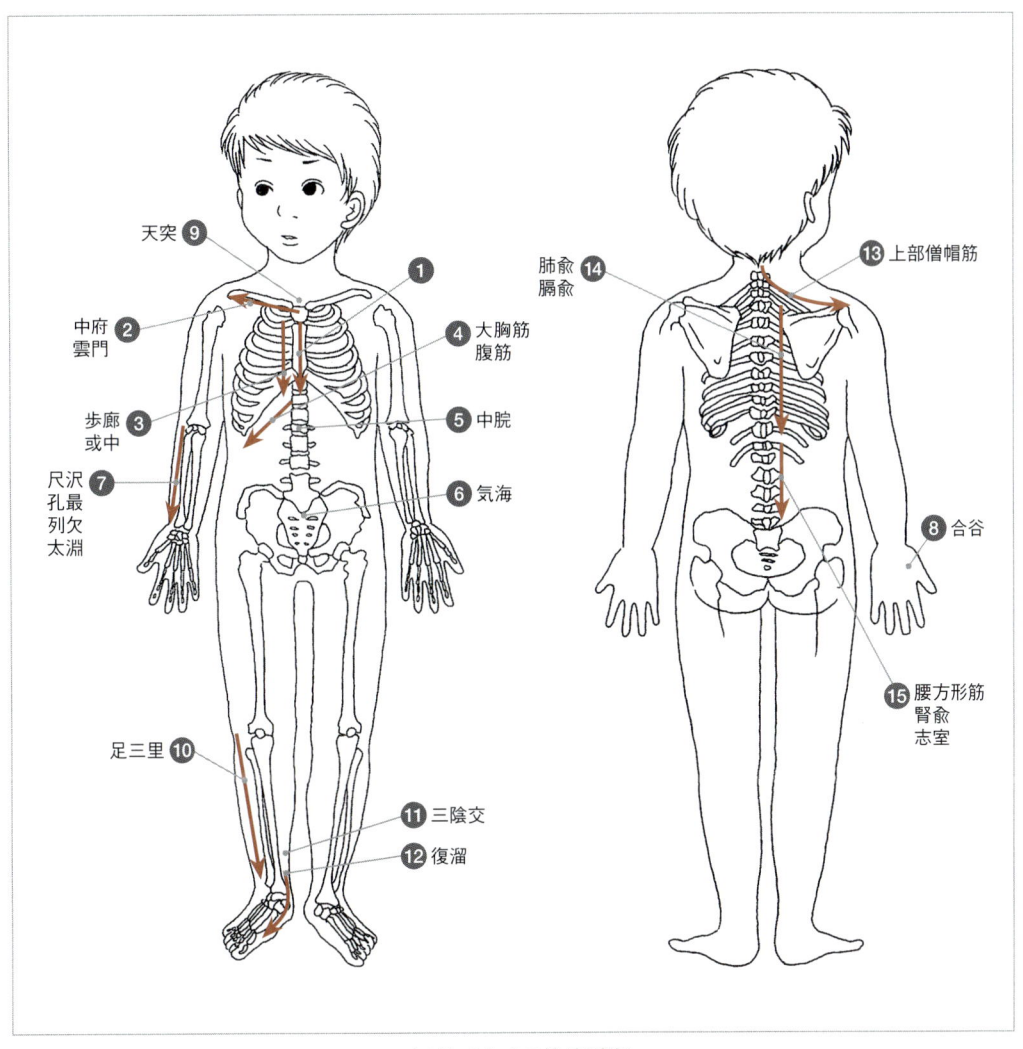

咳があるときの治療手順

❸ 胸骨の際で、肋間部分を優しく押さえましょう。
この部分には歩廊（ほろう）や或中（いくちゅう）というツボがあり、呼吸機能を改善する作用があるといわれています。

❹ 胸郭の下部を、身体の中心から外側に向けてマッサージしましょう。
大胸筋と腹直筋をマッサージすると、深い呼吸がしやすくなります。

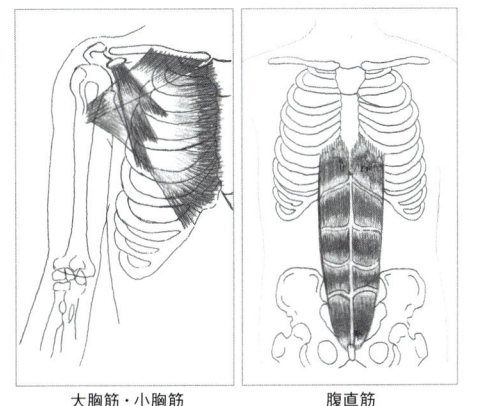

大胸筋・小胸筋　　腹直筋

第 2 章　治療編

⑤ みぞおちと臍の中間点を優しく押さえましょう。
このツボは中脘といい、肺経の始まりです。

⑥ 臍の1.5寸下の部分（気海）を優しく押さえましょう。
気海は「気の海」と呼ばれ、下部を温めてくれます。また、中脘とあわせてマッサージすると呼吸が楽になるといわれています。

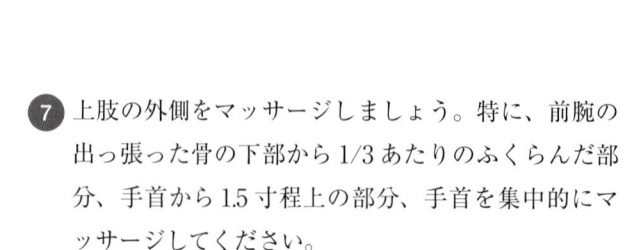

⑦ 上肢の外側をマッサージしましょう。特に、前腕の出っ張った骨の下部から1/3あたりのふくらんだ部分、手首から1.5寸程上の部分、手首を集中的にマッサージしてください。
尺沢は咳を軽減し、深い呼吸を促すために用います。
孔最（こうさい）は呼吸に関連ある病気に使用し、列欠は天突とあわせて咳の治療に使用します。太淵と孔最は呼吸機能を助ける役割があります。

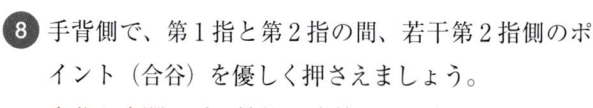

⑧ 手背側で、第1指と第2指の間、若干第2指側のポイント（合谷）を優しく押さえましょう。
合谷と太淵は呼吸機能を改善させ、合谷と復溜は免疫機能を改善させる作用があるといわれています。

⑨ 胸骨と鎖骨の隙間を優しく押さえましょう。
このツボは天突といい、列欠とともに風邪の治療に用います。

⑩ 下腿の外側をマッサージしましょう。特に、膝の真下のエリアを重点的にマッサージしてください。
これは足三里というツボで、三陰交とともに免疫機能を高める作用があるといわれています。

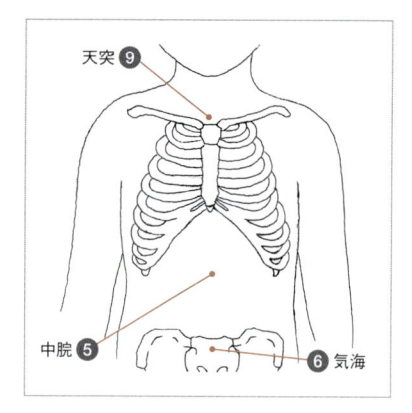

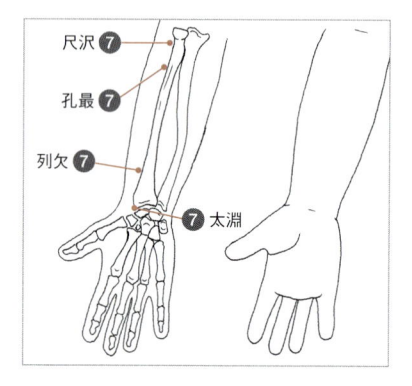

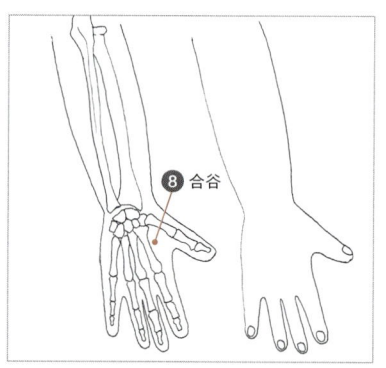

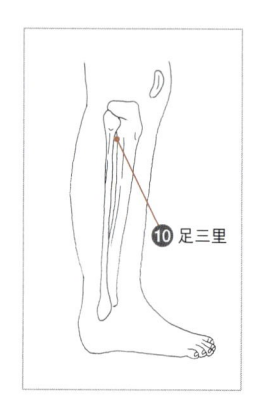

6. 咳

⑪ 下腿内側で、内くるぶしの3寸上を優しく押さえましょう。
このツボは三陰交といい、足三里とともに免疫機能を高める作用があるといわれています。

⑫ 内くるぶしの周りをマッサージしましょう。特に内くるぶしから2寸程離れたところ（復溜）から、土踏まず（アーチ）までを集中的にマッサージしましょう。
復溜は呼吸機能を助け、また合谷とともに用いて免疫機能を高める作用があるといわれています。

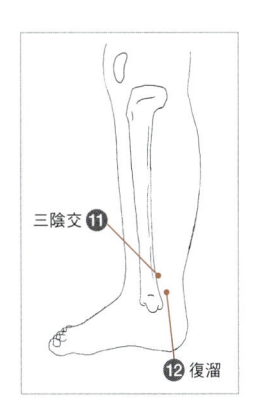

⑪ 三陰交
⑫ 復溜

⑬ 首から肩にかけてマッサージしましょう。
上部僧帽筋をマッサージすると頸部や肩の筋肉が柔らかくなり、リンパの流れを良くするといわれています。また、各陽経はこの部位を通過するので、この部位をマッサージすることは、エネルギーの流れを改善するといわれています。

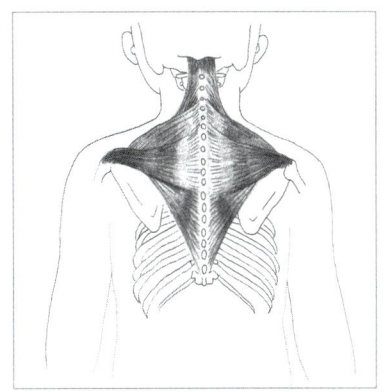

僧帽筋

⑭ 肩甲骨と背骨の間、肩甲間部をマッサージしましょう。
肩甲骨の側に肺兪、肩甲骨下端の側に膈兪があり、咳の治療に用います。

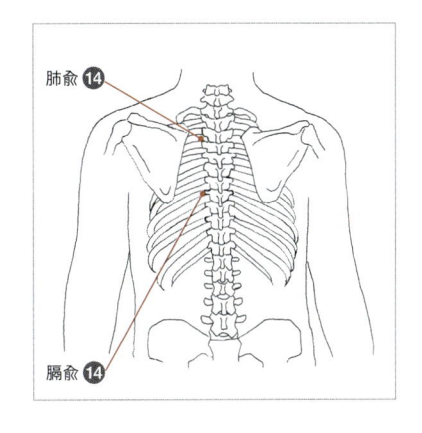

肺兪 ⑭
膈兪 ⑭

⑮ 肋骨の下端から骨盤までのエリアを念入りにマッサージしましょう。
腰部の深部に存在する腰方形筋は、緩めることで呼吸が楽になるといわれていることから、咳の治療に用いられます。また、腎兪（じんゆ）と志室（ししつ）は身体機能を高める作用があるといわれています。

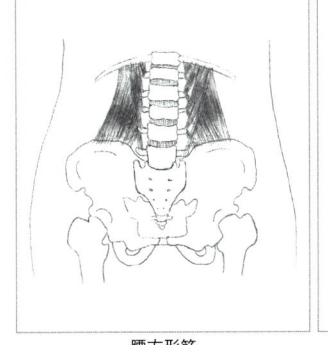

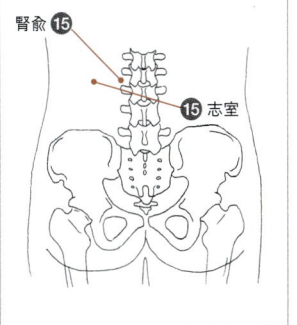

腎兪 ⑮
⑮ 志室

腰方形筋

7. 喘息

医療機関にかかるタイミング

　急性の喘息は、緊急事態を招くことがあります。①喘鳴（聞こえるか聞こえないかくらいの高いヒューヒューと鳴る音）や激しい咳が認められる場合、②呼吸がなかなか正常に戻らない場合、③腹式呼吸で呼吸が非常に早い場合、④呼吸するときに鼻孔が広がる場合、⑤息切れのため話せない場合、⑥胸の圧迫感や痛みを訴えた場合、⑦唇や爪が青くなった場合は、救急車を呼ぶか救急外来に連れて行きましょう。

　さらに、咳や喘鳴のため、①呼吸が困難な場合、②息を切らしている場合、③胸に圧迫感や違和感を訴えた場合も、医師に診察してもらうべきです。一方、子供がいつも"咳風邪（胸の風邪）"を患っている場合や、運動、遊び、笑い、かんしゃくなどが咳や喘鳴のきっかけとなる場合は、医師に相談しましょう。

喘息はどんな病気か

　喘息は、日常的によく目にする小児の慢性疾患です。20世紀の後半から喘息患者は急増しましたが、喘息に対する有効な治療法はまだ見つかっていません。しかし、喘息は管理、コントロールできる疾患です。医師と協力しながら、喘息の原因や子供の状態について考えるようにしましょう。このことが、「なぜ喘息が起こるのか？」という疑問を解決することにつながり、喘息をコントロールするための治療計画を立てることができます。そうすれば、喘息を患っていても、普通に生活を送ることができます。

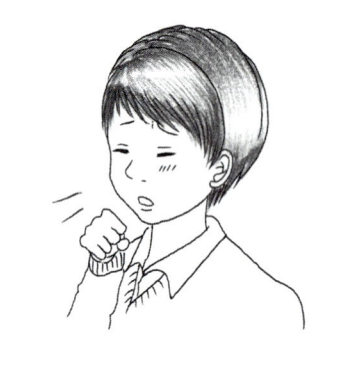

　気道過敏症としても知られている喘息は、慢性的な肺と気道（気管支と細気管支）の炎症です。気道に炎症が認められると、粘液分泌の増加や粘膜の膨張、気道を形成する筋肉の収縮が起こり、アレルギー誘発物質や刺激物、汚染物質のような空気中の物質、さらには身の回りにあるありふれた物質にも過敏に反応しやすくなります。その結果、気道が狭くなり、空気の流れを妨げるため、空気は肺からの自由な出入りができなくなり、呼吸が苦しくなります。喘息特有の咳や喘鳴は、この自由な空気の出入りが妨げられたことが原因です。

　この炎症過程には個人差がありますが、刺激物にさらされれば全ての人に起こりうる反応です。しかしながら、喘息患者は過剰反応します。そして、喘息発作は、強い息切れと血中の低酸素状態を起こします。

最も一般的な喘息症状は、咳・喘鳴・呼吸困難・息切れ・夜になるとみられる空咳です。また、喘息の徴候としては、胸の圧迫感、不眠、息切れなどで、他の子供と遊べないことがあります。

喘息は慢性疾患で、有効な治療法がなく、症状は1回で数カ月から年単位で続くこともあります。子供の喘息症状は、一時的に良くなることもありますが、完全に治ったわけではありません。ただし、ある程度の子供たちは、思春期や成人初期になると喘息が認められなくなるようです。どのような子供がそうなるのかは明らかとなっていません。自分の子供が喘息かどうか疑問に感じた場合は、以下に示す子供の行動を思い返してください。

- ここ数カ月から1年の間で、頻繁あるいは反復性の喘息症状がありましたか？
- 呼吸時に喘鳴が聞こえましたか？
- 頻繁な咳が見られましたか？（特に夜）
- 運動、遊び、笑いに伴って咳が起きましたか？
- 薬で風邪が良くなっても、咳だけが長く続くことはありませんか？
- 頻繁あるいは反復する風邪や咳はありませんか？
- 肺炎や気管支炎になったことはありますか？
- 子供や家族にアレルギーを持っている人はいませんか？
- 皮膚炎はありませんか？
- 香水やたばこの煙のような強い臭いを嗅ぐと咳をしませんか？
- 泣いたり、興奮したり、かんしゃくを起こした時に咳をしませんか？
- 胸の痛みや違和感をよく訴えませんか？
- 胸や首の筋肉が、他の子供と比べて緊張していませんか？
- 息切れがみられませんか？
- 呼吸が非常に早いと感じませんか？

以上の質問にいくつか該当すれば、子供の症状について医師に相談することをお勧めします。なお、大きなお子さんであれば、肺機能検査（空気を吸い込む能力を測定する検査）を使って簡単に喘息の診断を行うことができます。

喘息は何が原因か

喘息を発症した子供は、アレルギー体質で、家族にもアレルギーや喘息のある方がいるケースが多いようです。アレルゲン（アレルギーを引き起こすもの）、刺激物、天候の変化などが喘息の引き金となります。

一般的に部屋でアレルゲンとなるものには、家ダニ、羽毛、カビ、ペットの鱗屑（皮膚表面からはがれ落ちたもの）、虫の残骸などです。屋外でのアレルゲンは、カビや花粉などです。食べ物のアレルゲンは、牛乳、小麦、大豆、卵、ピーナッツ、木の実などがあります。ただし、

食物アレルギーが重篤な喘息発作を引き起こすことはそれほど多くはありませんが、軽度のアレルギー反応を引き起こすことがあります。そのため、気道で持続的な炎症を起こし、吸い込まれたアレルゲンや刺激物に対して過剰な反応を示す可能性があります。もし、子供が喘息を起こすアレルギー体質であるならば、医師に相談してアレルギーテストを受けてみましょう。子供を喘息から解放できるかもしれません。

一方、刺激物質（気道を刺激し、喘息の誘因となる物質）としては、たばこ、たばこの煙、大気汚染物質、刺激臭（塗料や香水の臭い）などがあります。大気汚染は必ずしも避けることはできませんが、たばこの煙、塗料の臭い、香水の臭い、他の強い不快な臭いに触れないように気をつけることはできます。また、天候や季節（冷気、春の花粉、秋のカビなど）が喘息を誘発することもあります。

さらに、アレルゲンや刺激物に加えて、運動が喘息を誘発することもあります。他の子供と走り回ることやみんなでスポーツをすることが喘息発作を引き起こす可能性もあります。風邪、ウイルス感染、副鼻腔炎も同様に喘息発作を引き起こします。

喘息には多くの誘発因子があります。避けられるものもあれば、避けられないものもあります。しかし、子供をよく観察することと対処方法を考えてあげれば、子供の喘息をうまくコントロールすることは可能です。

どのように子供を守るのか

呼吸困難が起こる際には必ずきっかけがあるので、子供を注意深く観察しましょう。喘息やその発作を恐れている子供を安心させることができます。そして、あなた自身が子供を助けることができることを実感できるとともに、子供が大きくなったときに助言することができるでしょう。ぜひ、喘息発作は自分自身でコントロールできること、さらにはコントロールすることが重要であることを子供に教えてください。

かかりつけ医と協力して、子供の喘息をコントロールするための行動プランを作りましょう。喘息をコントロールする目的は、日常の症状を減らすだけではなく、喘息発作につながる気管支の閉塞や気道の炎症レベルを下げることにあります。また、行動プランを作ることは、子供に喘息発作が起こった際に、あなた自身がすべきことも明確にしてくれます。なお、喘息の引き金となる物質を明確にするために、一度アレルギーテストを受けることをお勧めします。原因がより明確になります。

子供の周囲ではたばこやたばこの煙を禁止し、副流煙にさらされるような環境を作らないようにしましょう。家で暖炉を使う場合、適切に機能しているかを確認するために、定期的に煙突や煙道を確認しましょう。

家の改築の際には、塗装や粉塵などから子供を守りましょう。また、塗料、接着剤（非水溶性）、家具の汚れ取り剤、ガソリン、香水、マニュキア、除光液などの溶剤の臭いにも、子供を近づけてはいけません。さらには、ちりやダニ、さらにはペットの鱗屑（りんせつ）を取り除くために、定期的

に家を掃除しましょう。特に、カーペット、カーテン、クッション、動物のぬいぐるみなどは、重点的に清掃が必要です。マットレスや枕にはアレルギー予防が施されたカバーを使いましょう。そして、定期的に寝具類を洗いましょう。

カビが発生しやすい場所（地下、湿った落ち葉、庭のがれき）に近づけないようにしましょう。そして、花粉、大気汚染、オゾン濃度が高い時は、外に出ないようにしましょう。

精製水、薄めた飲み物、薄めたハーブティー、肉・魚・野菜などを煮出したスープなど、1日に何回も水分補給してください。水分が粘液性の分泌物を薄め、気管支の分泌物を減らし、最終的には呼吸がしやすくなります。

子供の喘息がコントロールされ、症状が最小限となれば、様々な身体活動が行えます。そして、身体活動によって肺機能が改善すれば、さらに良くなるでしょう。

食事に関して

私たちが摂取する食物こそが、私たちの身体の構成要素です。そして、自分の身体は地球と同じ成分で構成されています。自分の身体は、慢性疾患と常に闘おうとしています。自分の身体にどのような栄養を与えるべきなのでしょうか？　そして、どのように健康に気をつければよいのでしょうか？

私は、身体が必要とする栄養素を取ることが重要であると考えています。そのため、身体が簡単に消化吸収できないものは避けるべきです。自然に育てられた食物が私たちにとって最も吸収しやすいため、慢性疾患の身体にとってはとても大切な要素です。

子供には自然食を与えるようにしましょう。自然食とは、化学肥料、抗生物質、成長ホルモン剤などを使用していない有機栽培の食物のことです。つまり、遺伝子組み換え食品、化学物質、防腐剤（保存料）、添加物（添加剤）を含んでいない、人工的でない自然な食物のことです。最近は、有機野菜を以前より簡単に手に入れられます。できる範囲で、子供や自分の食事に自然食を取り入れましょう。

最も一般的な食物アレルゲンは、乳製品（牛乳から作られるすべての食品）、小麦、大豆、卵、ピーナッツ、木の実などです。たとえ子供があらゆる食材にアレルギー反応がなかったとしても、これらの食材摂取を制限すべきだと思います。もし子供が特定の食材に過敏な反応やアレルギー反応があれば、その食材は食事に取り入れるべきではありません。

以下は「健康な食事とは何か？」についての提案です。

- バランスのよい食事のために、多彩な食事を子供に（自分にも）与えましょう。
- 牛や豚の赤身、鶏肉、魚、卵、低脂肪の乳製品のような高タンパクのものは、身体の組織の発達に重要です。自然に育てられた家畜によって作られた牛肉、鶏肉、卵、乳製品は、抗生剤やホルモン製剤など人工的なものはほとんど含まれていません。このような食材

を手に入れることができればベストです。
- 子供に乳製品に関するアレルギーがなくても、乳製品は粘液産生を増加させる傾向があると考えられています。子供に乳製品（牛乳、チーズ、ヨーグルト、アイスクリーム、プリンなど）をあまり食べさせないように心掛け、豆乳などで代用しましょう。
- 豆類、大豆、ナッツ類、穀物類などは大切なタンパク源で、健康的な食事に不可欠な要素です。
- 地元の有機栽培で育てられた季節の果物や野菜を選びましょう。
- 小麦、オート麦、玄米、大麦などの穀物と穀物製品を食事に取り入れましょう。なお、有機栽培で作られ、添加物と保存料を含まない製品が最も良いでしょう。
- 炭水化物、小麦粉、砂糖で作られた加工食品はある程度制限しましょう。砂糖のかかったシリアル、クッキー、飴、炭酸飲料は、たまに食べるおやつ程度としておきましょう。これらの食品はカロリーが高い割には、栄養価がとても低いです。
- インスタント食品、揚げ物、ジャンクフード（ポテトチップ、ポップコーンなど）を極力食べないように心掛けましょう。
- 出来合いの惣菜、加工食品、保存料や添加物の含まれる食品も極力食べないようにしましょう。そのためには、食品ラベルを見る習慣をつけることがとても重要です。もし、含有物が表示されていないなら、添加物を含んでいる可能性があります。
- 精製水、薄めたフルーツジュースを子供に飲ませましょう。ジュースには砂糖が多く含まれているため、赤ちゃんと幼児は天然果実のジュースを与えるようにし、その量も1日120～180ml程度に制限しましょう。もし、子供がジュースで満腹になれば、本当に必要な栄養素を補給することができなくなるからです。

治療

　この治療は子供の免疫システムを強化することを目的にしています。炎症を抑え、呼吸を楽にさせ、子供を落ち着かせるのに役立つでしょう。治療は胸、お腹、首、背中の筋肉を緩めます。呼吸困難が認められる場合には、このあたりの筋肉がとても緊張しています。

　ただし、この治療は喘息発作を止めることが目的ではありません。炎症を抑え、通常の呼吸に近づけることが目的です。つまり、子供の免疫システムを強化するための手段として使いましょう。もう1つの目的は、子供自身が喘息をコントロールすることです。この治療を週に1～2回定期的に行えば、健康を維持することができます。そして、この治療を行うことで、子供が薬剤を使用する回数が減ることに気がつくでしょう。

　図に示した影の部分は、治療に用いる部位です。影には薄い部分と濃い部分があります。薄い影が補足的な部分で、濃い影が最も重要な部分です。1回に3～5秒以上の刺激をそれぞれの部位に加え、薄い部分は数回、濃い部分はできるだけたくさん行うようにしましょう。6歳以上の子供や大人を治療する際は、濃い領域からツボを見つけることができます。しかし、赤ち

7. 喘息

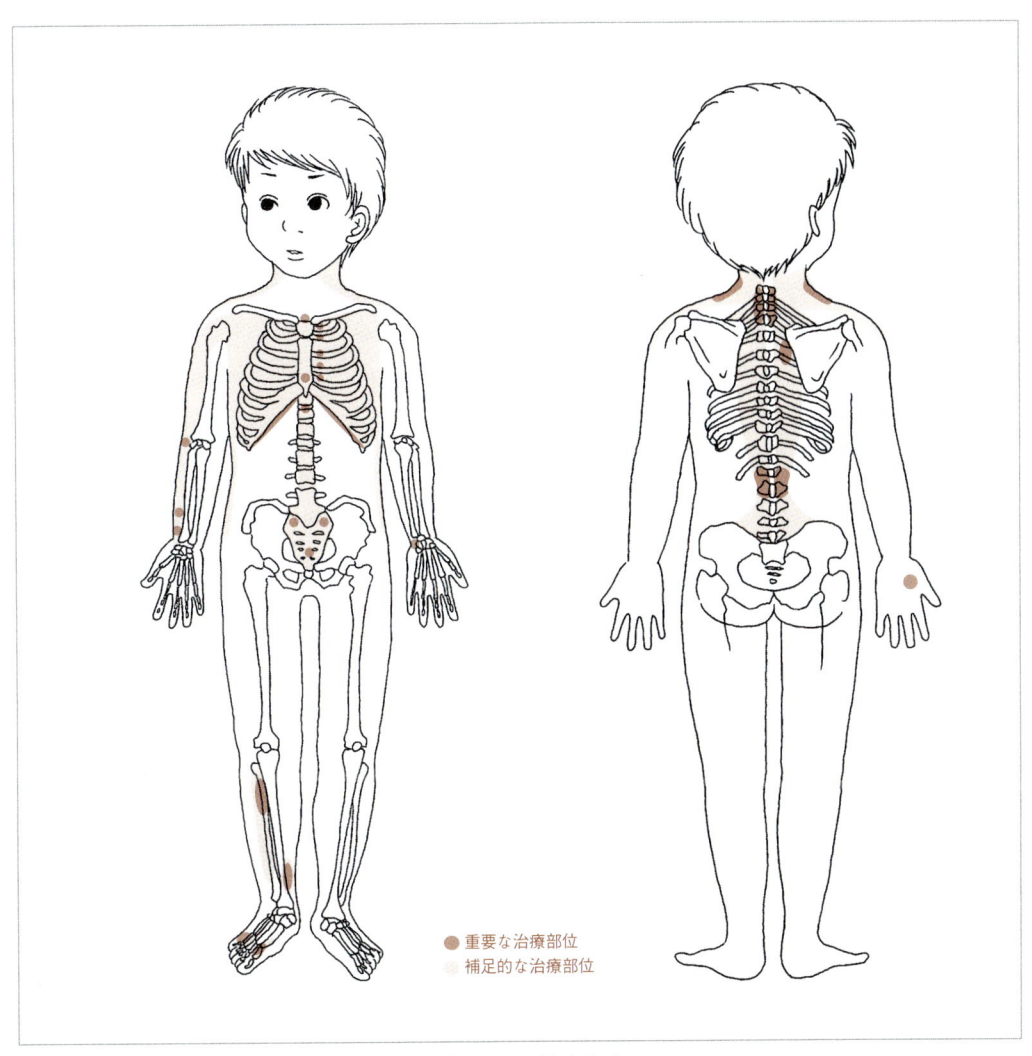

● 重要な治療部位
● 補足的な治療部位

喘息のときの治療部位

ゃんや幼児では、ツボを見つけることが難しいため、その周囲を優しく触れる程度で良いでしょう。また、身体の左右を治療しましょう。

　なお、子供をマッサージする際には、優しく触れるよう注意しましょう。特に赤ちゃんの場合は、ケーキの焼き上がりをチェックするときのように触れてください。

　子供を治療をする最も適切なタイミングは、子供が快く治療を受け入れてくれる時間ならいつでも構いません。ゆっくり、心地良く、リラックスさせながら行いましょう。

　治療は、子供を仰向けに寝かせた状態で行いましょう。頭側からマッサージを行えば、簡単に首をマッサージできます。マッサージが行いやすい位置に移動して、治療を行いましょう。

第 2 章　治療編

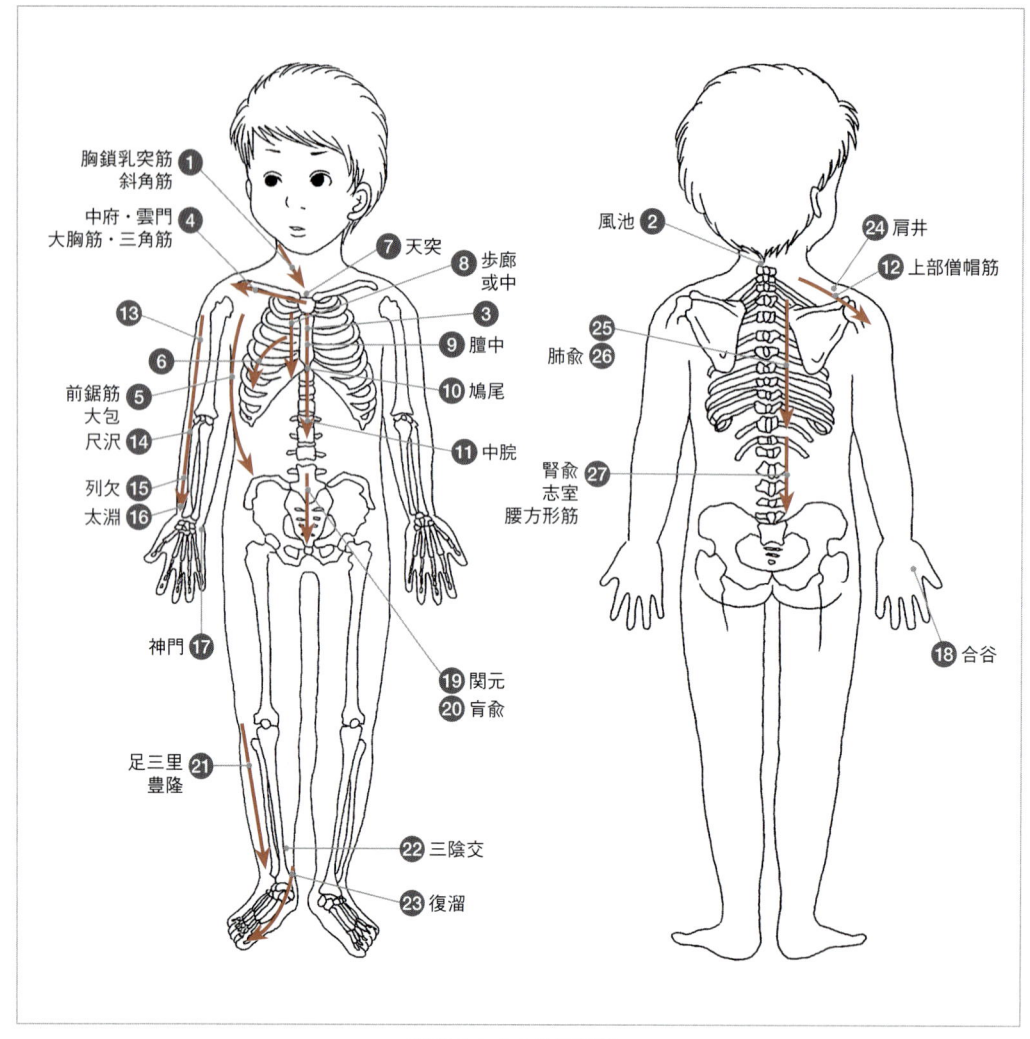

喘息のときの治療手順

治療手順

① 耳の下から鎖骨に向かって、首の筋肉をマッサージしましょう。
　胸鎖乳突筋と斜角筋は呼気時に胸郭を引き上げます。呼吸が苦しいときには、この筋肉が過度に働き、緊張します。そのため、この周囲をマッサージすると、筋肉をリラックスさせることができるとされています。

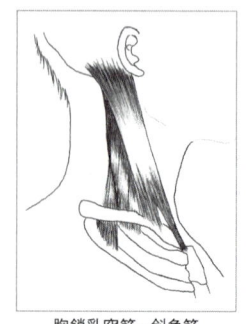

胸鎖乳突筋・斜角筋

❷ 髪の生え際を、優しく押さえましょう。
このツボは風池といい、喘息の治療に使用されます。

❸ 胸部から胃に向かいマッサージしましょう。特に、胸部と胸郭の筋肉を集中的にマッサージしてください。
このマッサージは気を胸から腹部に降ろすために行います。

❹ 胸部の中央から肩に向かってマッサージします。
大胸筋は呼吸が苦しいときに緊張しやすい筋肉です。中府と雲門は鎖骨外端付近にあるツボで、このポイントが三角筋と大胸筋の交点となり、上肢と体幹がつながっています。このポイントは、肺の機能を助ける作用があるといわれています。

❺ 脇の下から骨盤に向けて、胸郭の外側をマッサージしましょう。その際、くすぐったく感じないように治療者の手は平らにして行います。
過度の咳では前鋸筋にトリガーポイントができます。胆経は胸郭の外側を走行していることから、ここでのマッサージは胆経の治療になります。大包は表裏関係の経絡を結ぶツボ（絡穴）であり、陰陽の調節に役立つといわれています。

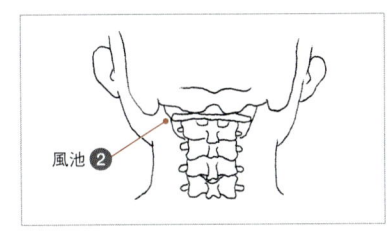

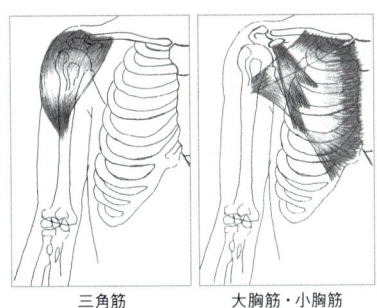

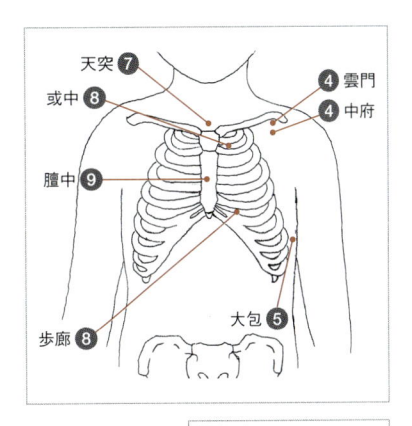

❻ 肋骨と胸骨の境界部から外側へマッサージしましょう。
腹部や胸部の筋肉はこの付近で重なります。この付近の筋肉を緩めることは、子供が深い呼吸をする際の助けになるといわれています。

❼ 胸骨の直上（左右の鎖骨が交わる部分の上側）を優しく押さえましょう。
この天突というツボは、列欠とともに咳の治療によく用いられます。

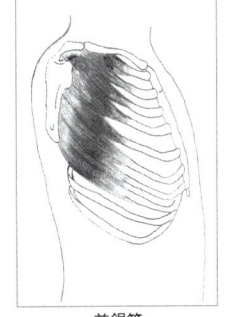

❽ 胸骨と肋骨が交わる部位で、肋間にあるポイントを優しく押さえましょう。
このポイントは歩廊と或中というツボで、肺疾患の治療によく用いられます。

❾ 乳頭のラインで胸骨の真ん中を優しく押さえましょう。
このツボは膻中といい、気道を広げ、身体をリラックスさせる作用があるといわれています。

❿ 身体の真ん中を通るラインで、みぞおちの1寸下の
ポイントを優しく押さえましょう。
このポイントは鳩尾（きゅうび）といい、胸部の膨満感を和らげる作用があるといわれています。

⓫ 身体の真ん中を通るラインで、みぞおちと臍の中間点を優しく押さえましょう。
中脘は、身体を元気にする作用があるといわれています。

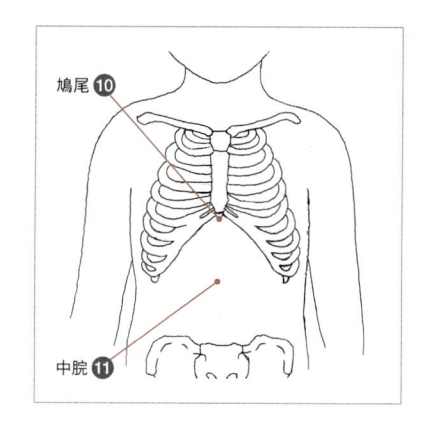

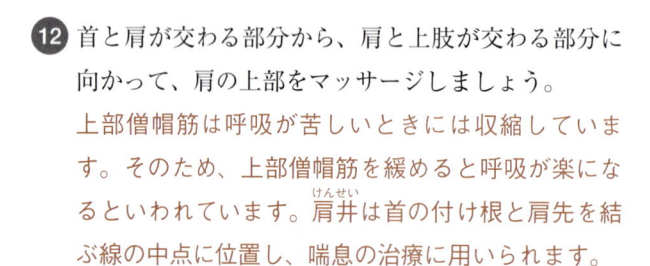

⓬ 首と肩が交わる部分から、肩と上肢が交わる部分に向かって、肩の上部をマッサージしましょう。
上部僧帽筋は呼吸が苦しいときには収縮しています。そのため、上部僧帽筋を緩めると呼吸が楽になるといわれています。肩井（けんせい）は首の付け根と肩先を結ぶ線の中点に位置し、喘息の治療に用いられます。

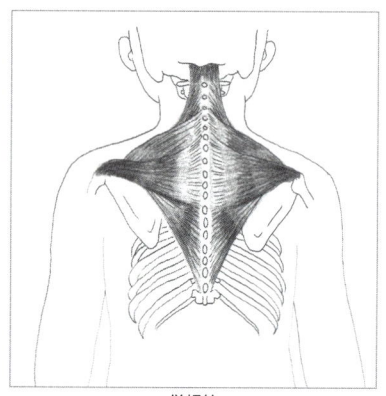

⓭ 肩から第1指（母指球）に向かって、上肢の前面外側をマッサージしましょう。
肺経への刺激は、肺の機能をサポートするといわれています。

⓮ 肘を曲げ、肘外端のポイント（尺沢）を優しく押さえましょう。
尺沢は、呼吸をしやすくする作用があるといわれています。

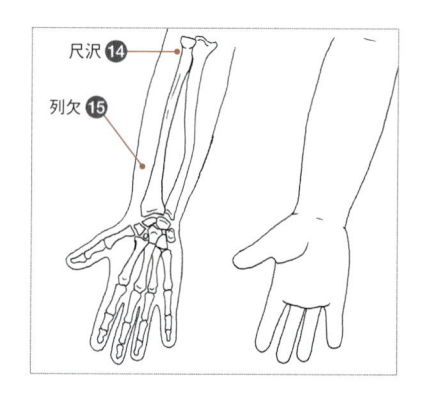

⓯ 手掌側で、手首の外側から2寸上のポイントを優しく押さえましょう。
このツボは列欠といい、呼吸をしやすくする作用があるといわれています。また、天突とともに呼吸器疾患の治療に使われます。

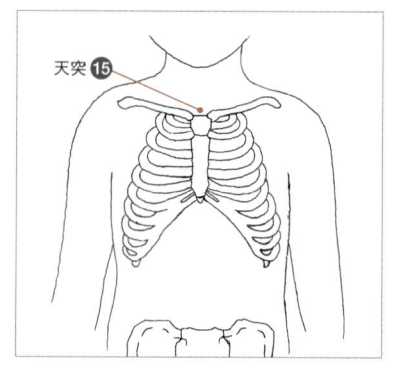

7. 喘息

⑯ 手掌側で、手首の外側にあるポイント（太淵）を優しく押さえましょう。
太淵は、肺の機能を高める作用があるといわれています。また、合谷とともに呼吸器疾患の治療に使われます。

⑰ 手掌側で、手首の内側を優しく押さえましょう。
これは神門といい、心を落ち着かせる作用があるといわれています。

⑱ 手背側で、第1指と第2指の間（合谷）を優しく押さえましょう。
合谷は太淵とともに呼吸器疾患の治療によく使われます。

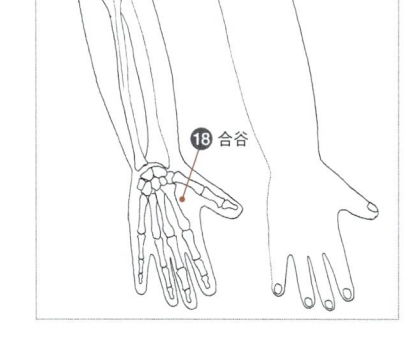

⑲ 臍の真下から下腹部に向かいマッサージしましょう。
関元は、身体を元気にする作用があるといわれています。

⑳ 臍の真横のポイントを優しく押さえましょう。
このポイントは肓兪といい、免疫機能を強化する作用があるといわれています。

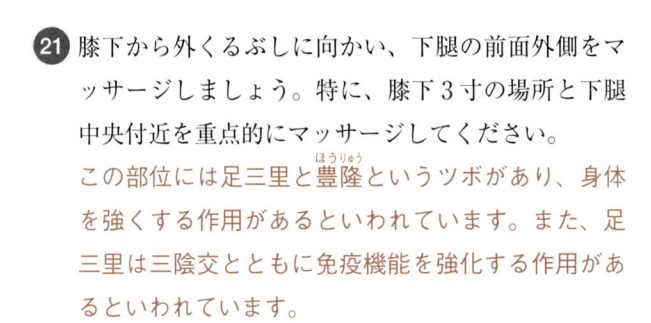

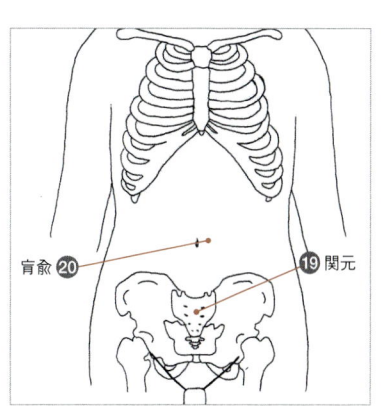

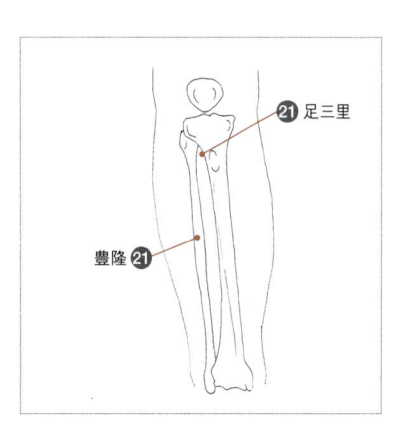

㉑ 膝下から外くるぶしに向かい、下腿の前面外側をマッサージしましょう。特に、膝下3寸の場所と下腿中央付近を重点的にマッサージしてください。
この部位には足三里と豊隆というツボがあり、身体を強くする作用があるといわれています。また、足三里は三陰交とともに免疫機能を強化する作用があるといわれています。

㉒ 下腿の内側で、内くるぶしの3寸上を優しく押さえましょう。
このツボは三陰交といい、足三里とともに免疫機能を高める作用があるといわれています。

㉓ 内くるぶしの2寸上あるいは直上から、足部の土踏まずに向かいマッサージしましょう。
復溜は、呼吸機能をサポートする作用があるといわれています。また、合谷とともに免疫機能を高める作用があるといわれています。

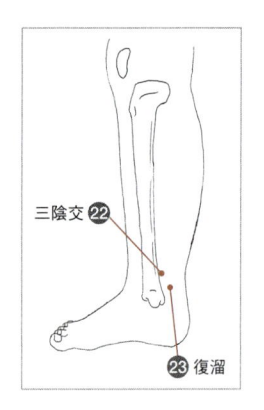

㉔ 背中は、肩背面の上部、特に首から1.5〜3寸下あたりを重点的にマッサージしましょう。
上部僧帽筋を緩めることは、首と肩の筋肉を柔らかくすることにつながります。陽経がこの周囲を通過しているため、ここを緩めることで気の流れをスムーズにします。肩井は首の付け根と肩先を結ぶ線の中点に位置し、喘息の治療に用いられます。昔から喘息の治療に使われるのが、第7頸椎から第1胸椎の周囲（首が上背部と交わる背骨に最も近い部分）であるため、この部分をマッサージしましょう。

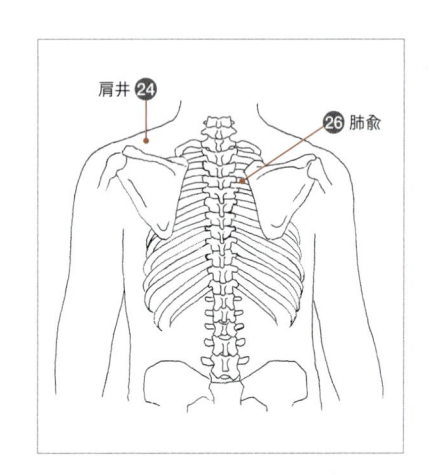

㉕ 背中は、背骨の両側に沿って肩から腰や骨盤へ向かってマッサージしましょう。
特に、上背部、腰のくびれ、骨盤の真上の部分は重点的に行いましょう。

㉖ 肩甲骨の間を優しく押さえましょう。
肩甲棘の横にある肺兪は、呼吸器疾患の治療に使われます。

㉗ 肋骨の下端から骨盤のあたりを優しく押さえましょう。
腎兪と志室は第2腰椎の高さにあるツボで、身体全体を元気にする作用があるといわれています。腰方形筋は腰部深層にあり、咳が原因で緊張することがよくあります。この筋肉を緩めると呼吸が楽になります。

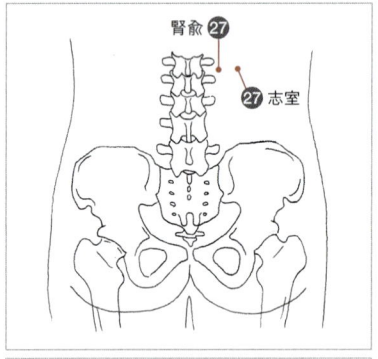

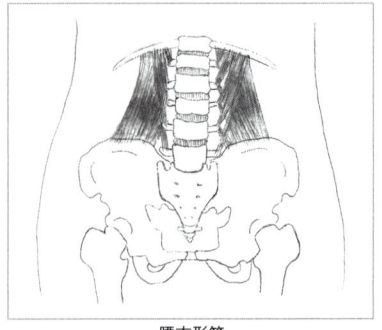

腰方形筋

8. 結膜炎

医療機関にかかるタイミング

　結膜炎は感染力の高い疾患です。子供に結膜炎あるいは眼の感染症が疑われたら、まずは医師の診察を受けましょう。①24時間以上眼の炎症に伴う痛み、赤み、あるいは腫れがある場合、②子供が眼の痛み、光に対する過敏性、あるいは普段とは違う眼のかすみや視力低下を訴えた場合、③過度にまばたきをしたり、涙を流している場合は、医師に相談しましょう。

結膜炎はどんな病気か

　結膜炎は、まぶたの下にある眼を覆う透明な薄い膜である結膜の炎症です。「はやり目」という言葉は、結膜炎が起こっている状態を表した言葉で、眼球の白い部分がピンクや赤に見えます。子供は「眼の中に何か入っている」とか「悲しくないのに涙が出る」などと訴えるかもしれません。子供が朝目覚めたとき、目やにより眼が開かないと訴えるかもしれません。実際、炎症の結果、眼から出る分泌物（目やに）のよって、何かに覆われているような感じがして、眼を開けることが難しいこともあります。また、眼の痛みやかゆみ、光過敏によって眼のかすみを経験するかもしれません。

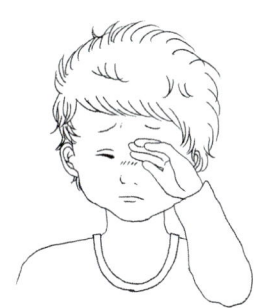

　結膜炎は、子供にとってありふれた疾患であり、のどの痛み、風邪、中耳炎、ウイルス性胃腸炎とともに、学校を休む5大疾患の1つです。結膜炎は片方の眼あるいは両眼に起こり、高い感染力があります。最初に症状が現れてから2週間くらいは、他人に感染する可能性があります。

結膜炎は何が原因か

　結膜炎はウイルス感染が原因で起こることが一般的ですが、細菌やアレルギーが原因でも起こります。結膜炎を起こすウイルスや細菌は強い感染力があり、感染者と接触することで広がります。残念ながら、結膜炎は子供にとっては非常にありふれた疾患であるために、子供同士で感染を広めてしまいます。

　ウイルス性結膜炎では眼から水溶性あるいは粘性の分泌物がみられ、通常7～10日で自然に治ります。なお、抗生物質による治療は、あまり効果がない場合があります。

細菌性結膜炎は、眼から粘性の黄色あるいは緑色の分泌物がみられます。幼い子供では眼の痛みを訴え、眼やまぶたが腫れてみえることもあります。医師は細菌性結膜炎に対して抗生物質を処方します。治療を始めると、5日以内に症状は抑えられます。

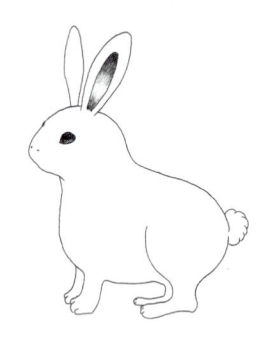

アレルギー性結膜炎は、アレルギーに伴う結膜炎です。ウイルス性や細菌性の結膜炎と違って、アレルギー性結膜炎は感染しません。両眼とも赤く、涙目でかゆみがあります。くしゃみ、水溶性の鼻水を伴う鼻のかゆみ、のどのかゆみといった他のアレルギー症状が現れることもあります。季節性のアレルゲン、花粉、動物の鱗屑（りんせつ）(皮膚表面からはがれ落ちたもの)、ごみなどはアレルギー性結膜炎の代表的な原因物質です。

新生児の潤んだ眼は結膜炎か

赤ちゃんにとって、部分的に涙管が詰まる、鼻涙管閉塞と呼ばれる状態で生まれることは珍しいことではありません。鼻涙管閉塞に伴い、流涙、粘液性の分泌物などの症状が現れますが、ほとんどの場合、この閉塞は数カ月以内に自然に寛解します。

1日に3〜4回、涙管の周囲を優しくマッサージすることで、閉塞した涙管を開放することができます。爪を短く切った清潔な指先で、眼の内側と鼻筋の間を優しくマッサージしましょう。この周囲をマッサージする際は、優しくしっかりとしたタッチで8〜10回ほど円を描きましょう。このマッサージが、閉塞に伴う症状を和らげてくれます。

どのように子供を守るのか

◆快適に過ごすために

お湯で湿らせた清潔な柔らかいタオルで、1日に何度か眼をきれいにしてあげましょう（アレルギー性結膜炎であれば、眼の炎症を抑えるために、冷たいタオルを軽くあてましょう）。できるなら、片方または両方の眼を閉じたまま行います。閉じた眼の上を、眼の内側から外側に向かい、タオルで優しく拭きます。なお、眼はそれぞれ清潔なタオルで拭くようにします。特に、朝起きた際に行うと、眼は開きやすくなります。なお、再感染を防ぐために、使用したタオルは取り替えるようにしましょう。また、ボウルに溜めたお湯でタオルを湿らす場合は、ボウルのお湯が汚れている可能性があるので、注意が必要です。

子供が眼の痛みやかゆみのために、イライラしたり、眼を気にしていても、眼をこすらないように注意しなくてはなりません。眼を清潔にするためにも、眼を擦るよりは温かいタオルで

軽く押さえるほうがよいでしょう。なお、タオルを温める際には、お湯かコゴメバナ茶＊を使いましょう。ハーブのコゴメバナは眼の炎症や腫れを和らげる効果があります。250mlのお湯にティースプーン1杯あるいはティーバッグ2個のコゴメバナを5〜7分間浸します。1日に数回10分程度眼を押さえる必要があるので、なるべく温かいお茶を使いましょう。なお、清潔なお茶を毎回使いましょう。

パソコンやゲームで遊ぶ時間やテレビを見る時間は制限したほうがよいでしょう。音楽を聴くとかおもちゃで遊ぶといった眼を酷使しない工夫が、眼の負担を和らげてくれます。また、結膜炎の症状が治るまで、学校や保育所を休み、家に居るようにしましょう。家で数日過ごすことで、悪化したり、周囲の人への感染を防ぐことができるかもしれません。子供が課外活動を行っている場合、感染力がある期間は、休ませるようにしましょう。

学校を休んで家にいる場合、明る過ぎない部屋で暖かくして過ごしましょう。休息と睡眠が最も有効な治療になります。

◆結膜炎の予防

まずは、手を洗うことの大切さを教えましょう。特に、結膜炎と思われる人と接触した後などは、しっかり手を洗うようにしましょう。その際、石けんとお湯、アルコール消毒剤（抗菌性のものは必ずしも必要ではない）を使用することで、感染が拡大することを防ぐことができます。感染者との接触が、結膜炎の一番の原因です。

また、子供には眼に触れさせないようにしましょう。顔や眼を触るようなことがあれば、その後手を洗うかアルコール消毒をしましょう。

シーツと枕カバーやタオルを定期的に洗濯し、家族で共有するのは極力避けましょう。また、結膜炎を患った子供との密接な接触は避けるべきです。

食事に関して

子供の食事を変えるだけでも、症状の回復につながるでしょう。牛乳や乳製品（チーズ、ヨーグルト、アイスクリーム、プリン）は、粘液の増加を導くため、避けたほうがいいでしょう。その代わり、豆乳などで代用することができます。

一方、水分摂取は、粘液を薄めてくれる作用があります。精製水、薄めたジュース、肉・魚・野菜などを煮出したスープ、薄めたハーブティーなどが推奨されています。また、先程紹介したコゴメバナ茶は、飲み物として利用することができます。新鮮な果物や野菜、蒸した野菜、調理された鳥や魚は、消化もよく、身体に優しい食材です。ただし、消化の悪い高脂肪食品、揚げ物、加工肉、脂身は避けましょう。

＊訳者注：コゴメバナは年齢による眼の問題や眼精疲労から眼を守る働きがあります。なお、ハーブエキスのビルベリーやイチョウにも同じ作用があるといわれています。

第 2 章　治療編

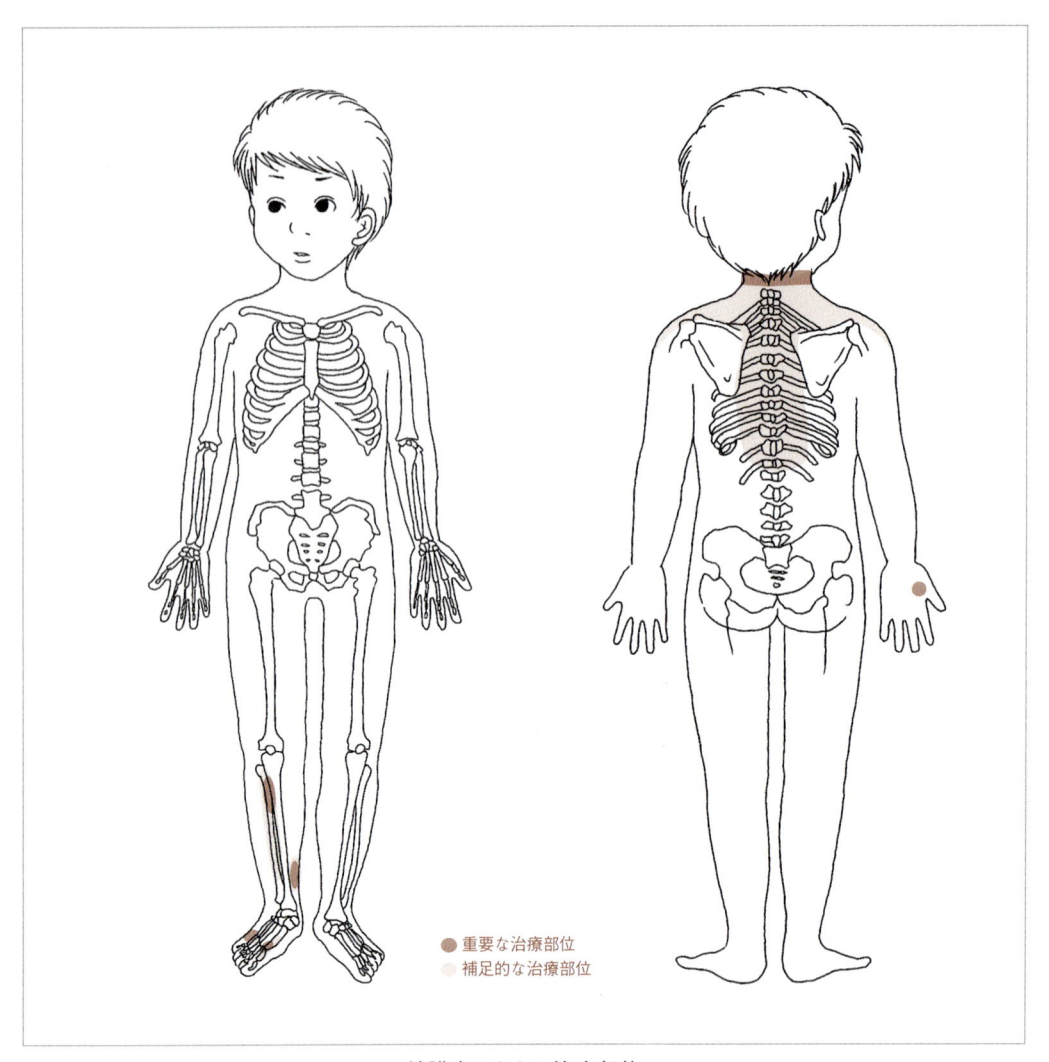

　　　　　　　　　　　　　　● 重要な治療部位
　　　　　　　　　　　　　　● 補足的な治療部位

結膜炎のときの治療部位

　また、日ごろから加工食品（飴、クッキー、菓子パン、炭酸飲料、パン製品、化学調味料や保存料が入った食品など）を取らないようにしましょう。

治療

　この治療で紹介する部位は、眼やその周囲の炎症を和らげる効果があります。また、いくつかのポイントは身体を健康にするために使われます。子供が結膜炎にかかった場合、以下に示す治療を行いましょう。なお、この治療は眼の疲れや痛みを和らげる目的で行います。もし子供に結膜炎に加えて、風邪症状が診られた場合には、「第 2 章　2. 風邪」に紹介されているポ

8. 結膜炎

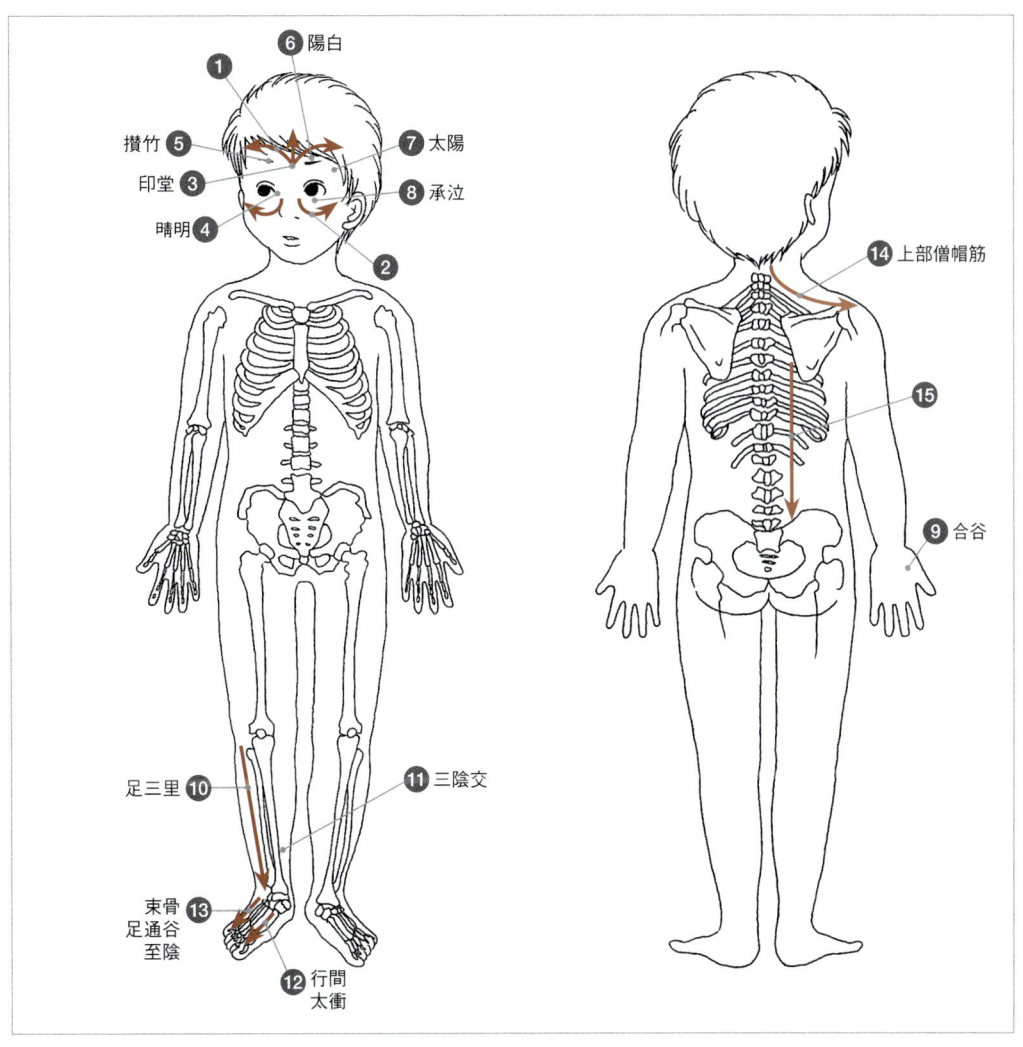

結膜炎のときの治療手順

イントも合わせて使いましょう。

　図に示した影の部分は、治療に用いる部位です。薄い影が補足的な部分で、濃い影が最も重要な部分です。1回に3〜5秒以上の刺激をそれぞれの部位に加え、薄い部分は数回、濃い部分はできるだけたくさん行いましょう。6歳以上の子供や大人を治療する際は、濃い領域からツボを見つけることができますが、赤ちゃんや幼児では、ツボを見つけることが難しいため、その周囲を優しく触れる程度で良いでしょう。また、治療は必ず左右に行ってください。

　なお、子供をマッサージする際には、優しく触れるよう注意しましょう。特に赤ちゃんの場合は、ケーキの焼き上がりをチェックするときのように触れてください。

　子供の治療をする最も適切なタイミングは、子供が快く治療を受け入れてくれる時間ならいつでも構いません。ゆっくり、心地よく、リラックスさせながら行いましょう。

治療手順

① 眉毛の上と額のマッサージから始めましょう。眉間から眉毛を通りこめかみへ向かってマッサージしましょう。

② 鼻からこめかみにかけて、頬骨の上部をマッサージしましょう。
額と頬骨をマッサージすることは、結膜炎に伴う筋肉の緊張を和らげる効果があるとされています。そのため、眼の周りの腫れを減らし、リンパ液の流れを改善する助けとなるでしょう。

③ 眉毛の間にあるポイントを優しく押さえましょう。
奇穴である印堂は、眼の病気の治療に使われます。

④ 眼の内側と鼻の間にあるポイントを優しく押さえましょう。
このポイントは晴明(せいめい)というツボで、眼の病気の治療に使われます。晴明は鼻涙管の少し上にあります。

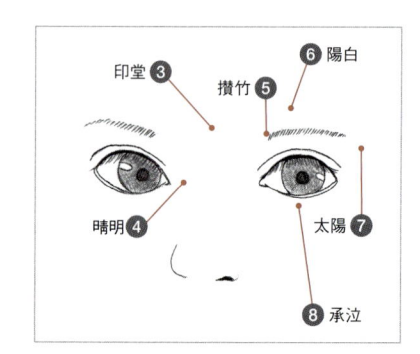

⑤ 眉頭を優しく押さえましょう。
このツボは攢竹といい、眼の病気の治療に使われます。

⑥ 眉毛中央の直上にある額のポイント(陽白)を優しく押さえましょう。
陽白は、眼の病気と頭痛の治療に使われます。

⑦ 目尻と眉尻の間にあるこめかみのポイントを優しく押さえましょう。
奇穴である太陽は、眼の病気と頭痛の治療に使われます。

⑧ 頬骨の最上部で眼の下にあるポイントを優しく押さえましょう。
このポイントは承泣(しょうきゅう)といい、眼の病気の治療に使われます。

⑨ 手背側で、第1指と第2指の間(合谷)を優しく押さえましょう。
合谷は、免疫機能を高める作用があるといわれています。

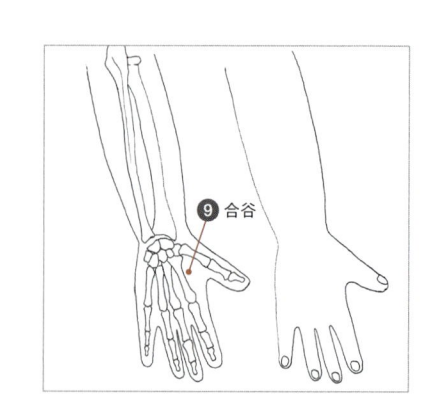

8. 結膜炎

❿ 下腿の外側を優しくマッサージしましょう。特に、膝の真下の部分（足三里）を集中的にマッサージしてください。
足三里は、三陰交とともに免疫機能を高める作用があるといわれています。

⓫ 下腿内側で、内くるぶしの3寸上を優しく押さえましょう。
このツボは三陰交といい、足三里とともに免疫機能を高める作用があるといわれています。

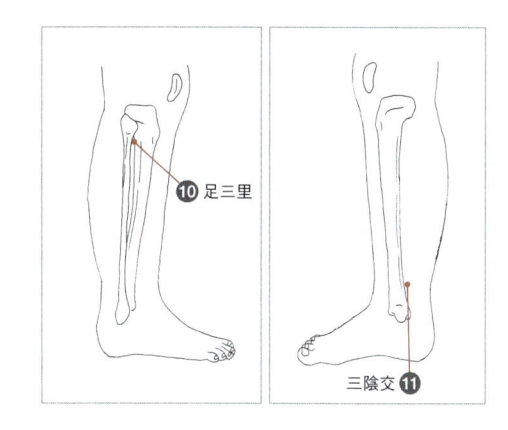

⓬ 第1趾と第2趾の中足骨の間を優しく押さえましょう。
第1趾に最も近いツボの行間は、炎症を弱める作用があるといわれています。足部により近いツボの太衝は、眼の病気の治療に使われます。

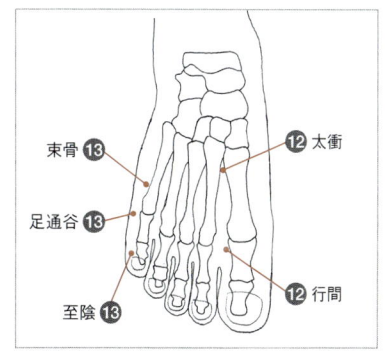

⓭ 第5趾の外側を優しくマッサージしましょう。
ここにある束骨・足通谷・至陰の3つのツボは、眼の病気と頭痛の治療に使われます。

⓮ 頭蓋から首、そして肩上部に向かって、肩背部の後面を優しくマッサージしましょう。
上部僧帽筋を緩めることは、首と肩の筋肉を柔らかくするのに役立つでしょう。そのため、この部分をマッサージすることは、頭と首に存在するリンパ液の流れを改善することにつながります。また、陽経はこの周囲を走行するので、気の流れを改善するといわれています。

⓯ 背骨に沿って、背中から骨盤へと優しくマッサージしましょう。
この周囲をマッサージするだけで心地よく感じ、子供をよりリラックスさせるのに役立つでしょう。

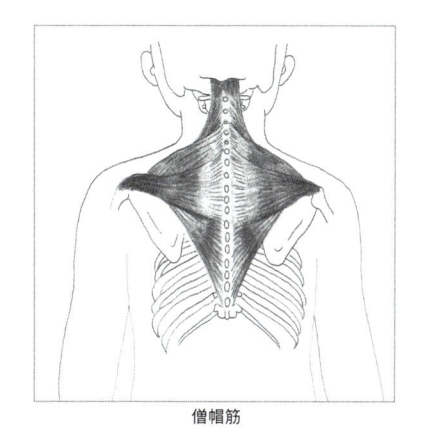

僧帽筋

9. 発熱

医療機関にかかるタイミング

　3カ月未満の乳児で38℃以上の熱がある場合は、医師の診察を受けましょう。また、赤ちゃんが3～6カ月なら38.5℃以上の熱がある場合、6カ月～1歳児なら39℃以上の熱がある場合、医師の診察が必要です＊。

　子供が2歳以上なら熱が3日以上続く場合、2歳以下なら熱が1日から1日半以上続く場合、医師の診察を受けましょう。

　子供が①物憂げでイライラしたり、無反応な場合、②弱々しい場合、③抑え切れずに泣いている場合、④呼吸や飲み込むことが困難な場合、⑤激しい頭痛や胃痛がある場合、⑥嘔吐・下痢・排尿時の痛みがある場合、⑦異常な発疹や脱水状態が疑われる場合（「第2章　11. 下痢」参照）は医師の診察が必要です。

　高熱が続く場合は、子供が何らかの病気を発病しているかどうか、医師に診察してもらいましょう。

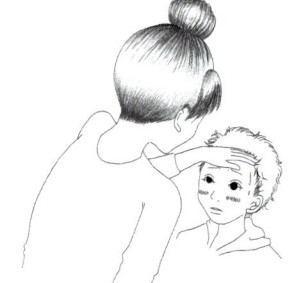

> ＊ここに示している体温は、腋窩温です。一般的に、体温は高い順に直腸温＞口腔温＞腋窩温となり、温度差は腋窩温を基準にした場合、通常は直腸温で約1.0℃、口腔温で約0.5℃高くなります。なお、デジタル直腸温計は3カ月以下の赤ちゃんに推奨されています。3カ月以上の赤ちゃんは、電子耳温計でも正確に測定できます。

熱によるけいれん発作

　体温の急激な上昇の結果、数％の確率で子供にけいれん（ひきつけ）やけいれん発作が起こることがあります。熱に伴うけいれん発作は親にとっては恐ろしいことですが、子供に深刻な問題が起こることは少ないと思われます。子供が熱に伴うけいれん発作を起こすと、ひきつりが始まり、上肢や下肢を激しく動かすかもしれません。場合によっては、白目をむき、意識を失うかもしれませんが、けいれん発作が終われば、子供は非常に疲れて、眠くなることでしょう。

　子供が熱に伴うけいれん発作を起こしても平静を保つようにしましょう。通常は数分以内に治まります。子供がけいれん発作を起した場合は、できるだけ早く医師に知らせましょう。10分以上けいれん発作が続くようであるなら、すぐに救急車を呼びましょう。

発熱とはどんな症状か

　体温は、活動量や衣服、時刻によって大きく変化します。一般的に夕方から夜にかけて、体温は最も高くなります。通常の体温は、直腸温で37℃です。腋窩温は直腸温よりも約1℃程低くなります。

　発熱とは、体温の上昇を意味しています。大抵の場合、身体が感染源と戦っているときに認められます。特に若い親は、子供が熱を出せば（特に最初の赤ちゃんの最初の発熱では）、動揺するでしょう。しかし、発熱は身体の防御反応が正常に働いている証拠であることを覚えておく必要があります。

　体内の免疫システムが感染源と闘い始めると、体温は通常よりも高くなります。白血球と抗体の生成とともに、代謝・呼吸・心拍数は増加します。また、発熱とともに悪寒・頭痛・倦怠感・食欲不振を認めるかもしれません。なお、発汗は体温が通常の範囲に戻り始めるサインであり、過剰な熱を外に放出するための手段です。

　発熱は感染源と戦うための手段であるため、よく経験する38～39℃程度の発熱は、必ずしも下げる必要はありません。また、39～40℃の発熱に関しても、感染源と戦うためには必要な範囲の発熱です。子供が不快そうならば、イブプロフェンやアセトアミノフェンのような解熱剤を使いましょう。なお、40℃以上の熱なら、子供が不快になるかもしれません。そのため、熱を完全に下げるのではなく、子供が不快を感じない範囲の体温に下げることを推奨する医師もいます。熱を下げるためにどのような薬を与えるべきか自信がない場合は、医師に相談しましょう。

　ただし、体温を測るよりも、子供の様子を観察するほうが、病気をよく表していることが多いでしょう。子供のなかには39.5℃の熱があっても、よくはしゃぎ、機敏で、元気な子もいます。一方、38.5℃の熱でも、不機嫌で活気がなく、食欲がない子もいます。多くの場合、子供を見るだけで、どの程度の状態かは判断できるでしょう。体温計がなくても、4歳の子供がぐったりしていたら、子供が病気だとわかります。

解熱剤を使用するべきか

　イブプロフェンやアセトアミノフェンのような非ステロイド性抗炎症薬（NSAIDs）は、子供が熱を出したときに最初に思い浮かぶ薬でしょう。しかし、体温は1日を通して変動していること、そして感染源と身体が戦っているときには多少の発熱があるということを知っておくべきです。そのため、薬の使用は慎重に行い、薬が最も必要だと思われるときに使用するようにしましょう。

第2章 治療編

▌発熱は何が原因か

　発熱は、それ自体だけでは病気ではありません。何かに感染することによって発熱は起こっています。ウイルス感染は子供が発熱を起こす最も多い原因です。ウイルスに伴う発熱は、38.5〜39.5℃の範囲が2〜3日続くでしょう。もし、40℃以上の熱の場合は、副鼻腔炎症、尿路感染症、連鎖球菌による咽頭炎のような細菌に感染した可能性が高いでしょう。そのため、子供が40℃以上の熱があるなら、感染の原因を特定し、適切な治療を行うために、医師の診察を受けましょう。

▌どのように子供を守るのか

◆快適に過ごすために

　厚着は避けましょう。子供が心地よく過ごすためには、薄手の服やパジャマ、そして薄くて軽い布団があれば十分です。温度が一定な温かい部屋で過ごすようにしましょう。

　熱が39℃以上なら、温かいお湯で湿らせたタオルで身体を拭くだけで、体温を下げる手助けができます。ただし、アルコールで身体を拭くことはやめましょう。あまりにも急激に肌を冷やすため、身体が再び熱を上げようとして、震えを起こすことがあります。子供がある程度の年齢なら、10分程度温かいお風呂でリラックスさせてあげることも良い方法です。ただし、悪寒を感じさせないように、必ず付き添いましょう。

　また、ゆっくりと休ませましょう。休息と睡眠だけでも、病気を治すことができます。体温が1日を通して正常値になるまで学校を休み、家に居させましょう。朝は通常の体温で目覚め、とても調子が良くても、夕方には熱が上がることはよくあることです。子供が学校や放課後の活動に向かう前に、必ず熱を確認しましょう。

　子供が特に不快そうに見えたり、39℃を超える熱がある場合は、アセトアミノフェンやイブプロフェンを飲ませるべきか、医師に相談しましょう。アスピリンはまれにライ症候群となる可能性があるため、子供に服用させる際には注意が必要です。

◆病気にならないようにするには

　病気を予防する最も簡単な方法は、手洗いの方法を子供に教え、定期的に手を洗っていることを確認することです。石けんとぬるま湯で手を洗うか、アルコール消毒剤（抗菌性のものは必ずしも必要ではない）を使用することは、病気の拡大を防ぐ最も簡単な方法です。風邪、インフルエンザ、その他多くの病気は、感染源に接触したことにより発症します。顔を触ったり、咳をしたり、手にくしゃみをしたり、鼻をかんだ後は、手を洗うように教えましょう。

　食事の前、風呂に入った後、外で遊んで帰宅した後、ペットを触った後、病気や風邪の人と一緒に過ごした後には、手を洗うだけで感染拡大を防ぐことができます。些細なことですが、大きな差を生みます。咳やくしゃみをする際には、口と鼻を覆うためにティッシュペーパーを

使うように教えましょう。そして、そのティッシュペーパーはすぐに捨てましょう。ティッシュペーパーを持っていないときは、手で口を覆うのではなく、曲げた腕の中にくしゃみや咳をするように教えましょう。空中への拡散を防ぐだけでなく、接触による汚染を減らす効果があります。

子供には、手やおもちゃ、鉛筆など、食べ物ではないものを口に近づけないように注意しましょう。そして、病気の感染源とならないように、おもちゃなど口にしやすいものはこまめに洗いましょう。

病気の人がいる場合は、コップや食器、タオルなどを使いまわすのはやめましょう。使用後のコップは、きちんと洗うか取り替えましょう。また、病気から回復した後は、歯ブラシを交換しましょう。

食事に関して

脱水症にならないように、熱がある時は水分を多めに摂取することが重要です。食欲がなくても、問題はありません。でも、水分だけは取らせるようにしましょう。精製水、薄めたジュース、肉・魚・野菜などを煮出したスープ、薄めたハーブティーなどを1日何度も飲むことで、脱水を防げます。新鮮な絞りたてのグレープフルーツジュースやオレンジジュースが理想的ですが、液体を飲みたがらないのであれば、凍ったジュースを与えることもできます。

食欲があるなら、蒸した野菜や新鮮なフルーツ、卵、軽く調理した鳥と魚など、消化の良い食べ物を与えましょう。チキンスープは身体にとても良いでしょう。

治療

この治療は、子供に熱がある場合に、いつでも行うことができます。のどの痛みや咳など、他の症状があれば、まずは熱の治療を行い、その後で他の治療を行ってください。最終的には、発熱だけでなくほかの症状も良くなるでしょう。

図に示した影の部分は、治療に用いる部位です。薄い影が補足的な部分で、濃い影が最も重要な部分です。1回に3〜5秒以上の刺激をそれぞれの部位に加え、薄い部分は数回、濃い部分はできるだけたくさん行いましょう。6歳以上の子供や大人を治療する際は、濃い領域からツボを見つけることができますが、赤ちゃんや幼児では、ツボを見つけることが難しいため、その周囲を優しく触れる程度で良いでしょう。また、治療は必ず左右に行ってください。

なお、子供をマッサージする際には、優しく触れるよう注意しましょう。特に赤ちゃんの場合は、ケーキの焼き上がりをチェックするときのように触れてください。

子供を治療する最も適切なタイミングは、子供が快く治療を受け入れてくれる時間ならいつでも構いません。ゆっくり、心地よく、リラックスさせながら行いましょう。

第 2 章 治療編

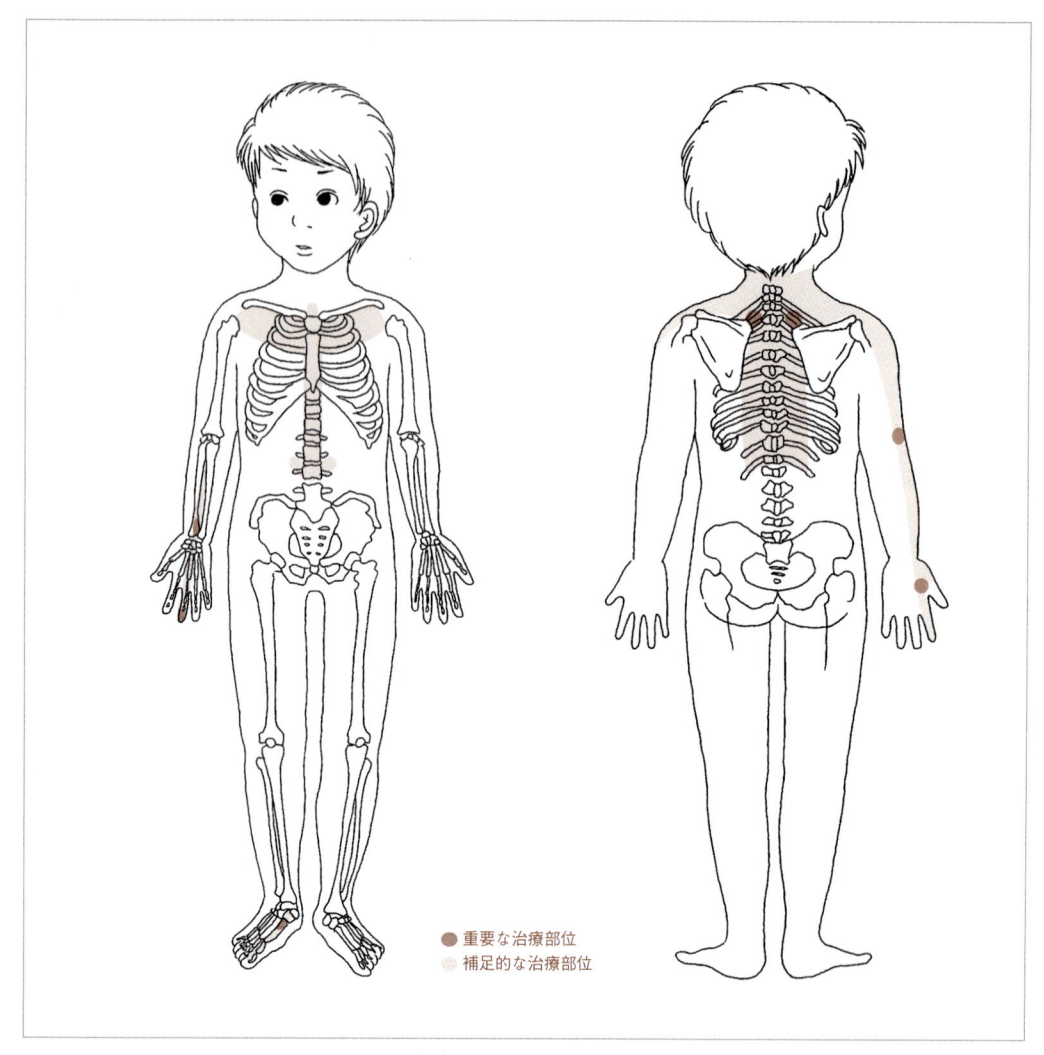

● 重要な治療部位
● 補足的な治療部位

発熱のときの治療部位

治療手順

❶ 胸骨からお腹に向かって、身体前面を優しくマッサージしましょう。

❷ 胸骨から脇の下まで、胸部（上部）を優しくマッサージします。この周囲をマッサージすることは、胸の筋肉をリラックスさせ、子供を楽にさせるといわれています。なお、大胸筋は胸の上を横切って存在し、ここをマッサージすることは、呼吸を楽にさせるといわれています。

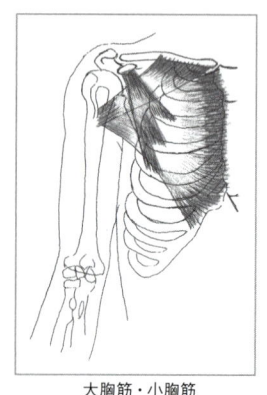

大胸筋・小胸筋

9. 発熱

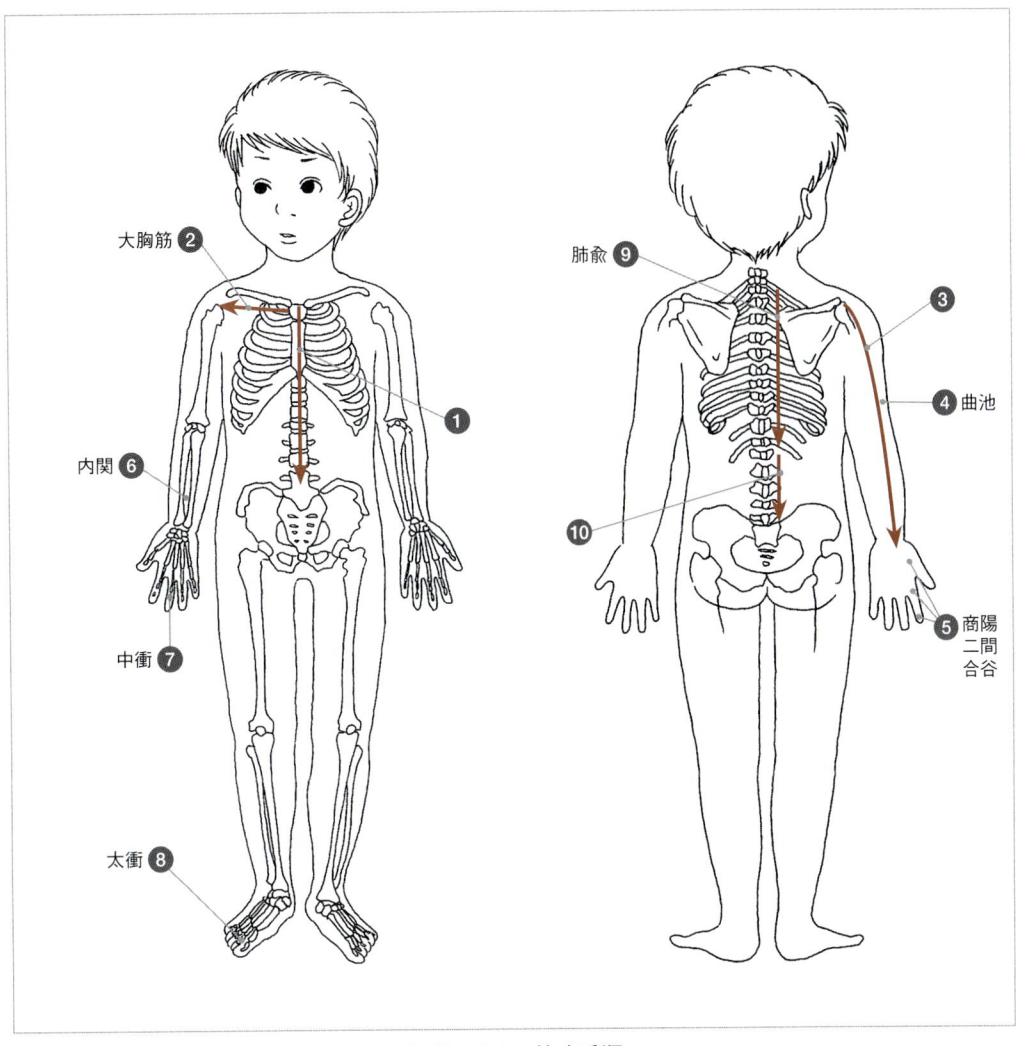

発熱のときの治療手順

③ 肩上部から肘・手に向かって、上肢の後面外側を優しくマッサージしましょう。
ここのマッサージは、大腸経を刺激します。

④ 肘を曲げたときにできる横紋の外側部分を優しく押さえましょう。
このツボは曲池といい、炎症と発熱の治療に用いられます。

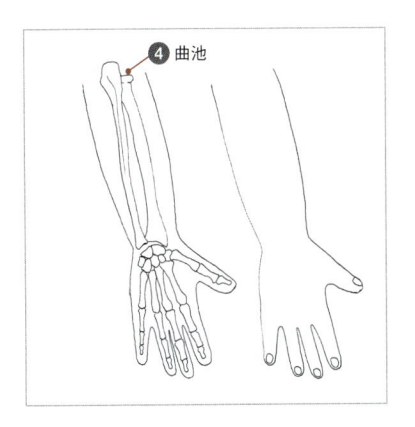

第2章　治療編

5 手背側で、第1指と第2指の間から爪に向かって、第2指を優しく押さえましょう。
この商陽と二間というツボは、発熱の治療に使われます。合谷は、免疫機能を高める作用があるといわれています。また、合谷は太衝とともに、身体をリラックスさせる作用があるといわれています。

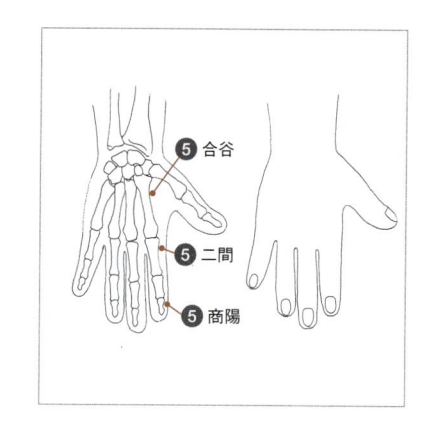

6 手掌側で、手首の真上を優しく押さえましょう。
これは内関というツボで、発熱の治療に使われます。

7 手掌側で、第3指中指をマッサージしましょう。特に、爪の先端を集中的にマッサージしてください。
第3指中指の爪先端のツボを中衝といい、発熱の治療に使われます。

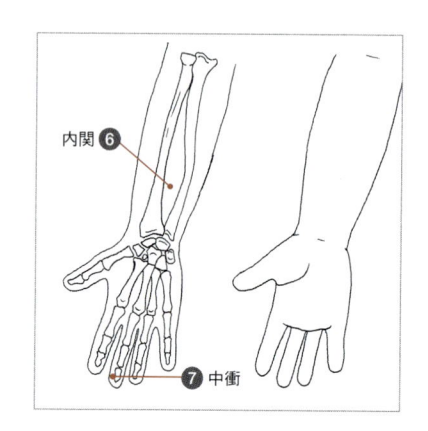

8 第1趾の骨と第2趾の骨が交わる部位（太衝）を優しく押さえましょう。
太衝と合谷は、身体をリラックスさせるために使われます。

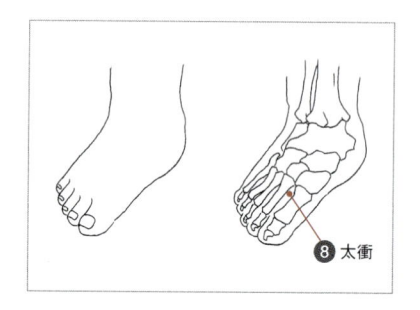

9 背中、特に肩甲骨の間を優しく押さえましょう。
肺兪は肩甲骨と背骨の間にあるツボで、発熱の治療に使われます。

10 背骨から骨盤へ向かって、背中を優しく刺激しましょう。
この周囲のマッサージは気持ちが良く、子供を落ち着かせる作用があるといわれています。

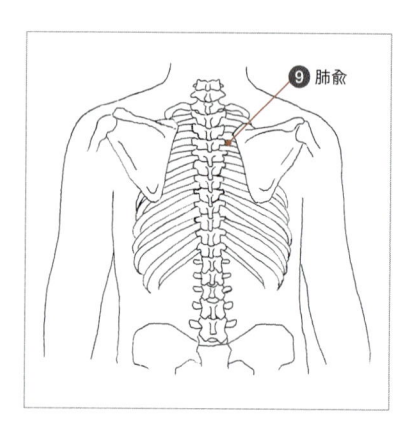

10. 便秘とガス

医療機関にかかるタイミング

　もし、赤ちゃんや子供が、①3〜4日以上便秘が続いている場合、②便秘を繰り返す場合、③便秘に伴って嘔吐や食欲不振を訴える場合、④便に血液や粘液が付く場合、⑤便に伴って肛門が切れる場合のいずれかに該当するときは、医師の診察を受けてください。

便秘はどんな病気か

　便秘は、排便習慣によって変化します。子供ごとに排便習慣は異なりますが、注意深く観察することで、その子供の排便習慣を理解することができます。赤ちゃんは、一般的に1日4回排便します。しかし、健康で元気な赤ちゃんでも3〜4日に一度程度しか排便しない赤ちゃんもいます。ただし、赤ちゃんに5日以上排便がなければ、それは便秘と考えるべきでしょう。

　2歳までの幼児は毎日2回の排便があります。そして、4歳までには一般の成人と同じように1日1回の排便になります。もし、①子供が5〜6日間排便がない、②便が硬くて乾燥している、③小球状の形の便をする、などのいずれかに該当するのであれば便秘かもしれません。なお、便秘であれば、腹痛や排便時痛があるかもしれません。

　便秘は、母乳で育った赤ちゃんよりも、人工乳で育った赤ちゃんに多くみられます。なぜなら、母乳は赤ちゃんのお腹で容易に消化できるため、母乳で育った赤ちゃんが1週間もの間、排便がないということはまずありません。そのため、もし母乳で育った赤ちゃんに数日間排便が認められなくても、元気そうであればおそらく問題ないでしょう。

便秘は何が原因か

　赤ちゃんや子供が便秘を起こす原因は、食事の際に十分な水分や食物繊維を取っていないためでしょう。赤ちゃんの食事では、食物繊維と水分は便の形状に大きく影響します。食物繊維不足では軟らかい便に、水分不足では硬く、排出しにくい乾燥便の原因となります。もし、赤ちゃんが人工乳なら、炭水化物を多く、脂肪は少なくすべきでしょう。赤ちゃんの人工乳について疑問があれば、医師に相談してください。

　もし、子供が便秘なら、牛乳を飲み過ぎているかもしれません。1日に350〜470mlよりたくさんの牛乳を飲んでいるようなら、少し取り過ぎです。また、子供が固形食を食べているなら、

食事に食物繊維が足りないかもしれません。さらには、小麦粉、白砂糖、乳製品（チーズ、ヨーグルト、プリン、アイスクリーム）を多く使った加工食品が原因かもしれません。これらには食物繊維は含まれていないため、便秘の原因になります。

　2歳から4歳でみられる慢性的な便秘は、おまるのトレーニング中に起こりやすいといわれています。それは、おまるで便をすることに慣れていない子供にとって、おまるはストレスであるため、排便を我慢してしまうからです。また、子供が便秘を経験したことがあれば、排便時の不快感を思い出して、故意に排便を止めるかもしれません。これらの経験は、便秘の悪循環を形成する要因の1つであると言われています。

どのように子供を守るのか

　もし、赤ちゃんや子供が便秘なら、りんご・あんず・プルーンのいずれかのジュースを薄めて与えてください。精製水で3倍に薄めたこれらのジュースは腸の動きを助けてくれます。もし、子供が頑固な便秘や排便時痛があるなら、グリセリン座薬や小児用に処方された浣腸を使用することもできます（グリセリンは薬品ではなく食物であるため、赤ちゃんにも安全です）。グリセリンは直腸で溶けるため、腸を刺激してくれます。

　また、子供には毎日十分な量の水分、特に幼児なら1日に60〜120ml、子供なら240〜350mlの精製水を飲ませてください。小さな頃から精製水を与えていれば、成長してもジュースよりも精製水を飲むようになるでしょう。さらに、赤ちゃんに人工乳に伴う便秘が認められるのであれば、別の人工乳や大豆由来の人工乳に換えてみましょう。

　4カ月を過ぎた赤ちゃんに固形食を与えるときは、十分な量の食物繊維も合わせて与えてください。りんご・あんず・プルーン・梨などの果物、生野菜や蒸した野菜、オートミールや玄米、オートシリアルなどの食品を摂取することは、食物繊維を取るためには良いでしょう。また、乳酸菌などの入ったヨーグルトを少量だけ摂取することは、子供の消化と排泄を助けるでしょう。なお、子供の食事を考える際、バナナ、白米、ライスシリアル、牛乳、乳製品、小麦粉と白砂糖を多く含んだ加工食品などの摂取は、最小限に留めてください。

治療

　この治療は、正常な消化を助けたり、便秘に伴いガスが溜まったり、不快感が生じた場合に役立ちます。

　図に示した影の部分は、治療に用いる部位です。影には薄い部分と濃い部分があります。薄い影が補足的な部分で、濃い影が最も重要な部分です。1回に3〜5秒以上の刺激をそれぞれの

10. 便秘とガス

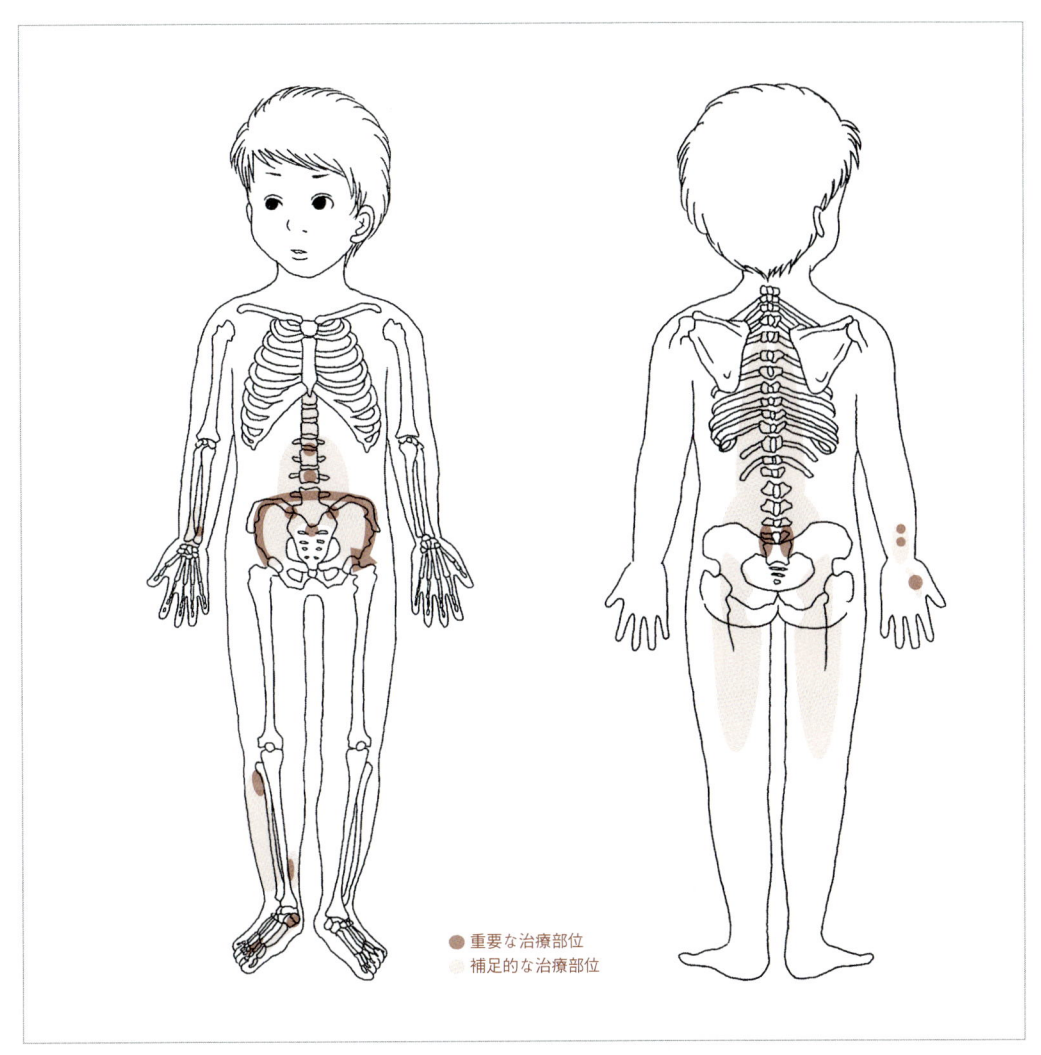

● 重要な治療部位
　補足的な治療部位

便秘とガスのときの治療部位

　部位に加え、薄い部分は数回、濃い部分はできるだけたくさん行うようにしましょう。6歳以上の子供や大人を治療する際は、濃い領域からツボを見つけることができます。しかし、赤ちゃんや幼児では、ツボを見つけることが難しいため、その周囲を優しく触れる程度で良いでしょう。また、治療は身体の左右を行いましょう。

　なお、子供をマッサージする際には、優しく触れるよう注意しましょう。特に赤ちゃんには、指で絵を描くときのようなタッチや、ケーキの焼け具合を確認する程度の圧で触れましょう。

　子供の治療をする最も適切なタイミングは、子供が快く治療を受け入れてくれる時間ならいつでも構いません。ゆっくり、心地よく、リラックスさせながら行いましょう。

　治療は、子供を仰向けに寝かせた状態で行いましょう。頭側からマッサージを行えば、簡単に首をマッサージできます。マッサージが行いやすい位置に移動して、治療を行いましょう。

第 2 章 治療編

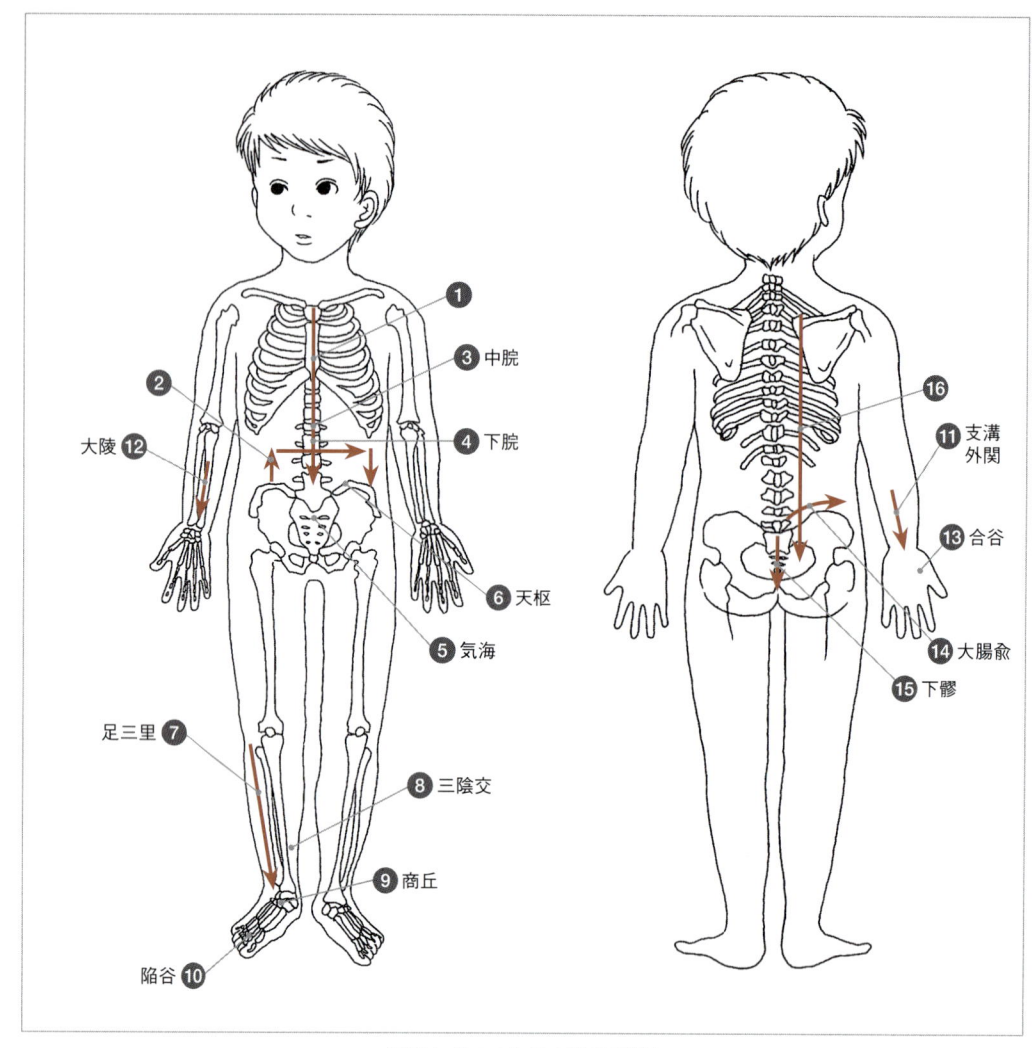

便秘とガスのときの治療手順

治療手順

① 胸部から下腹部に向かって、胃と腹部を優しくマッサージしましょう。2〜3回繰り返してください。

② 右下腹部（右骨盤周囲）を優しくマッサージしましょう。右側が終わったら左側をマッサージしましょう。
このマッサージは、腸の方向と同じように、右側の上行結腸は上に、臍の上の横行結腸は横に、左側の下行結腸は下に行いましょう。このマッサージにより、ガスや便が結腸から直腸へ動き、排出を促します。

10. 便秘とガス

3 みぞおちと臍の中間点を優しく押さえましょう。
このツボは中脘で、消化機能を高める作用があるといわれています。

4 中脘と臍の中間を優しく押さえましょう。
これは下脘（げかん）というツボで、消化機能を高める作用があるといわれています。

5 臍より1.5寸下（気海）を優しく押さえましょう。
気海は、排泄を助ける作用があるといわれています。

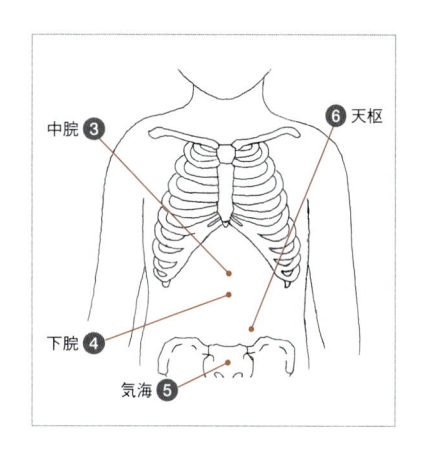

6 臍の両脇、2寸の部位を優しく押さえましょう。
この天枢（てんすう）というツボは、便秘と腹痛を和らげる作用があるといわれています。

7 膝から足首に向けて外側をマッサージしましょう。特に膝下3寸の部位は重点的に行いましょう。
足三里は下腿の外側を走行する胃経のツボで、消化と排泄を助ける作用があるといわれています。なお、足三里は免疫機能を高めるために三陰交と一緒に用いると効果的といわれています。

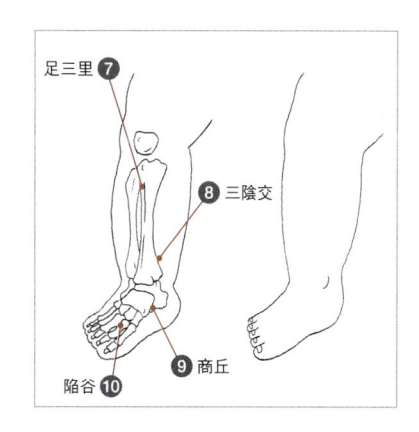

8 内くるぶしの上3寸の部位（三陰交）を優しくマッサージしましょう。
三陰交は、消化と排泄を助ける作用があるといわれています。なお、三陰交は免疫機能を高めるために足三里と一緒に用いると効果的といわれています。

9 内くるぶしの真上付近を優しく押さえましょう。
この商丘（しょうきゅう）というツボは、消化機能を調節する作用があるといわれています。

10 第2・3趾間に沿って上り、第2趾と3趾の間を優しく押さえましょう。
この部位にある陥谷というツボは、下腹部痛を軽減する作用があるといわれています。

⑪ 手背側で、手首の中央から上3寸の範囲を優しく押さえましょう。
この部位にあるのは、支溝と外関というツボです。支溝は便秘を緩和する作用があり、外関は便秘による痛みを軽減する作用があるといわれています。支溝は大陵と一緒に用いると、さらに効果が高まるといわれています。

⑫ 手掌側で、手首の中央から上2寸の範囲を優しく押さえましょう。
この部位にある大陵というツボは、便秘による痛みを軽減する作用があるといわれています。また、外関、支溝と一緒に用いると効果が高まるといわれています。

⑬ 手背側で、第1指と第2指の間（合谷）を優しく押さえましょう。
合谷は、便秘を緩和する作用があるといわれています。

⑭ 背骨が骨盤につながる部分、いわゆる腰のくびれ付近を優しく押さえましょう。
この部位にある大腸兪というツボは、便秘の治療に用いられます。

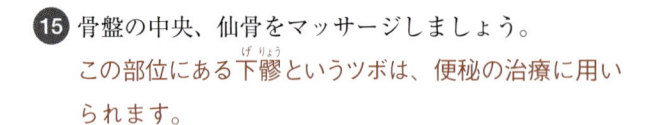

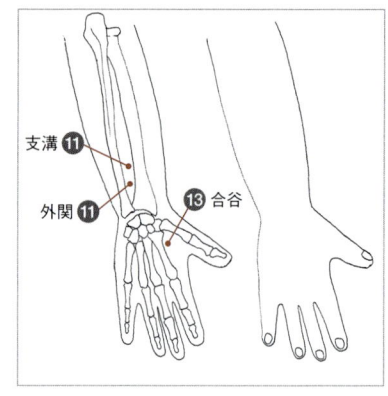

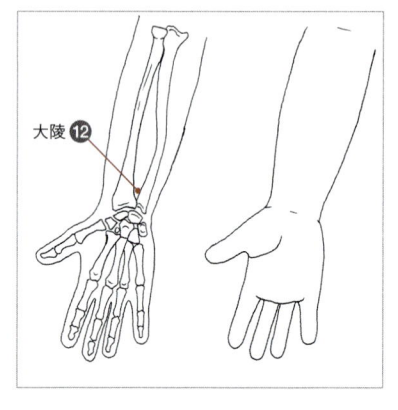

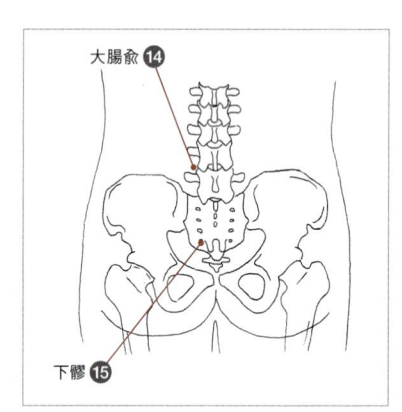

⑮ 骨盤の中央、仙骨をマッサージしましょう。
この部位にある下髎というツボは、便秘の治療に用いられます。

⑯ 背骨やその周囲、さらには殿部の筋肉を優しくマッサージしましょう。
この部位のマッサージは、身体をリラックスさせてくれます。

11. 下痢

医療機関にかかるタイミング

　新生児や生後4カ月以内の赤ちゃんが下痢をしていたら、医師に診察してもらってください。また、子供が下痢と共に、①嘔吐、② 38.5℃以上の発熱、③血便とともに下痢が48時間以上続くようであれば、医師に相談してください。なお、2週間以上続く下痢がある場合は、重篤な腸疾患や機能障害があるかもしれません。

　幼児や子供の脱水症状に対しては、迅速に対処しなくてはなりません。①涙を流さずに泣いている、②おしっこを3時間以上しない、③口や舌が乾いたり、粘ついている、④ぐったりとしている、⑤眼、頬、頭、さらには腹部が窪んでいる、などの場合は脱水症状の可能性があります。もし、子供に脱水症状の兆候があれば、すぐに医師の診察を受けましょう。

脱水とは？

　脱水症状は大人だけでなく、幼児や子供にとっても深刻な問題です。身体が正常に働くための水分を摂取していない、または摂取した水分よりも多くの水分が失われた場合は、脱水を起こします。水分は、下痢、嘔吐、発熱、重度の発汗、過度な排尿によって急速に失われます。そのため、何らかの病気があるときには、水分量を保つことが難しいこともあります。一般的に、下痢や嘔吐をしているときは、何も飲みたくないものです。しかし、このようなときこそ、水分を取らなければなりません。

　子供が下痢、嘔吐、発熱の際には、精製水、薄めたジュースやスープをこまめに摂取するようにしましょう。または経口補水液を与えることもよいでしょう。その際、子供が定期的におしっこをしているか、口が潤っているか、涙を流しているかなどを確かめてください。特に、子供が病気の際には、注意深く観察し、脱水を予防してください。もし、子供が必要な水分を取っていないと感じたときは、医師に相談してください。

下痢はどんな病気か

　下痢は1日に3回以上起こる軟らかい、もしくは水様性の便のことです。一般的に、子供は1日程度で下痢が治るものです。もし、便がゆるく、排便回数も増えているのであれば、腹痛、特に排便前に下腹部が痛くなるでしょう。お腹の張りや悪心、発熱、血便も同時に起こることがあります。
　下痢は水分不足を引き起こし、幼児や子供にとっては深刻な問題となるので、脱水症状の兆候がある場合には、注意が必要です。

下痢は何が原因か

　赤ちゃんや幼児の下痢は、食事が変化したとき（人工乳に切り替えたときや新しい食べ物を導入したとき）や抗生物質の副作用、さらには乳歯が生えるといった単純なことでも起こります。このような原因で起こった下痢は一時的なため、すぐに治ります。もし、子供の下痢がウイルス性や細菌性なら、微熱があり、嘔吐があるかもしれません。ウイルス性や細菌性による下痢は2～3日程度ですが、まれに2週間続くこともあります。
　食物アレルギーや食事に対する過敏症がある場合には、食事に伴う急激な腹痛とともに下痢を引き起こすかもしれません。もし、このような反応が赤ちゃんに起こった場合、ミルクアレルギーの可能性があるので、ミルクや乳製品を止めて、様子を見てください。他に、小麦、大豆、卵、ピーナッツ、木の実なども食物アレルギーを起こしやすい食品ですので、心当たりがあれば止めてみましょう。それでも、腹痛と下痢が続くなら医師に相談してください。
　健康な子供でも、大量にジュースを飲むと下痢を起こすかもしれません。もし、子供が頻繁に下痢を起こしているなら、砂糖を大量に含んだ飲み物を取っていないか確認しましょう。通常ジュースには多くの糖分が含まれているので、子供には1日に120～180ml以上のジュースは飲ませないようにしましょう。また、腐った物を食べた場合も、一時的に激しい下痢や嘔吐、さらには微熱を起こします。さらに、寄生虫、腸疾患、腸機能障害なども下痢を起こす可能性があります。これらは、長期間続く下痢の原因となるでしょう。ただし、子供に2週間以上続く下痢が認められる場合は、医師に相談してください。

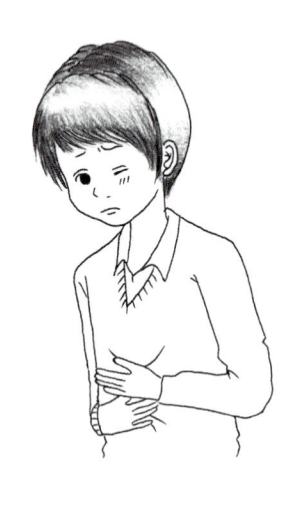

ロタウィルスとは？

　幼児や子供の急性胃腸炎を起こす主な原因はロタウイルスです。ロタウイルスは、胃腸のインフルエンザや胃腸ウイルス、胃腸風邪などと呼ばれることもあり、感染力が高く、多くの子供が5歳までに感染します。冬から春にかけて最も感染しやすく、子供が学校を休む5大疾患（風邪、中耳炎、結膜炎、咽頭痛）の1つです。また、ロタウイルスは、4～24カ月の幼児が最もかかりやすい病気でもあります。

　一般的に、ロタウイルスは感染した子供の糞便を触ることで、他の人に感染します。ただし、ウイルスは胃腸炎の症状が現れる前から便に排出され、症状が終わっても10日間程度は便から排出され続けます。そのため、手洗いこそがロタウイルスの感染を防ぐために不可欠な方法です。特におむつを替えた後、トイレの後、子供のトイレを手伝った後などには、必ず手を洗うことが必要です。なお、ウイルスは感染した手で触れられたものの上でも生き続けるので、容易にウイルスは拡大していきます。また、ウイルスはくしゃみや咳によっても飛沫感染します。

　ロタウイルス感染は発熱、嘔吐、腹痛を伴うことが多い病気です。下痢は初期の段階から現れ、3～5日間は続きます。病気の過程は緩やかに進むものもあれば、急速に悪化するものもあります。他の下痢と同じように、ロタウイルスに感染した子供では水分不足や脱水を起こさないことが何よりも大切なので、脱水状態にならないようにこまめに水分補給しましょう。

どのように子供を守るのか

◆快適に過ごすために

　子供を守るために最も大切なことは、下痢で失った水分を補給することです。少なくとも毎時間スプーン2～3杯程度（60ml）の水分を取るようにしてください。授乳中であれば、授乳を続けるべきです。人工乳の赤ちゃんであれば、下痢の間は牛乳由来の人工乳は消化に悪いので、大豆ベースの人工乳などに変更することをお勧めします。また、赤ちゃんに経口補水液を与えるのもよいでしょう。経口補水液がないときは、子供に精製水やスープやハーブティーの上澄み液などを与えてください。フルーツジュースや他の甘味飲料は、下痢がひどくなるかもしれないので、極力控えましょう。

　また、子供のお尻をきれいにしておくことも大切です。下痢の原因となったウイルスなどにより肌がかぶれるかもしれません。おむつを替えるときに、湿ったタオルで拭くだけでは不十分です。お湯で赤ちゃんのお尻を洗い、肌を守るための保護用ローションかクリームを塗ってあげてください。下痢とお尻の炎症が同時に起これば、赤ちゃんも不愉快です。

◆**下痢の拡大を防ぐ**

手やタオルなどを清潔に保ちましょう。子供のお尻や汚れたおむつを触った後は、よく手を洗いましょう。そして、汚れたおむつは、すぐに捨てるようにしてください。また、6歳以上の子供には、トイレの後や食事の前に手洗いやアルコール消毒をすることが大切であるということを教えてください。手洗いは病気の感染拡大を防ぐ最も重要な手段です。

さらに、もし子供が何でも口に入れる時期であれば、子供のおもちゃを定期的に洗うようにしてください。そして、台所のスポンジも定期的に交換しましょう。スポンジは、細菌が大量繁殖しやすい場所です。

食事に関して

ある専門家は子供の下痢を解消するために、バナナ（B）、米（R）、りんごソース（A）、トースト（T）の"BRAT"を推奨しています。また別の専門家は、楽しく食事することこそが、一番大切であるといっています。乳製品、甘い食べ物や甘い飲み物（ソルビットやサッカリンのような人工甘味料を含んだもの）、炭酸飲料は下痢を悪化させるのでやめるべきでしょう。

どんな食べ物が子供によいのか判断してください。大切なのは、自分が下痢のときにどうしているかを思い出すことです。下痢のときは、食べるより飲むほうが重要です。

治療

この治療によって、子供の不快感を和らげることができます。子供に治療を行うのに最も適した時間は、排便が落ち着き、お尻などを清潔にしてあげた後です。

図に示した影の部分は、治療に用いる部位です。影には薄い部分と濃い部分があります。薄い影が補足的な部分で、濃い影が最も重要な部分です。1回に3～5秒以上の刺激をそれぞれの部位に加え、薄い部分は数回、濃い部分はできるだけたくさん行うようにしましょう。6歳以上の子供や大人を治療する際は、濃い領域からツボを見つけることができます。しかし、赤ちゃんや幼児では、ツボを見つけることが難しいため、その周囲を優しく触れる程度で良いでしょう。また、身体の左右を治療しましょう。

なお、子供をマッサージする際には、優しく触れるよう注意しましょう。特に赤ちゃんの場合は、ケーキの焼き上がりをチェックするときのように触れてください。

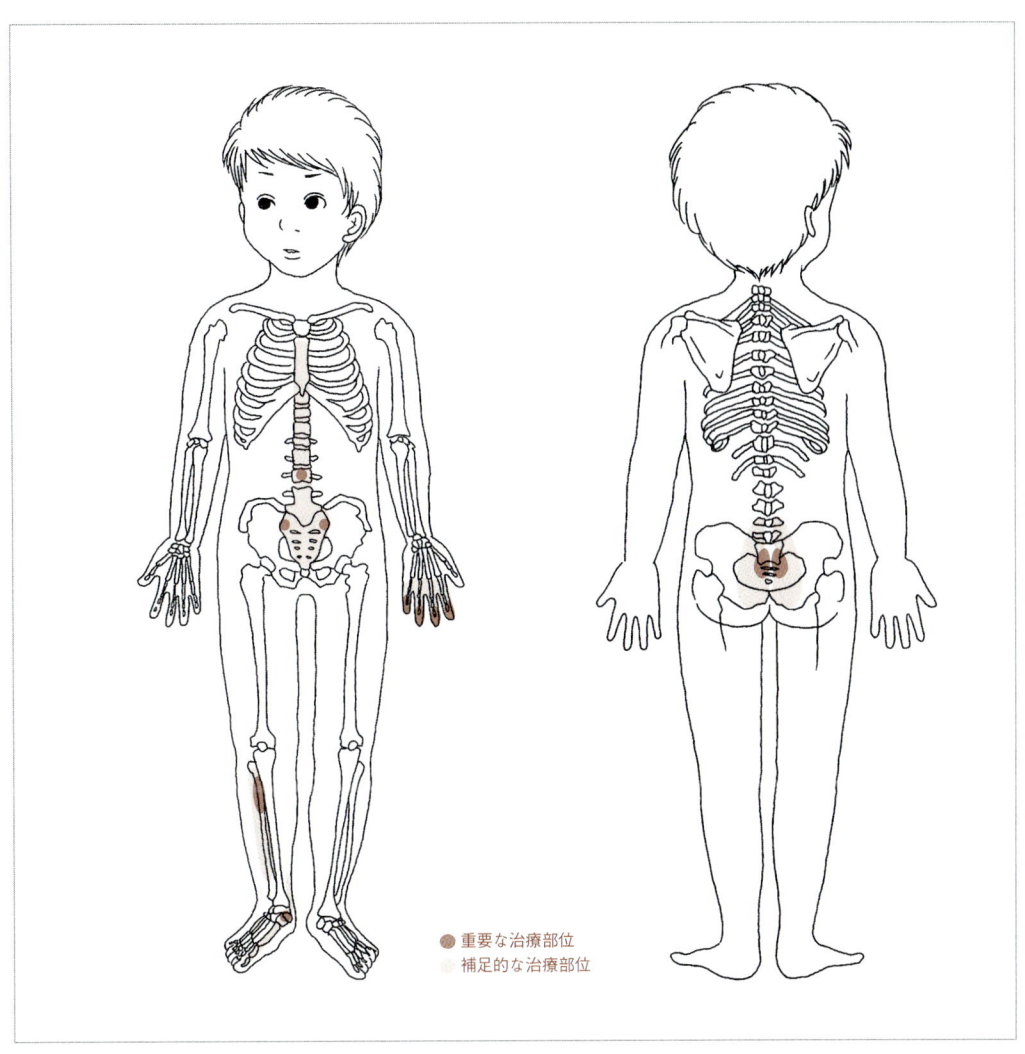

11. 下痢

● 重要な治療部位
　補足的な治療部位

下痢のときの治療部位

治療手順

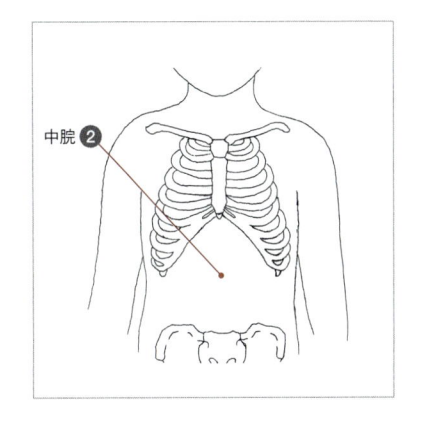

① 胸骨から腹部に向かって優しくマッサージしましょう。
胸部から腹部に向かって、気を降ろすようなイメージで治療しましょう。

② みぞおちと臍の中間点（中脘）を優しく押さえましょう。
中脘は、消化を整える作用があるといわれています。

中脘 ②

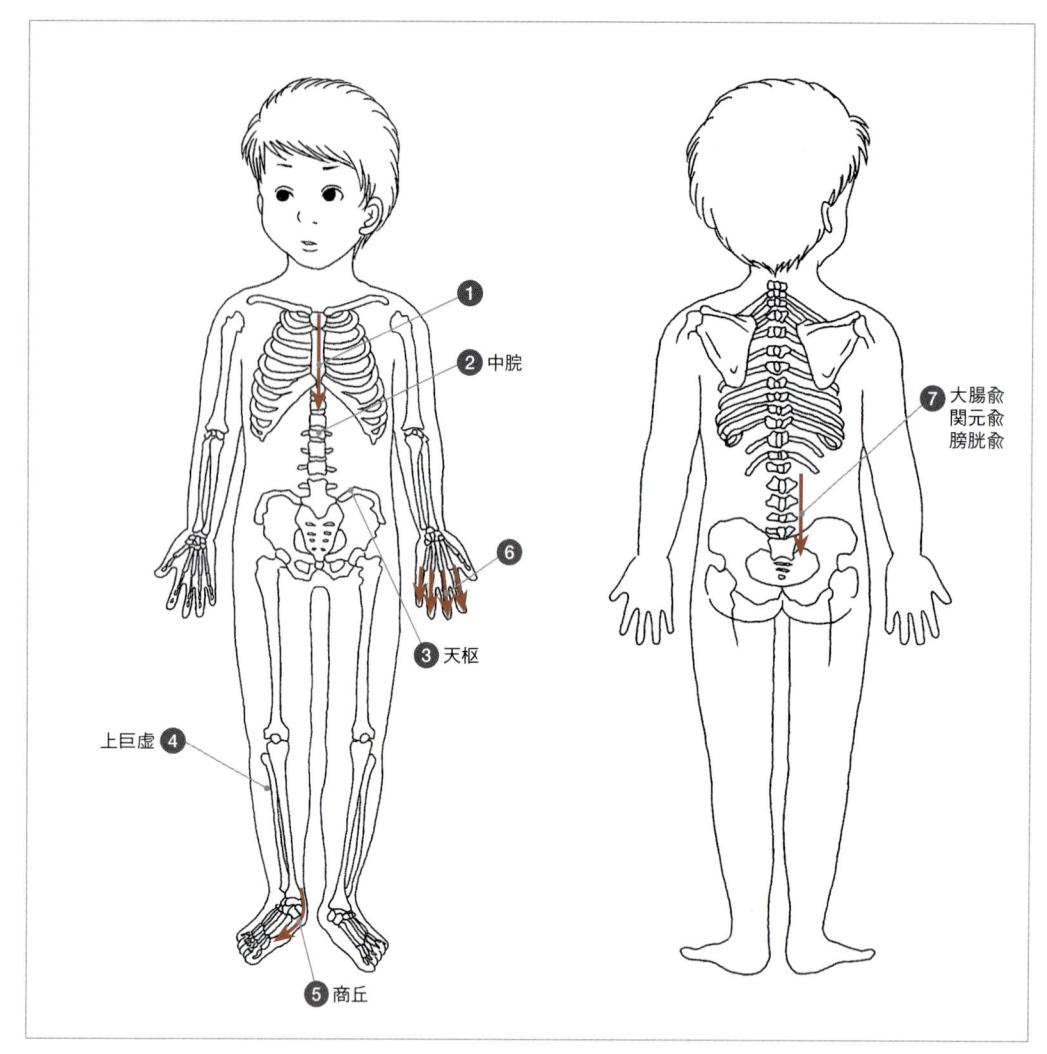

第2章 治療編

図中ラベル:
- ①
- ② 中脘
- ③ 天枢
- ④ 上巨虚
- ⑤ 商丘
- ⑥
- ⑦ 大腸兪／関元兪／膀胱兪

下痢のときの治療手順

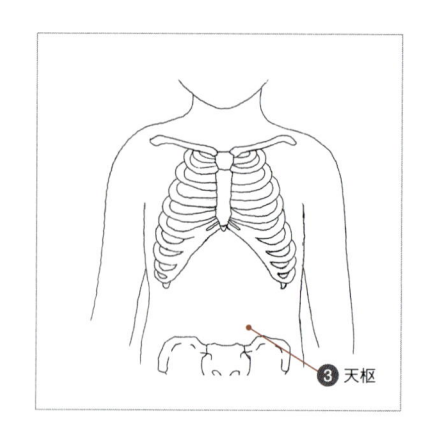

❸ 臍の両脇2寸の部位を優しく押さえましょう。

このツボは天枢といい、上巨虚(じょうこきょ)と同様に下痢と腹痛を軽減させる作用があるといわれています。

❸ 天枢

11. 下痢

❹ 下腿外側で、膝下から外くるぶしに向けて1/4程度下がった部位を優しく押さえましょう。
上巨虚は下腿外側を走行する胃経のツボで、天枢と同様に下痢と腹痛を軽減させる作用があるといわれています。

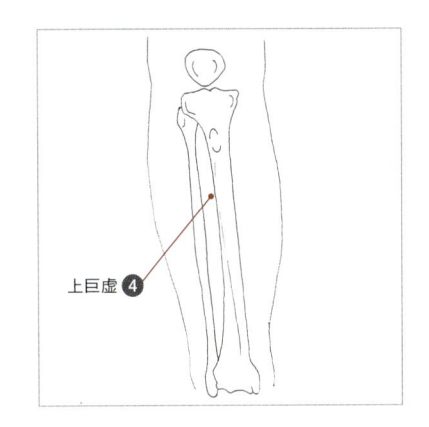

❺ 足の内くるぶし直上を優しく押さえましょう。
このツボは商丘といい、消化機能を調節する作用があるといわれています。

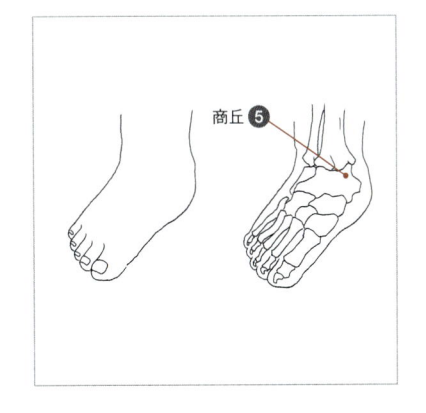

❻ 手掌側で第2指、第3指、第4指、第5指を優しくマッサージしましょう。
これらの部位は、消化不良を改善する作用があるといわれています。

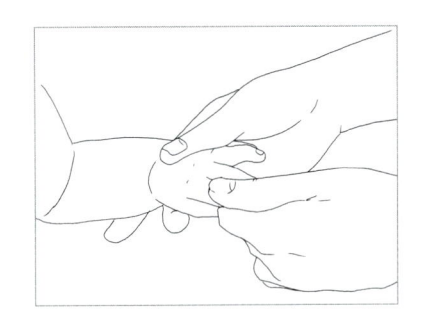

❼ 腰部から骨盤部（仙骨）の周囲をマッサージしましょう。
この部位には大腸兪、関元兪（かんげんゆ）、膀胱兪（ぼうこうゆ）があり、これらは下痢を和らげ、腹痛を軽減する作用があるといわれています。

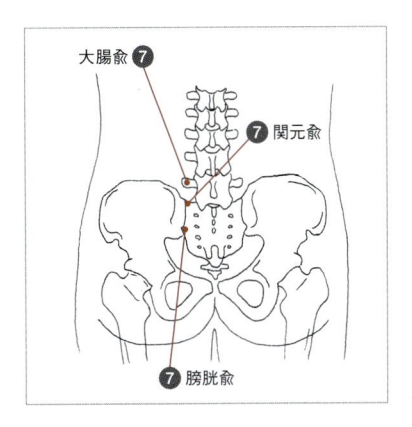

12. 嘔吐

医療機関にかかるタイミング

　子供が①4〜6時間連続した嘔吐、②24時間繰り返す嘔吐、③瞬間的に強烈な嘔吐（噴出性嘔吐）、④嘔吐物に血や明るい緑、黄色の液体が混じっている場合のいずれかが認められる場合、医師の診察を受けてください。また、頭部損傷後に嘔吐がある場合も同様です。

　脱水症状は、幼児や子供にとって深刻な問題です。胃や腸の炎症は、嘔吐を繰り返す可能性があります。もし、子供に脱水症状の兆候が認められたら、直ちに医師に相談しましょう。なお、脱水症状の兆候は、①涙を流さずに泣く、②3時間以上小便をしない、③口や舌が乾くか粘ついている、④38.5℃以上の発熱がある、⑤眼、頬、頭、さらには腹部が窪んでいるなどです。

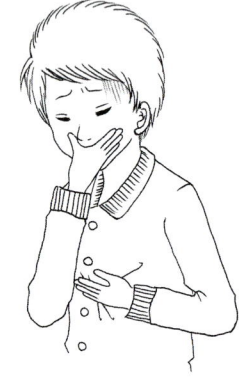

嘔吐はどんな病気か

　嘔吐とは、口から消化された食べ物が吐き出ることを指し、不快なものです。嘔吐の大部分は吐き気や下痢に関係しており、食欲不振やむかつき、げっぷなどから始まります。唾液分泌の増加に伴って、胃の上部に鈍い痛みが認められます。嘔吐は体型や年齢に関係なく、最も不快で辛い症状の1つです。

嘔吐と吐き出しは同じか

　嘔吐は食べ物を吐き出すことではありません。嘔吐は、吐き出したときに、すでに食べ物は部分的に消化されています。胃の消化酵素によってミルクは固まり、食物は分解されているでしょう。ですから、嘔吐物からは腐敗臭を感じるでしょう。

　赤ちゃんがミルクを口から吐き出す際、ミルクにはほとんど変化は認められず、臭いもあまりないでしょう。一番多い吐き出しは、げっぷをした際に空気と一緒にミルクが出てくるか、食べ過ぎでミルクを吐き出すことです。しかし、6カ月未満の赤ちゃんの50％は吐き出しを経験します。12カ月までは頻繁に吐き出しを経験しますが、赤ちゃんの体重が増えていれば心配ありません。

　もし、赤ちゃんが再三吐き出すのであれば、ミルクを飲ませている間、げっぷをさせないでく

ください。ゆったりとした姿勢でミルクを飲ませ、終わった後 20 ～ 30 分間は上体を起こしておいてください。寝かせる際には、ベビーベッドの頭を上げて、身体を起こすようにしましょう。哺乳瓶の乳首の穴が小さ過ぎるか大き過ぎる可能性もあるので、必ず確かめてください。授乳前に激しく泣いている場合や授乳中の赤ちゃんを圧迫し過ぎることは、吐き出しの原因となります。赤ちゃんの吐き出しについては、まず食事内容や食べ方を考える必要があります。以上の内容に思い当たる点があれば改善してください。思い当たる部分がないようであれば、医師に相談してください。

嘔吐は何が原因か

嘔吐は小さな子供にとってもありふれた症状です。過食、ストレス、不安などが関係する場合もあります。嘔吐は、消化管に悪影響を及ぼすウイルスであるロタウイルスによる急性胃腸炎でも起こることがあります。腐った食べ物に潜む細菌は、身体にとっては不必要なものであるので、それを排除するために嘔吐が必要となるときもあります。また、嘔吐は腐った食べ物の視覚情報や嗅覚情報、乗り物酔い、人の嘔吐を見ることが引き金で誘発されることもあります。激しい咳発作後の嘔吐は子供にとって珍しくありません。嘔吐発作は一般的にそんなに長くは続きませんが、とても不快で気持ち悪いものです。

嘔吐は他の疾患に関連した症状として表れているかもしれません。その場合は、嘔吐に加えて他の症状を訴えているでしょう。もし、嘔吐に加えて臍の右下に痛みがある場合は虫垂炎かもしれませんし、嘔吐に加えて項部硬直がある場合は髄膜炎に関係しているかもしれません。また、子供が転倒や頭部外傷の後にめまいや嘔吐、さらには頭痛が認められる場合は、脳震盪かもしれません。嘔吐に加えてこれらの症状を伴っているなら、医師に相談する必要があります。

胃食道逆流症（GERD）とは？

胃食道逆流症（GERD）は、胃を閉じる筋肉がうまく働かないために起こる病気で、不快なものです。胃に入った食べ物が胃酸と一緒に戻ってくる（逆流する）ため、胸焼けを起こします。一般的な赤ちゃんに認められる嘔吐とは異なり、GERD の赤ちゃんは突然泣き出したり、食後ずっと泣いています。食欲不振になったり、むせたり、食後に吐き気を催すかもしれません。また吐き出した際に、痛みで背中を丸めて泣くかもしれません。そして、体重低下が認められるかもしれません。もし、子供に GERD が疑われるようであれば、医師に相談したほうがよいでしょう。

どのように子供を守るのか

　嘔吐による不快感を和らげる方法は、子供を安心させることです。そして、嘔吐の後は、口の中が酸っぱくなっているので、精製水でうがいをするように教えてあげてください。

　もし、嘔吐が胃腸炎のような疾患に伴うようなものであれば、嘔吐がしばらく続くかもしれないので、脱水にならないように注意しましょう。水分を保つために、経口補水液を少量与えてください。赤ちゃんの場合、スプーンや経口注射器を使って10分ごとにスプーン1～3杯の水分を与えることが理想的でしょう。もし、嘔吐が落ち着いてきたのであれば、量を少しずつ増やしていきましょう。しかし、通常以上の補水液を与える必要はありません。通常2時間毎に60ml程度の水分補給は必要ですが、2時間で90ml以上は必要ありません。水分が多過ぎても吸収できないことがあるので注意しましょう。

　大きな子供の場合は、水分量が十分であると確信するまで、15分ごとに30mlの水分を与えてください。経口補水液に加えて、薄めたジュースや薄めたジュースを凍らせたものを与えてください。水分量が確保できたなら、バナナ、ご飯、シリアル、クラッカー、アップルソース、トーストのような口当たりがよく、消化しやすい食べ物を与えましょう。乳製品や脂肪と糖質の多い食べ物は消化が悪いので、控えましょう。また、子供が食べ過ぎたと感じたら、その日の食事は少なめにしてください。さらに、乗り物酔いをするのであれば、車やバスに乗る前に満腹まで食べさせないでください。

　とにかく、子供を観察し、嘔吐の原因を見つけてください。もし原因がわからないようであれば、医師に相談してください。

治療

　この治療は一般的な嘔吐やGERDを持つ子供に有効でしょう。嘔吐が認められる場合、子供のエネルギー（気）が顔や頭に上昇していることが多いようです。この治療は、頭や顔に上ったエネルギー（気）を、胃や下腹に降ろすために行います。そのため、まずは消化機能を安定させましょう。胸、腹、背中を下方に向かってマッサージすることで、エネルギー（気）が消化管に集まることでしょう。

　図に示した影の部分は、治療に用いる部位です。影には薄い部分と濃い部分があります。薄い影が補足的な部分で、濃い影が最も重要な部分です。1回に3～5秒以上の刺激をそれぞれの部位に加え、薄い部分は数回、濃い部分はできるだけたくさん行うようにしましょう。6歳以上の子供や大人を治療する際は、濃い領域からツボを見つけることができます。しかし、赤ちゃんや幼児では、ツボを見つけることが難しいため、その周囲を優しく触れる程度で良いでしょう。また、身体の左右を治療しましょう。

　なお、子供をマッサージする際には、優しく触れるよう注意しましょう。特に赤ちゃんの場合は、ケーキの焼き上がりをチェックするときのように触れてください。

12. 嘔吐

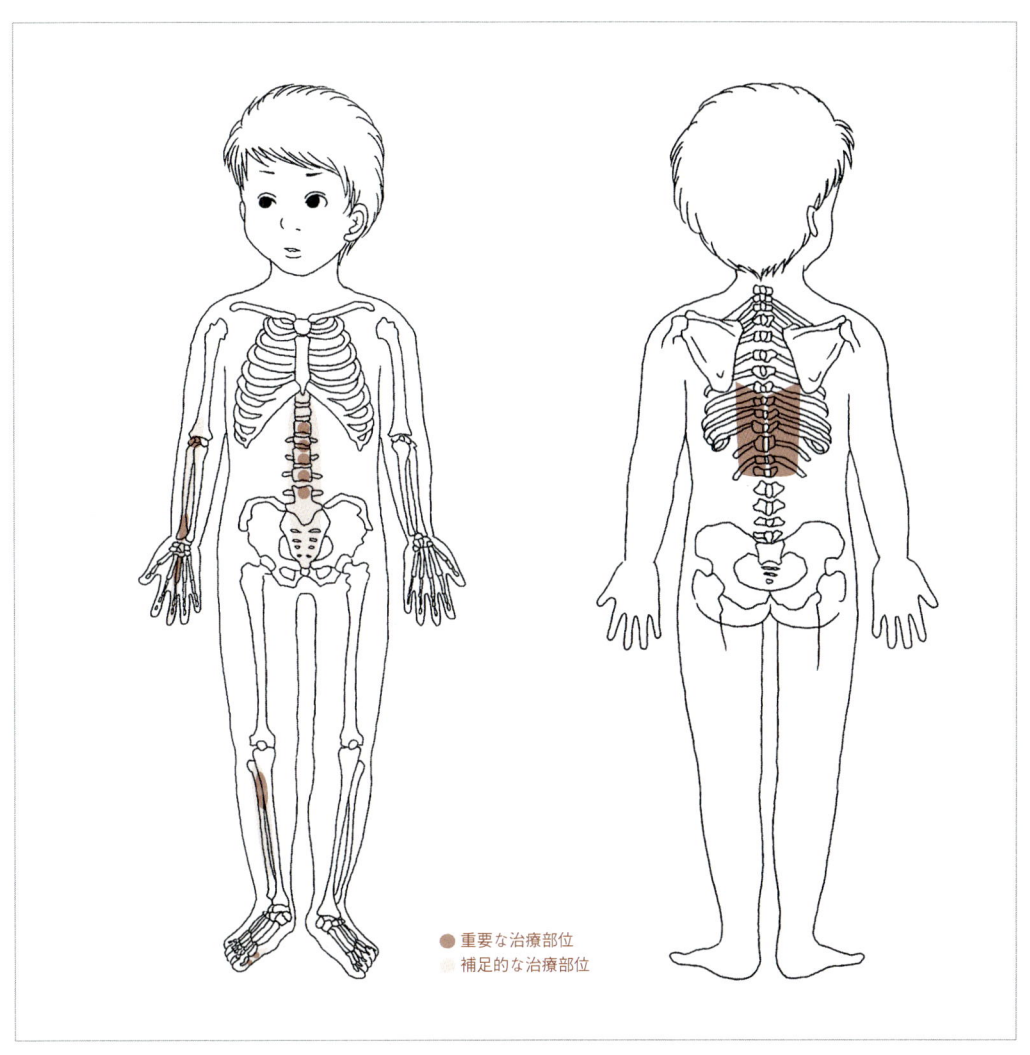

嘔吐があるときの治療部位

● 重要な治療部位
　補足的な治療部位

　子供を治療する最も適切なタイミングは、子供が快く治療を受け入れてくれる時間ならいつでも構いません。もし、子供が嘔吐するようなら、治療の前にきれいにしてあげてください。そして、ゆっくり、心地よく、リラックスさせながら行いましょう。

第 2 章 治療編

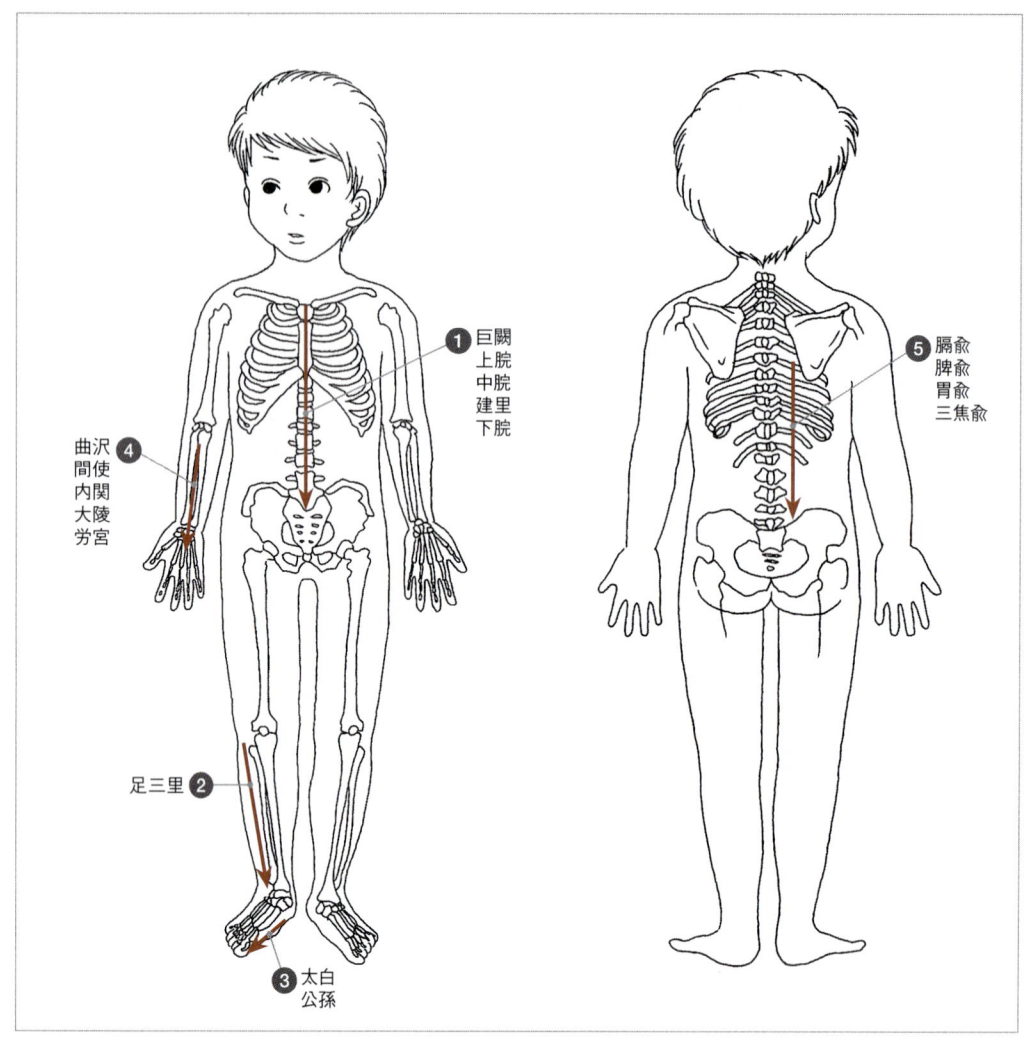

図中ラベル：
- ❶ 巨闕／上脘／中脘／建里／下脘
- ❹ 曲沢／間使／内関／大陵／労宮
- ❷ 足三里
- ❸ 太白／公孫
- ❺ 膈兪／脾兪／胃兪／三焦兪

嘔吐があるときの治療手順

治療手順

❶ 子供の胸部と胃を優しくマッサージしましょう。胸から臍に向かって行い、胸骨や上腹部の周囲では小さな円を描くようにマッサージしてください。
臍とみぞおちの間に位置する上脘（じょうかん）、中脘、下脘、建里（けんり）、巨闕（こけつ）は、胃の膨満や嘔吐を和らげる作用があるといわれています。

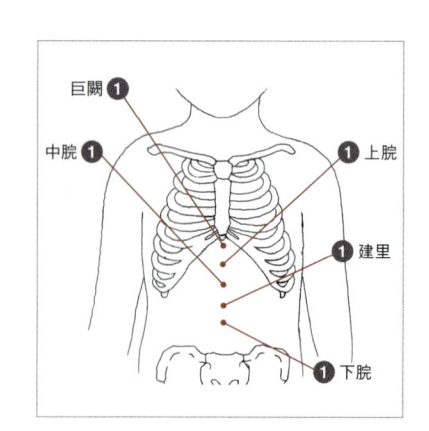

（右下図ラベル：巨闕❶／中脘❶／上脘❶／建里❶／下脘❶）

126

12. 嘔吐

❷ 膝から足首に向かい、下腿の外側を優しくマッサージしてください。特に、膝下3寸の部位（足三里）を重点的にマッサージしてください。
足三里は下腿の外側を走行する胃経のツボで、消化・排泄機能を調節する作用があるといわれています。

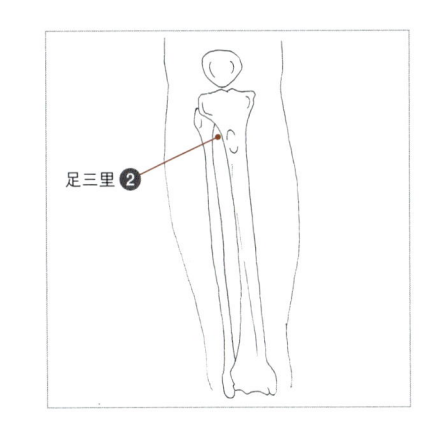

❸ 足裏の内側から第1趾の付け根までマッサージしましょう。
ここには太白と公孫というツボがあり、消化器の不調や痛みの治療に用いられます。

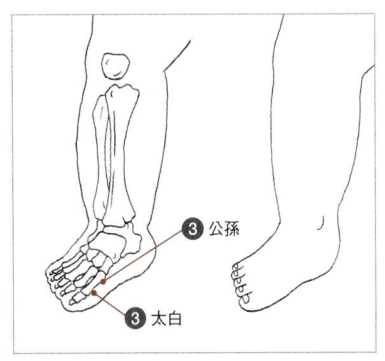

❹ 肘から前腕の前面中央を下がって、手のひら中央までマッサージしましょう。
この部位にある曲沢、間使、内関、大陵、労宮は、消化器の不調やお腹の痛み、さらには嘔吐の治療に用いられます。

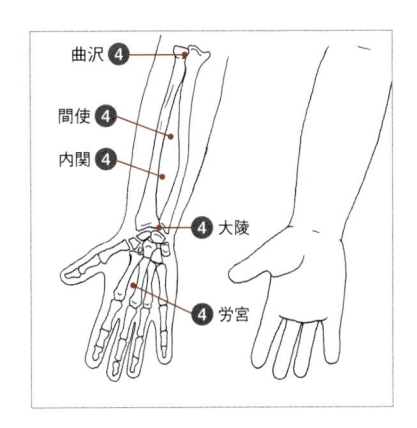

❺ 肩甲骨の下で、背骨の脇をマッサージしましょう。
膈兪、脾兪、胃兪、三焦兪は消化の不調や嘔吐の治療に用いられます。

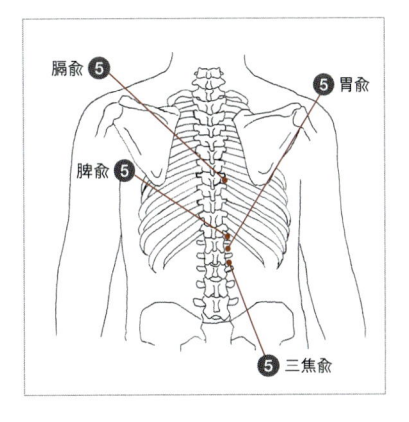

13. 短気・落ち着きがない・神経質で眠れない

▌医療機関にかかるタイミング

　もし、子供が病気やケガがないのに、具合が悪いように振る舞っていたり、神経質で過敏そうなら、まずは医師に相談してください。また、①子供をなだめるあらゆる努力をしても泣きやまない場合、②明確な理由がないのに1日以上、不規則に泣いている場合、③不眠により子供の日常生活が妨げられている場合も、医師に相談してください。

自分自身がリラックスすることも大切

　もし、赤ちゃんが自分の思い通りにならずに不満を感じているなら、周りの人に相談してみましょう。あなたは決して一人ではありません。多くの親は、赤ちゃんをなだめられずにストレスを感じた経験があります。そんなときは、誰かに赤ちゃんを預けて、休憩を取りましょう。もし、預けられないのであれば、安全であることを確認したうえでベビーベッドに赤ちゃんを寝かせ、少しの間赤ちゃんを1人にしておきましょう。赤ちゃんは泣いたとしても、しばらく時間が経てば眠ります。

▌神経質とは

　子供でも、大人とあまり変わらないストレスや緊張を感じています。そのため、赤ちゃんは、泣くことで不安な気持ちを親に伝えます。また幼児の場合、不満を言い、癇癪を起こすかもしれません。さらに、大きな子供はストレスや不安感を身振りで表現するかもしれません。しかし、ストレスや不安感を伝えることができても、それを自分で解決することはできません。

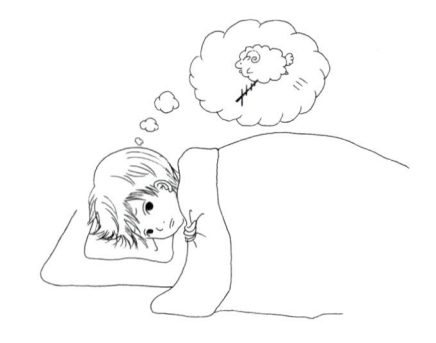

神経質で眠れないのは何が原因か

　子供は、病気、空腹、腹痛、歯が生える、暑過ぎる、寒過ぎる、とても疲れているなど、様々な要因により神経質になることがあります。特に、赤ちゃんにとっては、大きなテレビ、子供が遊んでいる明るい部屋など、視覚や聴覚が過度に刺激されることは、神経質や不快を招く大きな要因です。自分の誕生会でさえ、大人数の人々が周りにいることはストレスの原因となります。

　大きな子供にとって、家族の関係、兄弟姉妹との関係、教師や成績、友達との争いなどはストレスになりますが、それを自分自身で管理するのは難しいでしょう。

　また、全ての子供は、親がストレスを感じているなら、それを敏感に感じとりストレスとなるでしょう。このことは、過敏で眠れない原因の1つになるかもしれません。

どのように子供を守るのか

◆より快適にする

　赤ちゃんの濡れたおむつ、空腹、不快な服、体温、疲れなどは、ストレスとなるので日頃から注意してください。もし、赤ちゃんが神経質で過敏になっていれば、テレビを消し、部屋を静かにしてあげてください。授乳するときも、静かにしてあげましょう。静かな音楽をかけたり、薄暗い部屋で赤ちゃんと一緒に座り、抱きしめたり、揺すったり、本を読んであげたり、柔らかな口調で話しかけてあげてください。

　大きな子供が何かストレスを抱えているようであれば、何が問題であるかを聞いてあげ、それについて話し合ってください。話すだけでも問題解決になります。あなたが子供のときにどのように感じていたかを思い出せば、子供が何を考えているのかわかるでしょう。一緒にいることで子供に安心感を与え、自分一人ではないことに気づかせてあげましょう。それだけでも、子供は落ち着きます。

◆問題を未然に防ぐ

　まずは赤ちゃんや子供の目を閉じさせましょう。もしかすると、神経質なのは歯が生えるか病気の前兆かもしれません。そのため、感染や病気のサインではないか、注意深く観察しましょう。早めの治療は、治癒を促進します。

　また、赤ちゃんや幼児のために、家の中に"静かな場所"を作りましょう。場所はどこでも構いません。子供が最も落ち着き、最もくつろげる場所を作りましょう。神経質や過敏なときには、まずはその場所に連れて行きましょう。子供と一緒に座るか、静かに本などを読んであげましょう。もし、あなたが一緒に行くことを繰り返せば、それが習慣となるでしょう。

　大きな子供の場合、子供をリラックスさせ、その日のストレスから解放してあげてください。リラックスする方法は子供ごとに違います。ある子供は駆け回ることでストレスを発散したり、

ある子供はリビングでゆっくりすることがストレスを発散させる方法かもしれません。子供に何が必要かを考え、その手助けをしてあげてください。また、放課後に習い事をたくさんさせるのは、やめましょう。最近、子供が子供らしく過ごす時間が少なくなっています。音楽教室、空手、パソコン教室、家庭教師、ダンス、宿題など、子供はまるでウォール街の金融マンのようにストレスをたくさん抱えて生きています。

夕食の際は、ストレスの多い会話は避けましょう。消化のためにはリラックスして楽しく食べることが大切です。また、子供には極力休憩させ、ぐっすり眠ってすっきり目覚める習慣をつけさせましょう。寝る前にゲームやテレビ、さらにはストレスになるような会話や宿題などはやめましょう。寝る前の子供に必要なことは、頭をすっきりさせ、くつろぐことです。

生活のリズムを作りましょう。規則正しい生活リズムは、子供を落ち着かせます。お風呂でゆっくり温まり、早めに布団に入り、本を読んだり、ゆったりお話をする時間が作れれば、自然に子供に良い睡眠をもたらすことができます。

子供には一晩で約10時間の睡眠が必要です。朝すっきりと目覚められるように、早めにベッドに入り、10時間の睡眠を確保するようにしましょう。規則的なリズムを作ることは、子供が寝ないという悪い習慣を改善してくれます。もし、子供が眠くならないのであれば、子供が眠くなるまで、ベッドで静かに本を読み聞かせてあげましょう。

食事に関して

小麦粉や砂糖を使った加工食品を食べ過ぎると、興奮する子供がいます。そのため、夕方になったら子供に糖分の多い食べ物や飲み物を極力取らせないようにしてください。もし、あなたが授乳しているなら、カフェインを多く含む緑茶、紅茶、コーヒー、コーラなどの飲み物やチョコレートは控えましょう。赤ちゃんは身体が小さいので、カフェインの影響を受けやすいです。

また、子供が落ち着きがなく眠りにくいのであれば、食べ物か飲み物の中にカフェインが含まれていたかもしれません。もし何度も起きるようであれば、食事を見直しましょう。コーラ、スポーツドリンク、エナジードリンク、チョコレートドリンク、緑茶、紅茶、アイスティーのように、子供が入手できるカフェイン飲料はたくさんあります。アイスやフローズンヨーグルトでコーヒー味のものもまた、カフェインを含みます。ちなみに、チョコレートには砂糖だけでなくカフェインも含まれています。

1日のカフェイン摂取量は50mg程度にとどめるのが理想的ですが、これは350mlのコーラ1本に含まれるカフェイン量に相当します。

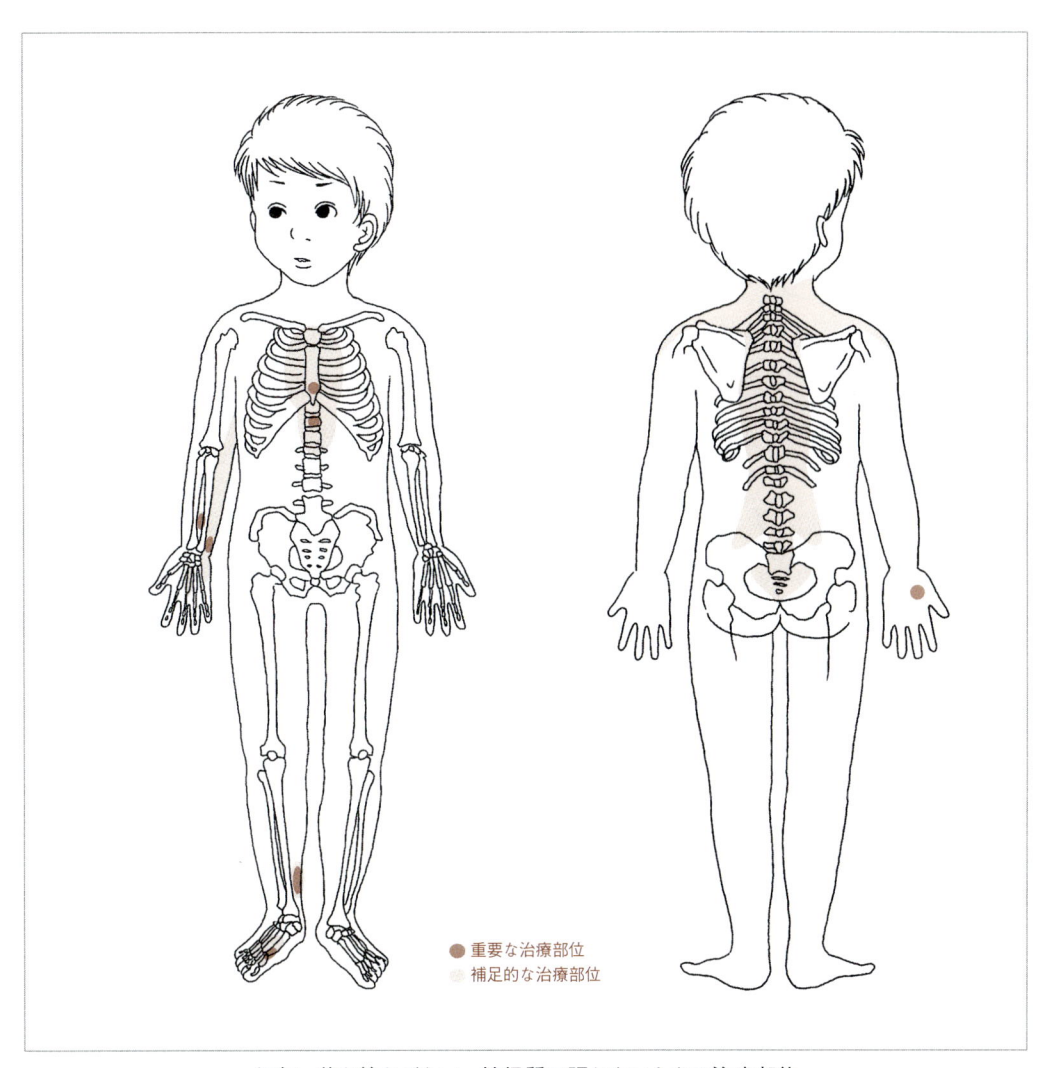

13. 短気・落ち着きがない・神経質で眠れない

短気・落ち着きがない・神経質で眠れないときの治療部位

● 重要な治療部位
　 補足的な治療部位

治療

　赤ちゃんや子供が神経質に見えたら、治療を行ってください。ただし、この治療を行う際には、他の治療よりも少し長めに時間を取ってください。あなたが優しくタッチするだけでも、子供はリラックスしてくれます。胸や背中をタッチしたり、頭や首の優しいマッサージは、子供の緊張を取り去り、落ち着かせてくれます。子供をブランコ椅子や揺りかごで優しく揺らしている間、別の手で手足をマッサージしてあげましょう。ゆっくり、優しくタッチをしてあげてください。もし、睡眠に問題があるなら、寝る前に治療してください。柔らかなタッチはあなたと子供の両方を落ち着かせてくれます。

　図に示した影の部分は、治療に用いる部位です。影には薄い部分と濃い部分があります。薄

第 2 章　治療編

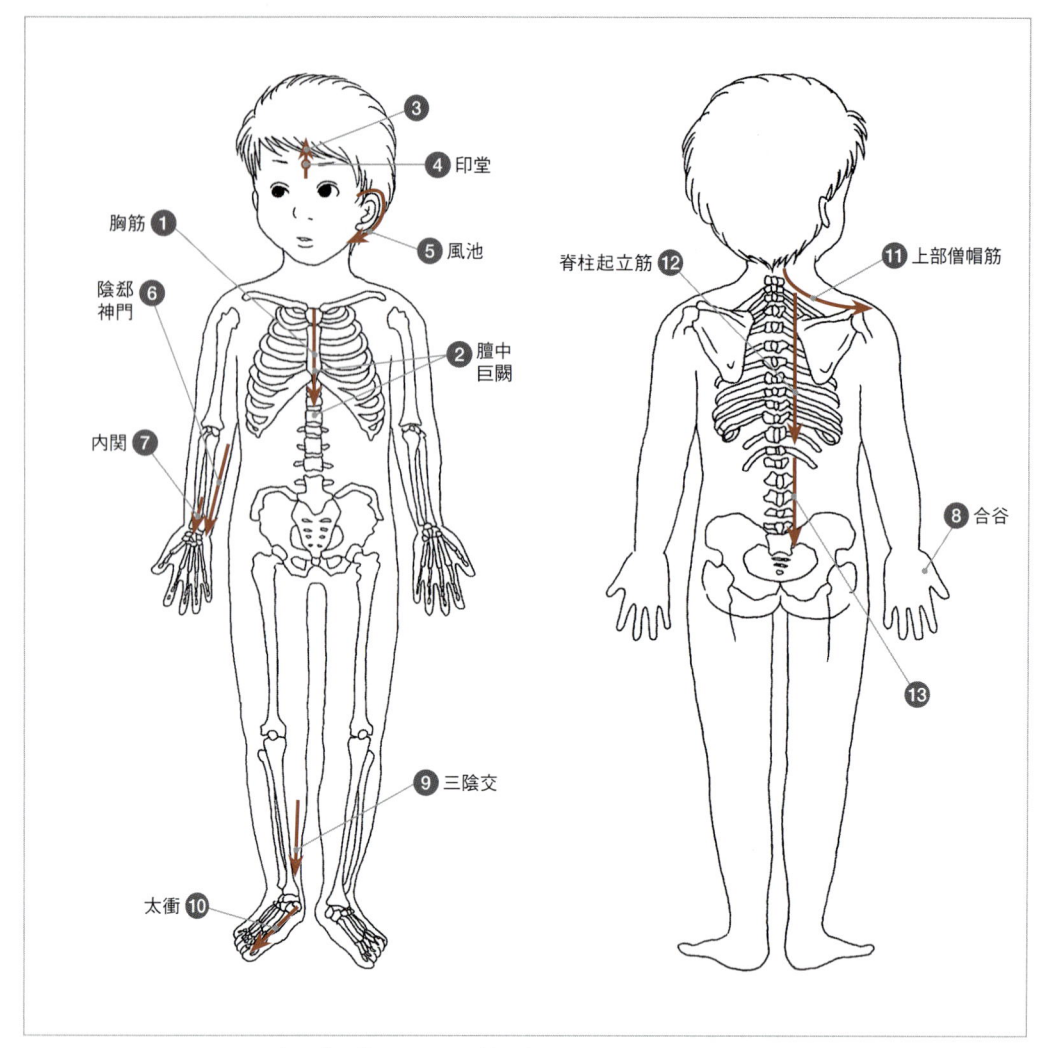

胸筋 ①	③
陰郄 ⑥ 神門	④ 印堂
内関 ⑦	⑤ 風池
	② 膻中 巨闕
	⑨ 三陰交
太衝 ⑩	
脊柱起立筋 ⑫	⑪ 上部僧帽筋
	⑧ 合谷
	⑬

短気・落ち着きがない・神経質で眠れないときの治療手順

　い影が補足的な部分で、濃い影が最も重要な部分です。1回に3〜5秒以上の刺激をそれぞれの部位に加え、薄い部分は数回、濃い部分はできるだけたくさん行うようにしましょう。6歳以上の子供や大人を治療する際は、濃い領域からツボを見つけることができます。しかし、赤ちゃんや幼児では、ツボを見つけることが難しいため、その周囲を優しく触れる程度で良いでしょう。また、身体の左右を治療しましょう。

　なお、子供をマッサージする際には、優しく触れるよう注意しましょう。特に赤ちゃんの場合は、ケーキの焼き上がりをチェックするときのように触れてください。

13. 短気・落ち着きがない・神経質で眠れない

治療手順

① 胸部（上部）を優しく触り、胸部から胃の上部に向かってマッサージしましょう。

感情的なエネルギーは、胸の上部に詰まっているといわれています。そのため、この部分をマッサージすることは、呼吸に関係する大胸筋や小胸筋を柔らかくし、エネルギーを放出させる作用があるといわれています。

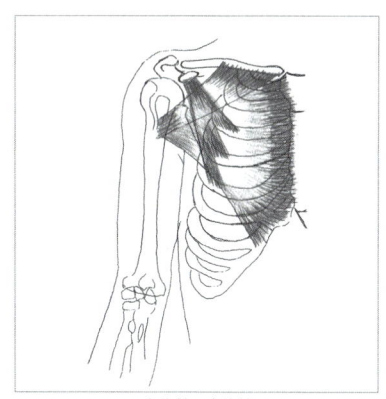

大胸筋・小胸筋

② 胸部で、乳頭間を優しく押さえてください。また、みぞおちの真下を優しく押さえましょう。

胸部の乳頭間にある膻中には、呼吸を楽にする作用があるといわれています。また、みぞおちの真下にある巨闕には気持ちを落ち着かせる作用があるといわれています。

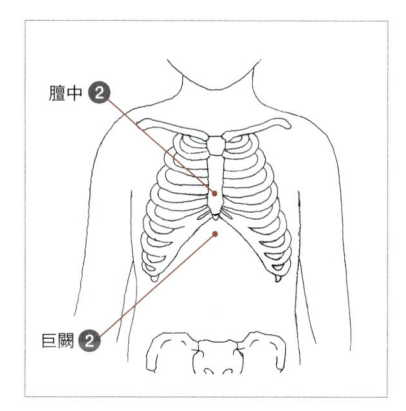

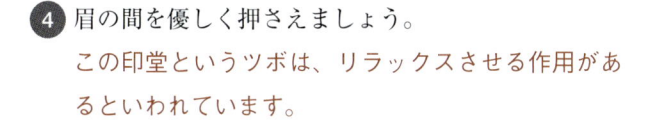

膻中 ②
巨闕 ②

③ 眉の間から髪の生え際に向かって、額を優しくマッサージしましょう。

④ 眉の間を優しく押さえましょう。

この印堂というツボは、リラックスさせる作用があるといわれています。

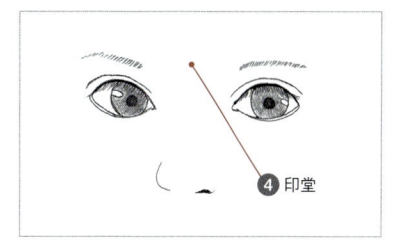

④ 印堂

⑤ こめかみから耳の周り、さらには頭蓋底に向かって軽くマッサージしましょう。

頭皮の優しいマッサージは、最も落ち着く刺激の1つです。頭を走行する胆経は感情的なエネルギーに関係しています。そのため、頭皮マッサージ（あるいは気持ちの良いシャンプー）はエネルギーを放出させ、リラックスさせる作用があるといわれます。また、頭蓋底にある風池は、気持ちを落ち着かせる作用があります。

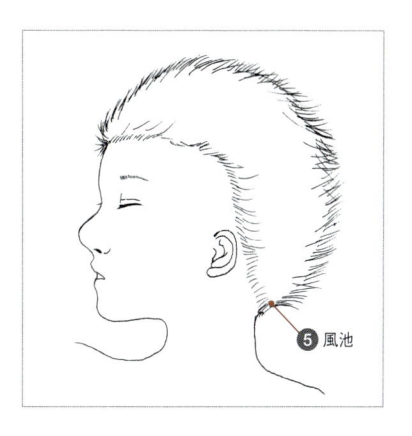

⑤ 風池

❻ 肘から第5指に向かって前腕内側をマッサージしましょう。手掌側で、手首を中心に第5指に向かってさらにマッサージをしてください。

心経は精神を落ち着かせる作用があるといわれています。心経のツボで、手首の少し上に位置する陰郄（いんげき）、神門は、不安や不眠の治療に用いられます。神門は内関や三陰交とともに、気持ちを落ち着かせる作用があるといわれています。

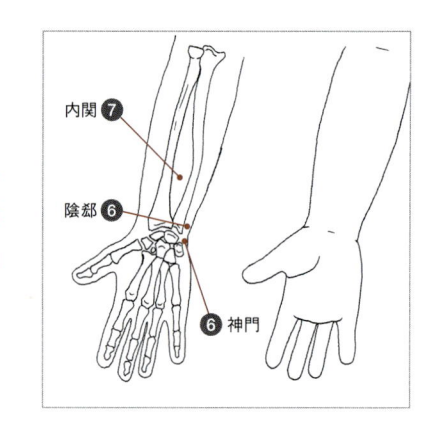

❼ 手掌側で、手首の中央から少し上の前腕をマッサージしましょう。

ここにあるツボは内関といい、神門や三陰交と同様に、気持ちを落ち着かせる作用があるといわれています。

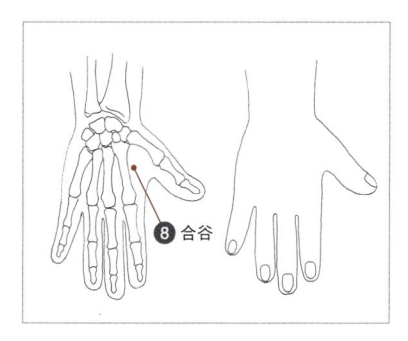

❽ 手背側で、第1指と第2指の間（合谷）を優しく押さえましょう。

合谷は太衝と同様に、身体を落ち着かせる作用があるといわれています。

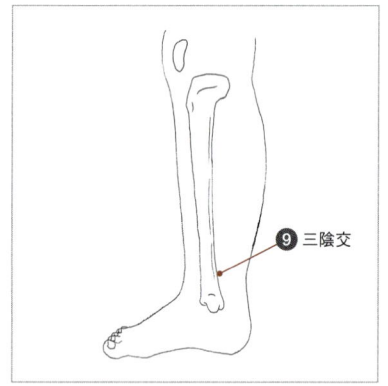

❾ 内くるぶしの上3寸付近の下腿内側をマッサージしましょう。

この部位にある三陰交は神門や内関と同様に、精神を落ち着かせる作用があるといわれています。

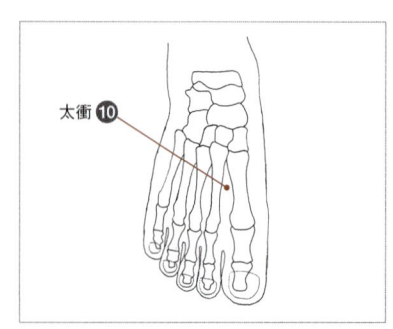

❿ 足の指をマッサージしましょう。特に第1趾と第2趾の間を集中的にマッサージしてください。

この太衝というツボは合谷と同様に、身体を落ち着かせる作用があるといわれています。

⑪ 首の後面から肩に向かって優しくマッサージしましょう。

上部僧帽筋を緩めることは、身体の上部に留まっているエネルギー（気）を発散させるといわれています。特に、陽経はこの部位を走行しており、エネルギー（気）の流れを良くしてくれます。

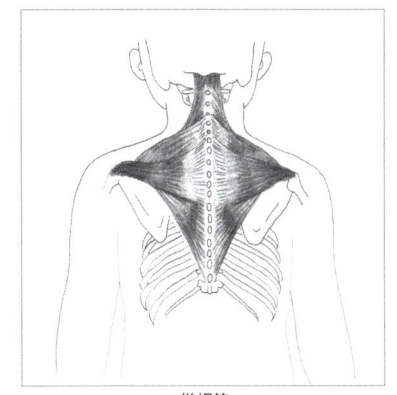

僧帽筋

⑫ 肩甲骨の間から腰に向かい、背骨の脇にある筋肉を優しくマッサージしましょう。

脊柱起立筋を緩めることは、胸と胃の上部の不快感を落ち着かせる作用があるといわれています。また、呼吸の助けになるともいわれています。

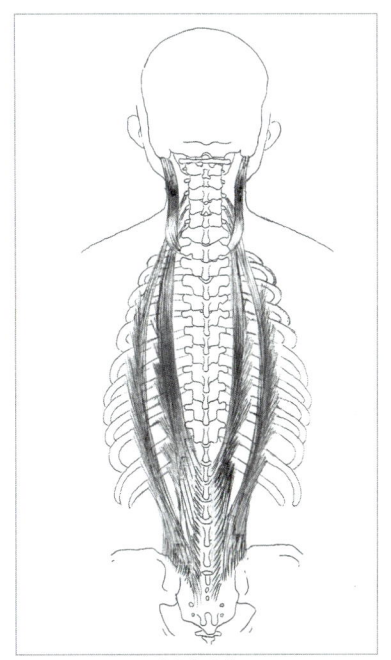

脊柱起立筋

⑬ 骨盤の上や腰部をマッサージしましょう。

このマッサージは、身体の上から下、さらには腹部にエネルギーを移動させ、子供を落ち着かせてくれる作用があるといわれています。

14. 疝痛（せんつう）（原因不明の大泣き）

医療機関にかかるタイミング

赤ちゃんが①ケガ、②便に血液や粘液が混じる、③便がとても固い、のいずれかで泣いているのであれば、医師に相談してください。

みんなで助け合うことが大切です

幼児期は、人生の中でもとても難しい時期でしょう。もし、あなたが我慢できないほど赤ちゃんが泣いているのであれば、疝痛（colic）で泣いているかどうかにかかわらず、医師や他の医療従事者に相談する必要があります。とても難しい時期を切り抜けるために、様々な人たちの助けを得ることは必要なことです。

疝痛とは

全ての赤ちゃんは泣きます。それは、自分たちの要求（食事、排泄、不快感などの情報）を伝えるために必要なコミュニケーションの方法なのです。泣くことは赤ちゃん、特に生後3カ月までの赤ちゃんには一般的なことで、早朝や夜間に泣くことが多いでしょう。それは、おそらく赤ちゃんが生まれて初めて体験する様々な感覚情報が、未発達の神経系、さらには胃腸や筋肉などに負担をかけている証拠なのです。赤ちゃんが、体験すること（聞く、触れる、感じる）の全てが、負担になっていることを覚えておきましょう。

また、赤ちゃんは1日に数時間、特に理由もなく泣くことがあります。赤ちゃんは健康にもかかわらず、泣くことがあります。泣きやまそうと一生懸命に愛情を注ぎますが、慣れていない親にとって、とても疲れることです。これはきっと疝痛が原因です。疝痛は赤ちゃんが理由なく泣く、一番の原因です。

疝痛の赤ちゃんは、同じ時間、大抵は早朝や夕方、夜間に泣くことが多いでしょう。その泣き声は、突然始まり、大声で2〜4時間泣いた後、突然泣きやみます。それが、週に数日、数週間続きます。①1日3時間、②1週間に3日、③連続で3週間、泣く赤ちゃんは疝痛の可能性が高いでしょう。疝痛の赤ちゃんは、泣きやませるのが難しいと思わせるくらい激しく泣き、

14．疝痛（原因不明の大泣き）

全身に力が入ったり、お腹が張っているので、痛みがあるようにみえるかもしれません。赤ちゃんは、泣きやむ前に排便かおならをするかもしれません。幸いなことに疝痛は、約6週間でピークを迎え、3～4カ月程度で治ります。しかし、疝痛が終わるまでは、あなた自身が神経をすり減らし、時には子供の泣き声がトラウマになるかもしれません。

疝痛は何が原因か

疝痛の原因は、誰にもわかりません。ただ一つ言えることは、親に何か責任があるわけではありません。決して、赤ちゃんを母乳で育てたかどうかも関係ありません。そして、あなたが何かしてあげるかどうかで疝痛が変わるものでもありません。疝痛発作で苦しんでいる赤ちゃんがガスを出すことで楽になることが多いことを考えると、疝痛が消化管の問題と何らかの関係があると断言する人もいますが、直接的な証拠はありません。赤ちゃんが泣くときにたくさんの空気を吸い込んだせいで、ガスが出ただけかもしれません。疝痛の原因には様々な可能性が考えられていますが、いまだ原因はわかりません。

どのように子供を守るのか

◆あなた自身について

赤ちゃんを助けられる唯一の方法は、あなたが赤ちゃんの味方になることです。疝痛は、多くの場合、生後数週の間にみられます。あなたは出産で疲れているかもしれませんが、赤ちゃんにはあなたの助けが必要なのです。ただし、どんな親でも、全てのことが一人でできるわけではありません。最も良い方法は、あなたのできる範囲で子供の味方になり、それが難しいときは周りに助けを求めることです。

とにかく、赤ちゃんが泣く理由が、親であるあなたのせいではないことを理解してください。疝痛で苦しむ赤ちゃんの親は、しばしばストレスが溜まり、怒り、憂鬱になり、失望することがあります。このことは、新しく家族を迎えるにあたり、予期していなかったことでしょう。しかし、赤ちゃんにとっては普通のことです。赤ちゃんはそれを乗り越えて、成長します。時間はかかるかもしれませんが、必ずそれを乗り越えて、泣きやみます。もし、あなたが強いストレスを感じたり、怒りがこみ上げてきたり、暴力を振るいそうになったら、あなたの配偶者、子育て支援者、近所の人、家族、友人、誰でも良いので援助を求めてください。あなたは、少しの間、赤ちゃんから離れる必要があります。あなたが健康で、リラックスしていないと赤ちゃんを助けられないことを覚えておきましょう。

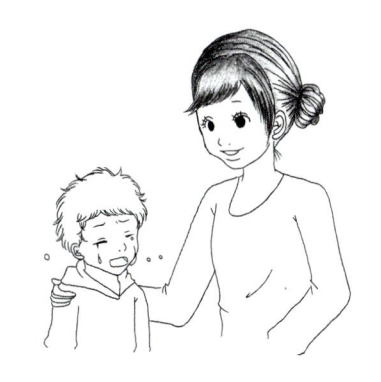

第 2 章　治療編

◆あなたの赤ちゃんについて

　赤ちゃんはあなたを頼りにしています。疝痛の際、赤ちゃんがどのように感じているかはわかりません。赤ちゃんは、あなたのお腹の中で、あなたの一部として成長してきました。しかし、出産後はあなたの身体の一部ではありません。もはや、あなたと赤ちゃんは別々です。しかし、赤ちゃんは「お腹で聞いた心地良い心臓のリズムはどこか？」「お腹の中で感じた温もりはどこか？」など、心地良かった世界を探し求めています。赤ちゃんは寒く見慣れない、全てが新しい環境の中で、快適であった環境を探し求めているのです。

　そのため、赤ちゃんとのふれあいが一番重要です。最初の数カ月間は、赤ちゃんを抱きしめてあげ、あなたの温もりを感じさせてあげてください。それで、疝痛を予防できるかどうかはわかりませんが、親の温もりを感じることは、子供を落ち着かせるでしょう。ですから、赤ちゃんのそばにいてあげてください。そして、赤ちゃんを穏やかで、温和な環境においてあげてください。赤ちゃんは、騒音や人混みを嫌っているかもしれません。

　また、赤ちゃんが快適だと思えるあらゆる方法を試してみましょう。細長い布でくるんでみたり、赤ちゃんの腕を握ったり、胸にもたれさせて抱いてみたり、色々と工夫してみましょう。時には、赤ちゃんのお腹を押すだけでも、赤ちゃんの排ガスを助け、良い気分転換になるかもしれません。同じように背中を軽く、規則正しく叩いてみましょう。背中を軽く叩くことは、お腹の調子を改善し、気分転換につながるかもしれません。

　さらに、赤ちゃんを腕の中で抱きながら、揺さぶってみましょう。赤ちゃんを揺さぶることは、お互いに気持ちが良いものです。もし疲れたら、腕の位置を変えたり、散歩に出かけたり、ベビーカーに乗せても良いでしょう。また、クラシックギターのような穏やかな音楽も、良い効果があることが知られています。

　泣いている赤ちゃんをなだめることは、成功と失敗の連続です。赤ちゃんは何が好きで、何が嫌いかを理解しなければいけません。それには、強い忍耐力が要求されます。それは、あなたが親として通過しなければならない、最初の試練かもしれません。そして、私たちの親も同じ経験をして、乗り越えてきたことを知っておきましょう。

治療

　図に示した影の部分は、治療に役立ちます。影が薄い部分は補足的な部位を、濃い部分が最も重要な部位を示しています。1回に3～5秒以上の刺激をそれぞれの部位に加え、薄い部分は数回、濃い部分はたくさん行うようにしましょう。6歳以上の子供や大人を治療する際は、影が濃い部分にツボを見つけることができますが、赤ちゃんや幼児では、ツボを見つけることが難しいため、その周囲を優しく触れる程度で良いでしょう。また、身体の左右を治療しましょう。

　この治療では、2つのことを目標にしています。1つ目は赤ちゃんを落ち着かせること、2つ目は赤ちゃんの消化機能を助けることです。そのため、治療に最も適した時間は、疝痛で泣いているときではありません。赤ちゃんがリラックスしているときに、治療してください。授乳

14. 疝痛（原因不明の大泣き）

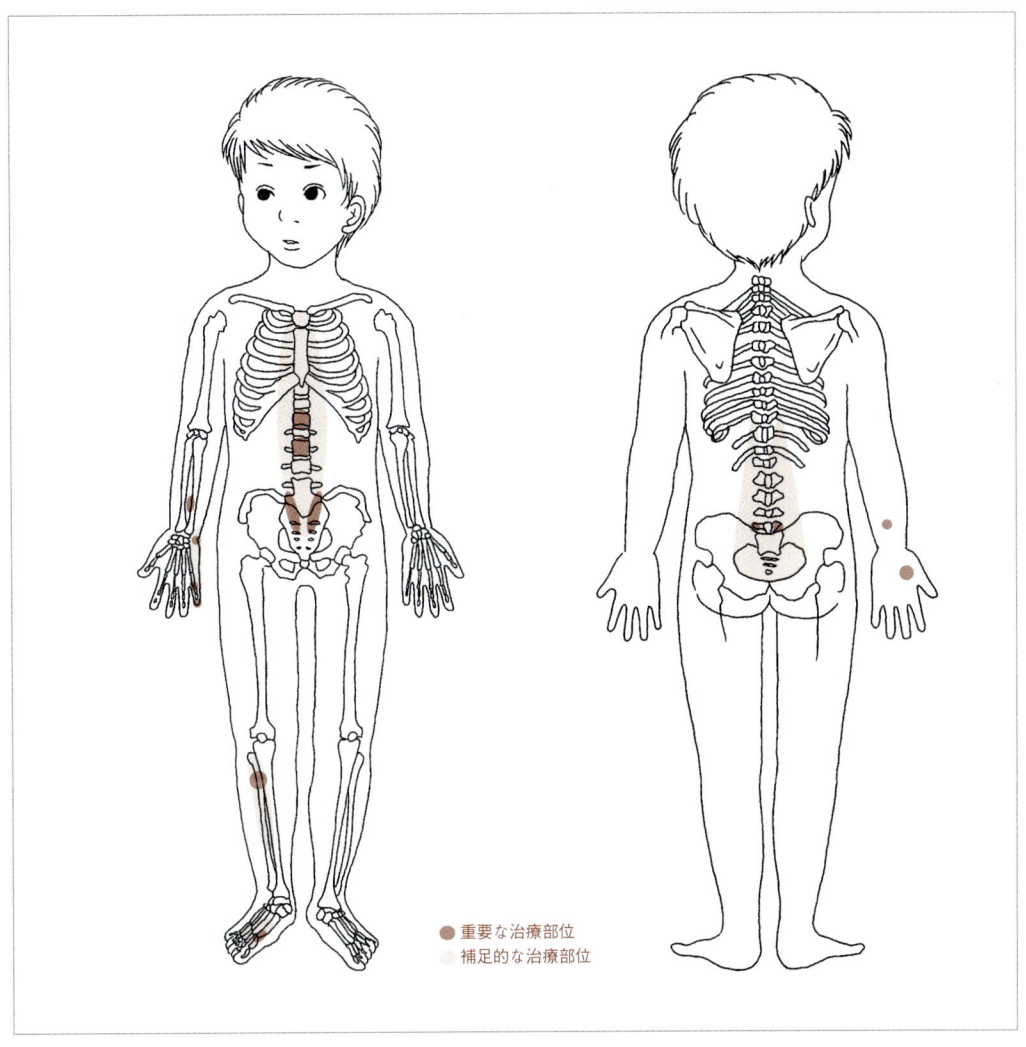

● 重要な治療部位
　補足的な治療部位

疝痛があるときの治療部位

　中や抱いているときなどはとても良いタイミングです。もし、赤ちゃんが泣いているなら、赤ちゃんを連れて歩き、揺らしたり、もしくは赤ちゃんのお腹をあなたの胸にぴったりと押し当ててみましょう。その際、イラストで示す背中、足、下肢の部分をマッサージすることも効果的です。

　最後に、優しくマッサージすることで、あなた自身を落ち着かせましょう。あなたの感情は、あなたの手を通して赤ちゃんに伝わります。落ち着いてマッサージすれば、赤ちゃんはあなたが味方であることを理解してくれるでしょう。

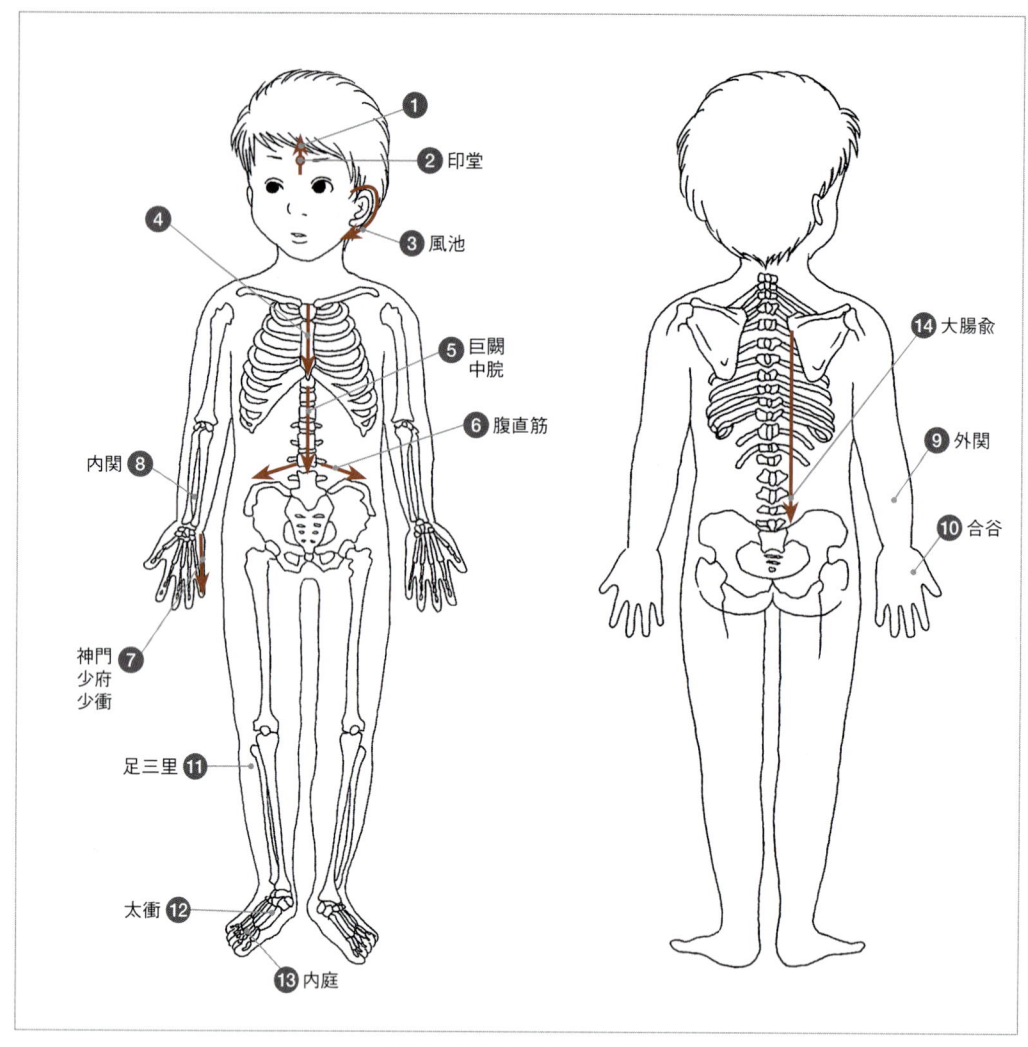

第2章 治療編

疝痛があるときの治療手順

① 眉間から髪の生え際へ
② 印堂
③ 風池
④ （胸部）
⑤ 巨闕 中脘
⑥ 腹直筋
⑦ 神門 少府 少衝
⑧ 内関
⑨ 外関
⑩ 合谷
⑪ 足三里
⑫ 太衝
⑬ 内庭
⑭ 大腸兪

疝痛があるときの治療手順

治療手順

① 眉の間から髪の生え際に向かって、額を優しくマッサージしましょう。

② 眉の間を優しく押さえましょう。
これは印堂というツボで、身体を落ち着かせる作用があるといわれています。

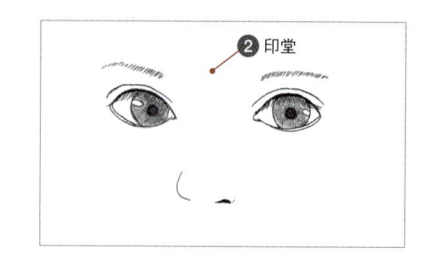

② 印堂

14. 疝痛（原因不明の大泣き）

❸ こめかみから後頭部に向かって、耳の周りをマッサージしましょう。

頭皮の優しいマッサージは、最も落ち着く刺激の1つです。頭を走行する胆経は感情的なエネルギーに関係しています。そのため、頭皮マッサージ（あるいは気持ちの良いシャンプー）はエネルギーを放出させ、リラックスさせる作用があるといわれています。さらに、頭蓋底にある風池は、気持ちを落ち着かせる作用があるといわれています。

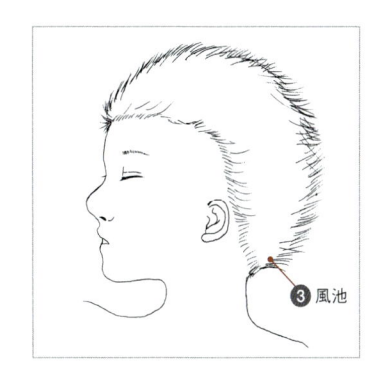

❹ 胸骨から胃や腹部に向かって、身体の中央を優しくマッサージしましょう。

身体の中央をマッサージすることは、エネルギーを上半身から下半身に動かす作用があるといわれています。

❺ みぞおちから臍の直下まで、胃の上部を優しくマッサージしましょう。

みぞおちのやや下にある巨闕は、身体を落ち着かせる作用があるといわれています。また、みぞおちと臍の中間にある中脘は、消化を調節する作用があるといわれています。

❻ 下腹部に向かって、臍の両サイドの筋肉をマッサージしましょう。その際、筋緊張があるかもしれませんので、注意深く観察しましょう。

腹直筋のトリガーポイントは、幼児の消化不良や疝痛の原因となる可能性があります。

❼ 手掌側で、第5指や手首の上部をマッサージしましょう。

心経の一部は手を走行します。そのツボである神門、少府、少衝は、気持ちを落ち着かせる作用があるといわれています。

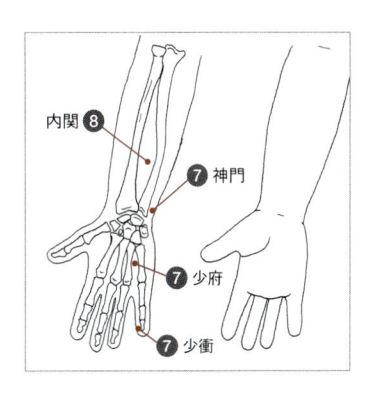

❽ 手掌側で、手首の3寸上、前腕の中央付近を優しく押さえましょう。

この内関というツボは、中脘と同様に、消化を調節する作用があるといわれています。

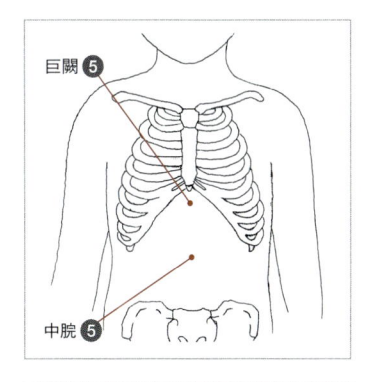

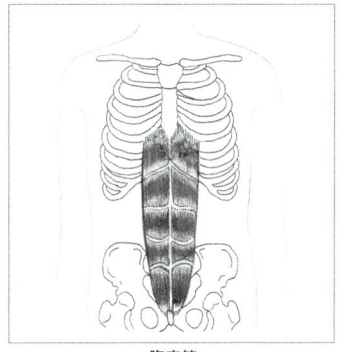

❾ 手背側で、手首の3寸上、前腕の中央付近を優しく押さえましょう。
ここの外関というツボは、消化を助ける作用があるといわれています。

❿ 手背側で、第1指と第2指の間を優しく押さえましょう。
ここには合谷があり、足三里とともに消化を助ける作用があるといわれています。

⓫ 下腿外側で、膝下3寸の部位をマッサージしましょう。
この部位にある足三里は合谷とともに、消化を助ける作用があるといわれています。

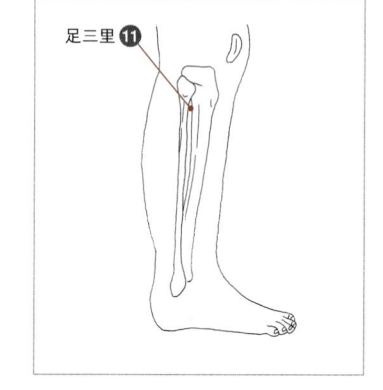

⓬ 足の第1趾と第2趾の間を優しく押さえましょう。
ここには太衝があり、合谷とともに身体を落ち着かせる作用があるといわれています。

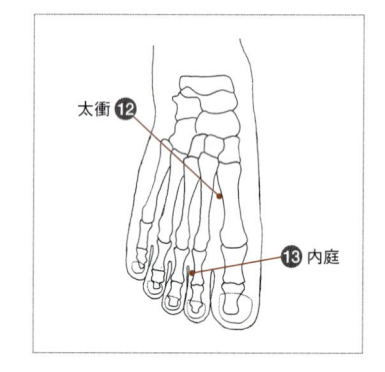

⓭ 足の第2趾と第3趾の間を優しく押さえましょう。
このツボは内庭で、消化活動を助ける作用があるといわれています。

⓮ 脊柱の両サイドを肋骨の下から骨盤まで、下向きに優しくマッサージしましょう。
膀胱経への下向きのマッサージは、身体を落ち着かせる作用があるといわれています。骨盤の直上にある大腸兪は、腸を刺激し、ガスの排出を助ける作用があるといわれています。

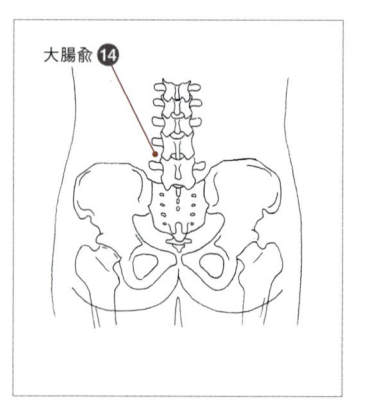

15. 尿路感染症

医療機関にかかるタイミング

　子供が明らかな原因がないにもかかわらず、①発熱に加えて嘔吐や下痢を併発している場合、②頻尿が認められる場合、③腹部と腰部の痛みに加えて発熱と悪寒がある場合は、尿路感染症が疑われるので、医師の診察を受けるべきです。

尿路感染症はどんな病気か

　尿路感染症は、尿を生成、排出する経路（尿路）のいずれかに認められる感染症です。尿路は、血液をろ過するフィルターとしての役割を持つ腎臓、尿を溜めておくための膀胱、腎臓から膀胱をつなぐ長いチューブ状の尿管、尿を体の外に出すチューブ状の尿道から構成されています。

　最も多い尿路感染症は、膀胱の感染症である膀胱炎です。細菌が尿道に入ると、それらは膀胱へ移行し、感染を招きます。膀胱の感染症は抗生物質を使えば、簡単に治療できます。しかし、もし膀胱の感染を適切に治療しないと、細菌は腎臓に移行して、腎臓の感染症を引き起こすことになります。腎臓の感染は膀胱の感染よりはるかに重篤な疾患です。腎臓の感染症が適切に治療されていない場合、2歳までの乳幼児では、腎機能不全などの永続的な障害に発展するかもしれません。もし、子供が尿路感染症だと疑われたら、医師に診察してもらうことが重要です。

　子供は膀胱が感染した際に、様々な症状を訴えるでしょう。赤ちゃんや幼児では、発熱が認められ、過敏で神経質になり、時には嘔吐や下痢をするかもしれません。はじめは、他の病気に見えるかもしれません。幼児以降では、尿の異臭や混濁、血尿などで、膀胱の感染症に気付くかもしれません。子供たちは普段より頻回にトイレに行きますが、少量しか排尿しないでしょう。排尿するときには、痛みを訴えたり、時には泣くかもしれません。一方、腎臓の感染が生じたら、多くの場合、子供は膀胱の感染と同じ症状を示します。しかし、腹部や背中の痛み、肋骨下端の痛みも合わせて訴えているかもしれません。子供には発熱や悪寒があり、とてもしんどそうにみえるでしょう。そんなときは、すぐに医師の診察を受ける必要があります。

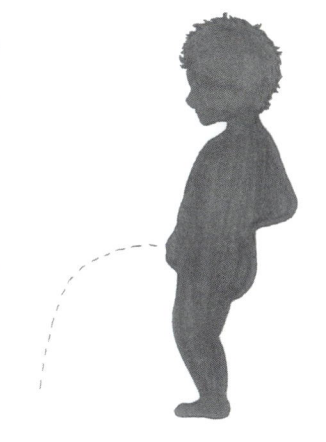

尿路感染症は何が原因か

膀胱の感染は男性より女性に多いでしょう。なぜなら、女性では直腸、尿道、膣がとても近くにあるからです。女性では尿道が短く、膣の入り口付近に存在していますが、男性では陰茎があり、女性よりも尿道は長く、遠くにあります。一般的に消化管には、健康な腸を維持するのに役立つ細菌も含めたくさんの細菌が存在しており、便からも見つけることができますが、尿路には細菌は存在しません。そのため、排便後に清潔にしなければ、尿道付近の皮膚から尿道と膀胱に移行し、膀胱の感染を引き起こします。

また、泡風呂や強い石けんを使うことで、尿道に炎症を起こすこともあります。そして、その炎症は感染を導きます。さらに、尿路の奇形がある場合は、反復する尿路感染症を引き起こす可能性もあります。もし、子供が尿路感染症を繰り返すなら、感染の原因を特定するために医師の診察を受けてください。

どのように子供を守るのか

◆快適に過ごすために

子供に十分な水分を取らせてください。水は身体を内側から洗浄するのに理想的です。また、クランベリージュースは、尿路感染症を改善したり、予防に役立つ飲み物です。クランベリーに含まれる物質が、膀胱の壁に細菌が付着するのを防いでくれます。ただし、商用のクランベリージュースは糖分が高いので、精製水で薄めて飲むか、甘くない天然甘味料で作られたものを探してください。もし、女の子が排尿に問題があれば、温かいお風呂に入ることを勧めてください。お湯は性器の緊張を和らげ、排尿を楽にしてくれるでしょう。そして、このような過程が、子供を安心させるでしょう。子供は不快感があると排尿を嫌がるかもしれません。しかし、排尿は膀胱をきれいにし、感染症を和らげてくれるので、たくさん飲んで排尿するように教えてください。

◆尿路感染症を予防するには

赤ちゃんがおむつを汚したら、前から後に向けて、注意深く拭いてください。特に女の子では、太ももやお尻の割れ目など隅々まで便が付いていないかチェックしてください。そして、子供が尿意を感じたら、すぐにトイレに行くように勧めてください。子供は、遊ぶことに夢中になり、ぎりぎりまで我慢しますが、これは膀胱にとってあまりよいことではありません。排尿は細菌を洗い流す1つの手段ですので、早めにトイレに向かわせましょう。また、女の子には、トイレの後は前から後ろに拭くことを教えてあげてください。その際、無臭の白いトイレットペーパーを使ってください。匂いや色のついたトイレットペーパーは、敏感な部分がかぶれる可能性があります。

入浴時には、性器をしっかり洗って、乾かすように子供に教えてください。泡風呂やきつい

石けん、薬品で香りや色付けされた石けんは極力避けましょう。また、女の子には、綿の下着を着せてください。そして、水着やレオタードのような濡れた服は、すぐに着替えるように教えましょう。女性にとって、性器部分を清潔に保つことは、快適な生活を送るうえで必要不可欠なことです。

　もし、子供の尿が頻繁に濃い黄色なら、その日はたくさん水を飲むことを勧めてください。一般的に、1日1回は無色の尿をするものです。頻繁に濃い尿が出るようであれば、膀胱に炎症を起こしているか、軽度の脱水症状のサインかもしれません。

食事に関して

　毎日クランベリージュースを少量でよいので飲ませてください。精製水で薄めた少量のクランベリージュースは、尿路感染の予防に役立ちます。

　もし、子供が固形食を食べているなら、果物と野菜を食べさせてください。果物と野菜に含まれた水分と食物繊維は、消化管と尿路機能を改善してくれます。

治療

　この治療は感染から回復する過程で、子供をより快適にするのに役立ちます。

　図に示した影の部分は、治療に用いる部位です。影には薄い部分と濃い部分があります。薄い影が補足的な部分で、濃い影が最も重要な部分です。1回に3〜5秒以上の刺激をそれぞれの部位に加え、薄い部分は数回、濃い部分はできるだけたくさん行うようにしましょう。6歳以上の子供や大人を治療する際は、濃い領域からツボを見つけることができます。しかし、赤ちゃんや幼児では、ツボを見つけることが難しいため、その周囲を優しく触れる程度で良いでしょう。また、身体の左右を治療しましょう。

　なお、子供をマッサージする際には、優しく触れるよう注意しましょう。特に赤ちゃんの場合は、ケーキの焼き上がりをチェックするときのように触れてください。

　子供を治療する最も適切なタイミングは、子供が快く治療を受け入れてくれる時間ならいつでも構いません。ゆっくり、心地よく、リラックスさせながら行いましょう。

第 2 章 治療編

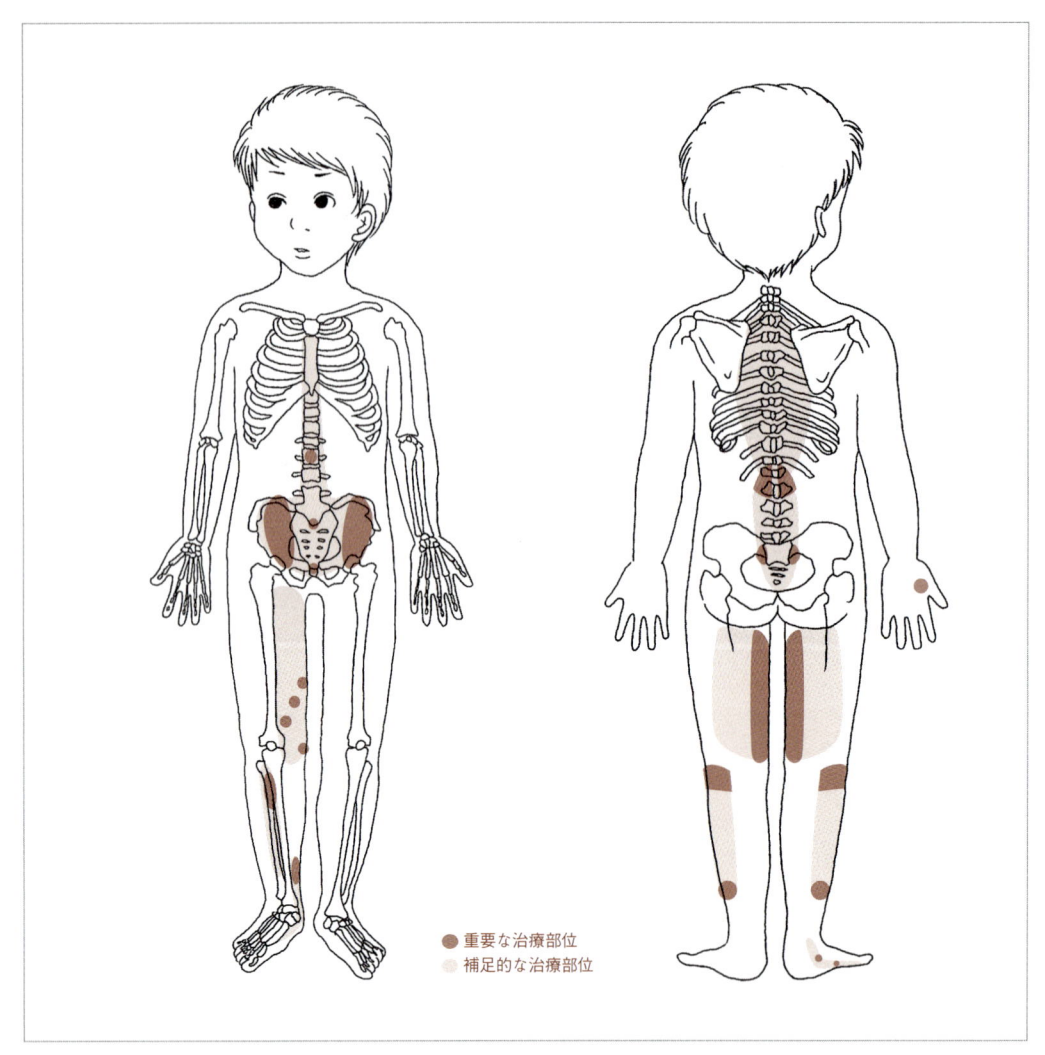

尿路感染症のときの治療部位

● 重要な治療部位
　補足的な治療部位

治療手順

① 胸の中央から下腹部に向かって、胸と腹部を優しくマッサージしましょう。
この部位のマッサージは、身体の中央から下部にある腹筋をリラックスさせる作用があるといわれています。

② 下腹部を優しくマッサージしましょう。臍の片側から始めて、足に下りていくようにマッサージしましょう。
このマッサージは下腹部の筋肉を緩めて、排尿を促すといわれています。尿路感染があると、腹部のトリガーポイントが見つかるでしょう。

15. 尿路感染症

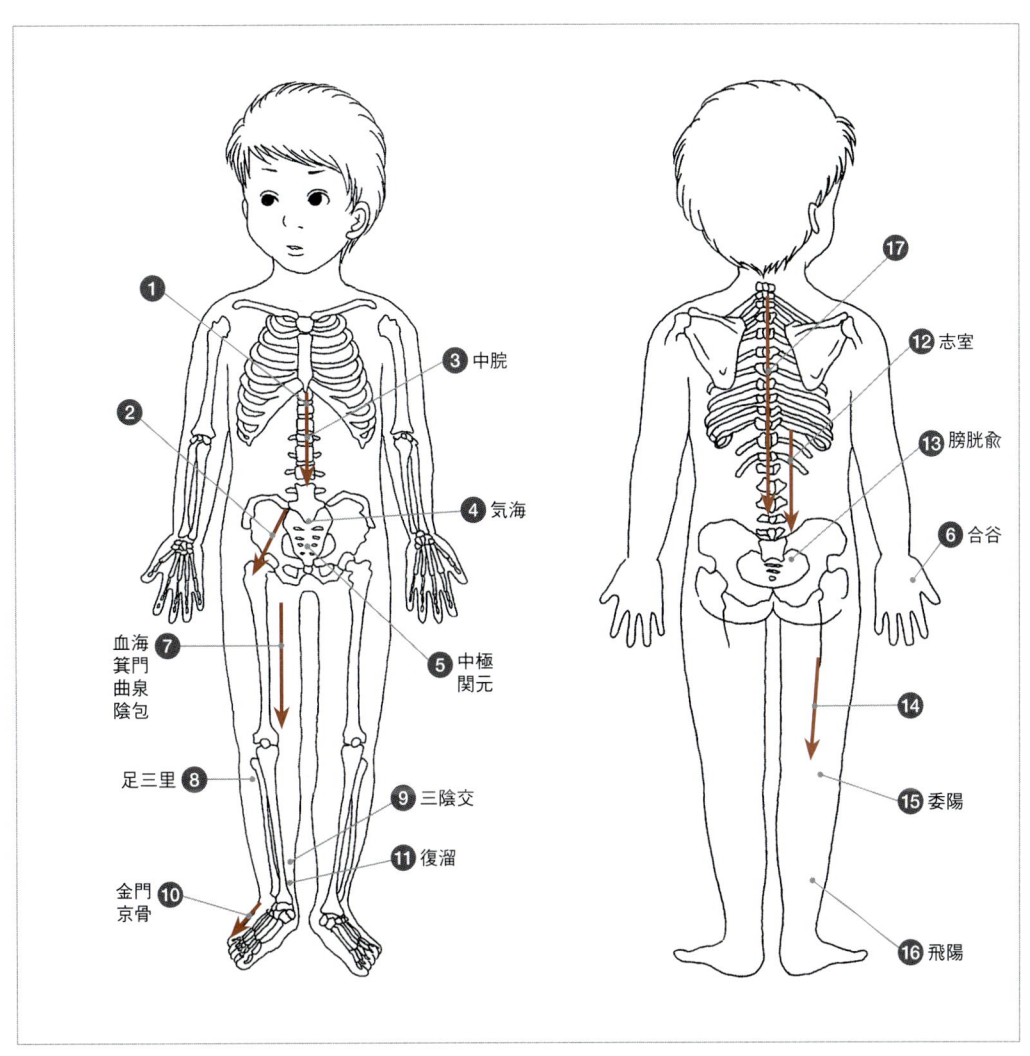

尿路感染症のときの治療手順

図中ラベル:
- ❶
- ❷
- ❸ 中脘
- ❹ 気海
- ❺ 中極 関元
- ❼ 血海 箕門 曲泉 陰包
- ❽ 足三里
- ❾ 三陰交
- ❿ 金門 京骨
- ⓫ 復溜
- ⓬ 志室
- ⓭ 膀胱兪
- ❻ 合谷
- ⓮
- ⓯ 委陽
- ⓰ 飛陽
- ⓱

❸ みぞおちと臍の間を優しく押さえましょう。
ここに位置する中脘は、身体の機能を高める作用があるといわれています。

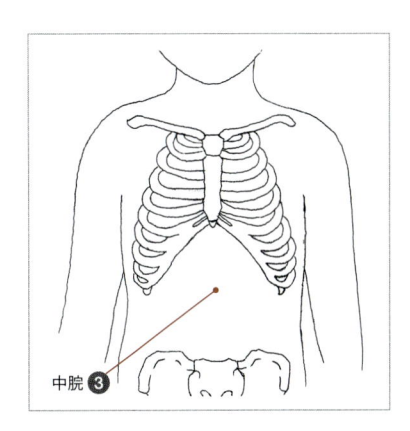

中脘 ❸

第2章 治療編

4 臍の下を優しく押さえましょう。

これは気海というツボで、排尿機能を調整する作用があるといわれています。

5 恥骨の上を優しくマッサージしましょう。

恥骨の上1寸付近にある中極(ちゅうきょく)は、泌尿器や生殖器障害の治療に用いられます。中極から1寸上の関元もまた、泌尿器や生殖器障害の治療に用いられます。

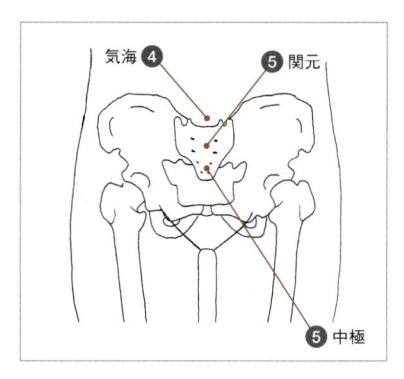

6 手背側で、第1指と第2指の間を優しく押さえましょう。

ここには合谷があり、復溜とともに、免疫機能を高める作用があるといわれています。

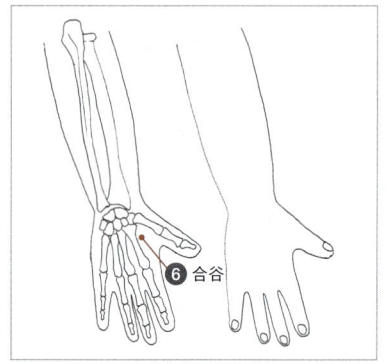

7 大腿内側の上から膝下に向かって優しくマッサージしましょう。大腿内側をマッサージする際、手のひらを平たくして行えば、上手にマッサージができます（この部位はくすぐったい部位なので、もしこの部位のマッサージがうまくできれば、あなたはとてもマッサージが上手といえます）。

このマッサージは、肝経と脾経を刺激します。膝の周囲にある血海(けっかい)、箕門(きもん)、曲泉(きょくせん)、陰包(いんぽう)は、膀胱機能障害の治療に用いられます。

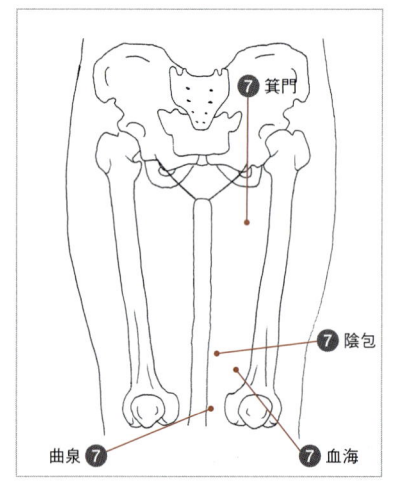

8 下腿外側で、膝の直下を優しく押さえましょう。

この部位にあるツボ・足三里は三陰交とともに、免疫機能を高める作用があるといわれています。

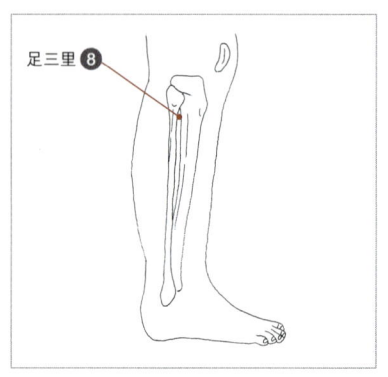

15. 尿路感染症

❾ 内くるぶしの上3寸付近をマッサージしましょう。
ここには三陰交があり、足三里とともに、免疫機能を高める作用があるといわれています。また、中極とともに、膀胱機能を調整する作用があるといわれています。

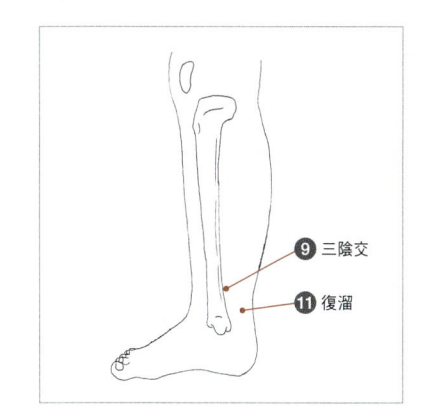

❿ 踵の外側や足の外側から、つま先へ向かってマッサージしましょう。
この部位は、膀胱機能を調節してくれる部位です。第5中足骨基底部の金門と京骨は、膀胱機能障害の治療に用いられます。

⓫ 内くるぶしの周りをマッサージしましょう。
内くるぶし周囲には腎経が走行しているため、このマッサージは腎機能を助ける作用があるといわれています。腎経のツボの復溜は、合谷と一緒に免疫機能を助ける作用があるといわれています。

⓬ 肋骨下端から骨盤まで、背中をマッサージしましょう。
このマッサージは、腎機能を高めるツボである志室を刺激することができます。

⓭ 仙骨上にある小さなくぼみや仙骨をマッサージしましょう。
膀胱兪は飛陽とともに、膀胱機能を活性化する作用があるといわれています。

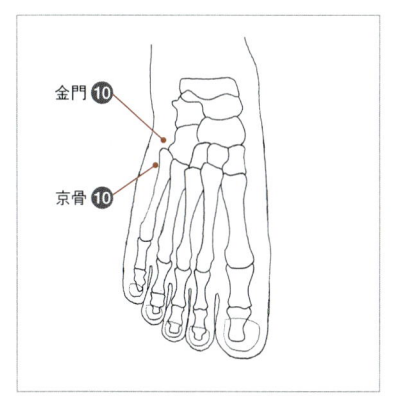

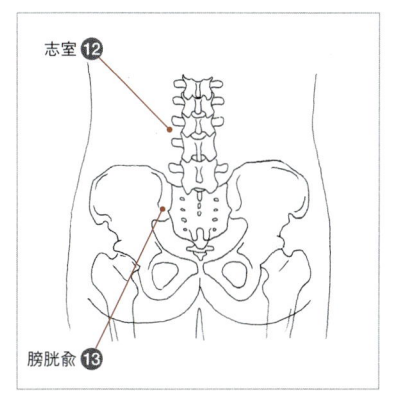

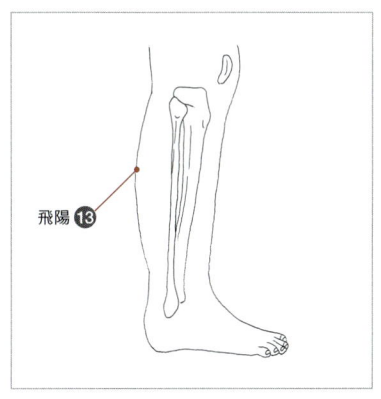

❶❹ 殿部から膝裏に向かって、大腿後面をマッサージしましょう。
この部位はとてもくすぐったいのですが、もしうまく刺激できれば、膀胱機能を活性化してくれます。

❶❺ 膝裏の外側をマッサージしましょう。
この部位にある委陽(いよう)は、尿路の水分移動を活発にする作用があるといわれています。

委陽 ❶❺

飛陽 ❶❻

❶❻ 下腿外側で、アキレス腱付近をマッサージしましょう。
この飛陽というツボは、膀胱兪と一緒に膀胱機能の治療に用いられます。

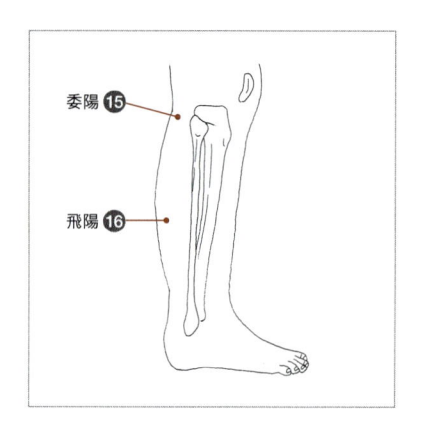

❶❼ 背中の優しいタッチで治療を終わらせましょう。
お互いに気持ちよく、リラックスすることが大切です。

16. 痛み（内出血・打撲・捻挫など）

医療機関にかかるタイミング

　子供がケガをして、①動いたり・立ったり・自分自身で体重を支えることができない場合、②関節の変形や骨の変形が認められる場合、③24時間経過しても腫脹や内出血でひどくなる場合、④痛みの原因がわからず7日間以上腫脹や筋肉内のしこりが継続する場合は、できるだけ早く医師の診察を受けてください。また、それ以外でもケガが心配であるようなら、医師に相談しましょう。

　筋肉、腱、靭帯、骨がうまく機能することで、動くことが可能になります。身体がどんな動作も行えるのは、筋肉が骨に付着しているからです。筋肉が軟らかく弾力性があり、しなやかなときは正常であり、おそらく痛みを伴うことはないでしょう。

　骨に付着した筋肉が収縮することで、身体は動きます。筋肉が働かなければ、動くことはできません。呼吸、消化、排泄、心臓、眼の開閉など、あらゆる動きに筋肉は関係しています。動くという行為は生まれもっての能力です。子供を観察してみましょう。子供は痛みがなく、調子がよいときは動き回ります。しかし、ケガなどで痛みがあれば、動き回ることはありません。

　ケガには骨折とそれ以外（肉離れなど）の2つのタイプがあり、それぞれ全く違った処置と治療が必要です。一般的に、骨折は医学的処置が必要ですが、肉離れあるいは内出血などの場合は、医学的な処置は必ずしも必要というわけではありません。ただし、筋・骨格系のケガ（損傷）の全てに共通していることは、ケガのエリアだけでなく、さらに様々な筋肉や関節に影響を及ぼしているということです。単純な肉離れでさえも、その周囲にある多くの筋肉に影響を及ぼしています（骨折においても同じことが起こります）。

　私たちはケガを元に戻すことはできません。しかし、マッサージ、冷却、安静などの治療を行うことで、周囲の筋肉への影響を減らすことができるかもしれません。

　ここでは、いくつかのケガのタイプに関して、その対処法を考えてみましょう。

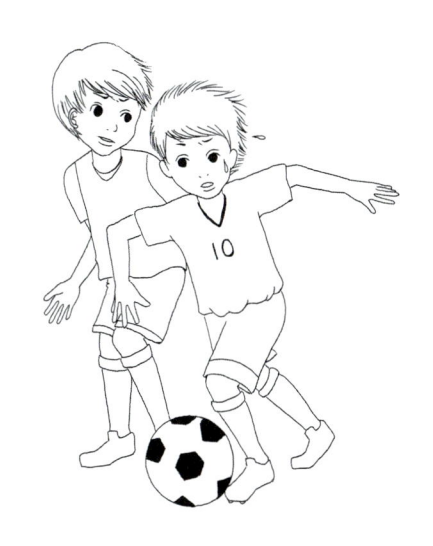

身体の声に耳を傾ける

　身体に起こるあらゆる痛みは、私たちに語りかけています。例えば、足を損傷した際には、そのケガは痛みを起こし、そのことにより歩くことができない状態を私たちに教えてくれます。市販の鎮痛剤や抗炎症剤を使用してもまだ痛みを感じるならば、何か重要な情報を私たちに教えているのかもしれません。

　子供のケガ（痛み）が続くようであれば、非ステロイド性抗炎症薬（NSAIDs）を使用してください。ただし、軽い痛みであれば、それを使用するべきではありません。NSAIDsは、ケガの初期において痛みや炎症を抑えてくれますが、治りが遅くなることもあります。

◆内出血（bruises: 打撲／打ち身）

　誰でも内出血を経験したことがあるでしょう。内出血は、皮膚の軟部組織にある小血管が破裂することで皮下に出血することを指します。一般的には、ぶつかったり、物にあたったりすることで内出血が起こります。

　内出血は、血管内の血液が周辺組織に浸透し、皮下が青色や黒色になります。初期は赤色や紫色ですが、2日後には青あるいは黒に変化し、腫れます。一般的に、内出血は青色、黄色、茶色へと変化し、その後、消失します。

　小さい内出血に関しては、特別な治療を行う必要はありません。しかし、損傷後10〜15分の間に損傷部位にアイシングを行うことは、内出血や炎症を軽減させる可能性があります。

◆筋スパズム／けいれん

　筋肉のスパズムやけいれんは、筋肉の不随意収縮により筋肉の痛みと筋緊張が突然起こる状態です。子供が突然、痛みを伴うふくらはぎや足のけいれんで目を覚ますかもしれません。これは、ほとんどが筋肉の疲労あるいはカルシウム、マグネシウム、カリウムなどの電解質のアンバランスによって起こっています。しかし、子供にはそれほど多くありません。

　筋肉のスパズムやけいれんは一時的で、その部位に対してストレッチやアイシング、そして優しいマッサージを行うことで症状が軽快します。また、歩くこと自体が、足やふくらはぎのけいれんの治療になります。もし、子供がスパズムやけいれんをよく起こすなら、十分な水分を与え、新鮮な果物、野菜、全粒穀物、乳製品、そしてタンパク質が含まれている食べ物などをバランスよく摂取できているか確かめてください。また、大量の汗をかいているようであれば、スポーツドリンクを飲むようにしましょう。

成長痛とは？

もし、子供が何日も続く下肢の鈍い痛みを訴えているとしたら、その原因は何だと思いますか？
子供は成長期にさしかかっていませんか？　成長期にさしかかっているのであれば、成長痛かもしれません。下肢の骨は、その骨に付着している筋肉より早く成長します。そのため、筋肉が骨の成長に追いつかず、ピンと引っ張られて起こる痛みが成長痛です。
治療は、下肢を優しくマッサージする、食生活にタンパク質を加える、水分を増やす・少し安静を取らせるなどの方法があります。そうすれば、1週間程度で治まります。

◆肉離れ

肉離れは、筋肉や筋肉から骨へ付着している腱が損傷することです。肉離れは、筋肉を使い過ぎることによって起こります。しかし、幼い子供の筋肉は、しなやかで弾力があり、軟らかいために、肉離れが起こることは稀です。しかし、もし小学生が重いランドセルを持ち始めたり、あるいは本格的にスポーツを始めれば、肉離れを生じることがあるかもしれません。

筋肉が張っているときは、動かすと痛みを生じますが、動かさなければ何も痛みを感じません。肉離れを起こした周囲では筋肉が張っていることが多く、また肉離れを起こした領域を越えて、腫脹が認められるでしょう。

肉離れは、軽度、中等度、重度に分けられます。軽度（第1度）の肉離れは、わずかな筋線維の損傷で、多くの場合、数日後には治癒するでしょう。また、温水につけることで、肉離れに伴う不快な感覚を和らげることができます（エプソム塩を含む温水につけることも効果的です）。1日に数回、1回20分間程度、ホットパックを行うことも、軽度の肉離れを回復させるにはよい方法です。

一方、中等度（第2度）の肉離れは、筋の部分断裂がみられます。骨に付着している一部の筋線維か腱が断裂しています。もし、子供に筋断裂が起きているなら、損傷前と同じようには力が入らないでしょう。部分断裂が完治するには、少なくとも、2〜3週間かかります。また、重度（第3度）の肉離れでは、筋−腱−骨の付着部の完全断裂がみられます。この損傷レベルは、外科的再建を必要とし、回復には約6〜10週間かかるでしょう。

もし、子供が中等度あるいは重度の肉離れであれば、R.I.C.E.（安静、冷却、圧迫、拳上）を損傷直後から24時間以内に行ってください。そして、筋肉が断裂している可能性があるのであれば、医師の診察を受けてください。また、中等度の肉離れでは、筋肉内が緊張したり、硬くなったり、圧痛や硬結、さらにはトリガーポイントがみられる可能性があります。筋肉を注意深く触ることで見つけることができる筋肉の小さな塊（硬結）は、トリガーポイントに関連したものです。肉離れの回復を促すためには、筋肉に適切なアプローチをすることが重要であり、

そのためには筋肉内の硬結とトリガーポイントを取り除かなければなりません。よって、肉離れを起こした筋肉やその周囲に対して優しくマッサージを行い、トリガーポイントを治療しましょう。その結果、血液を増加させ、損傷した筋肉の緊張を取り去るとともに、筋肉はしなやかで柔軟な状態に回復するでしょう。

いつ温めるべきか

　筋肉を無理に伸ばし過ぎて、軽度の肉離れが起こっている場合や、単に筋肉の使い過ぎで痛いのであれば、冷却するよりむしろ温めるべきです。

　ホットパック（湿式）を使用することは、筋肉の痛みを和らげてくれます。なお、ホットパックには乾式と湿式がありますが、乾式は筋肉の水分が失われやすいため、回復を遅らせることがあることから、使用は避けるべきです。また、温かいお風呂に入ることも、痛みを和らげてくれます。なお、お風呂にエプソム塩を加えるとさらに効果的との報告もあります。

◆腱炎

　腱炎は、筋肉から骨に付着する部位である腱の炎症で、①反復運動をした場合、②ストレッチやウォーミングアップなしでスポーツを行った場合、③筋肉を使い過ぎた場合などで、子供に発症します。特に、10代の運動選手やダンサーによくみられます。

　炎症が起こった腱は、腫れて痛みや圧痛があります。痛みは、うずくような鈍い痛みで、動作時や夜間に悪化することもあります。また、腱の周囲に熱感や発赤が認められるかもしれません。腱炎が起こりやすい部位としては、肘、肩、膝そして足首などがあります。若いテニス選手は、肘の腱炎である「テニス肘」を発症するかもしれません。野球のピッチャーでは、肩の腱炎である「腱板炎」が発症するかもしれません。また、バスケットボールの選手は膝の腱炎である「ジャンパー膝」を、ランナーやダンサーでは、アキレス腱の腱炎である「アキレス腱炎」が発症するかもしれません。

　その場合は、R.I.C.E.（安静、冷却、圧迫、挙上）が行われますが、安静が一番有効です。また、腱に付着している筋肉をマッサージする際は、その筋肉に逆らって無理に伸ばしてはいけません。マッサージにより筋肉が緩むことで、その周囲の血流が改善し、早い回復を促します。

16. 痛み（内出血・打撲・捻挫など）

R.I.C.E. とは？

　R.I.C.E. は、損傷に対する応急処置の方法です。REST（安静）、ICE（冷却）、COMPRESSION（圧迫）、ELEVATION（挙上）の頭文字を並べたものです。損傷直後から24時間以内にR.I.C.E. を行うと、炎症、熱感、発赤、腫脹、そしてそれに伴う痛みが軽減されます。

- REST（安静）とは、損傷した部分を休めることを意味し、休息を取ることです。

- ICE（冷却）は、損傷部位にアイシングを行うことです。

> ①氷の入ったビニール袋を損傷部位に乗せ、柔らかいタオルで巻きます。冷却剤は損傷部位がカバーできる大きさのものを使用し、皮膚が濡れないように柔らかく乾いたタオルをかけておきましょう。
> ②10分間アイシングしてください。そして、20分の間隔をあけ、このサイクルを3回繰り返してください。
>
> 　アイシングの1サイクルは90分間です。アイシングは、損傷直後から24～48時間以内に1日2～3回は行うべきです。この方法は、関節の損傷や腱炎の治療には有効です。アイシングは腫脹や炎症を軽減させる効果があるので、損傷後24時間以内に行うべきです。

- COMPRESSION（圧迫）は、腫脹を最小限に抑えるのに役立ちます。

> 　腫脹のある領域に、軽い圧力をかけながら包帯を巻きます。特に伸縮包帯は、軽い圧をかけるために使います。損傷部を巻く際は、痛みの増悪や循環を阻害しないためにも、強く締め付けないほうがよいでしょう。

- ELEVATION（挙上）は、心臓より高い位置に損傷部位を上げることです。これは腫脹を予防するのに役立ちます。

◆捻挫

　捻挫は、関節内にある靭帯が引き伸ばされ過ぎることで起こるものです。靭帯は骨から骨に付着しており、関節構造をサポートする重要な役割をしています。子供が捻挫したときには、関節で「パン」という音を聞いたり、あるいは引き裂かれるような感覚があったと表現するかもしれません。そして、関節には強い圧痛、腫脹、そして内出血が認められるでしょう。

捻挫も軽度、中等度、重度と分類することができます。

軽度の捻挫であれば、靭帯線維の一部が損傷しています。関節の機能を損なうことはありませんが、治癒には2～6週間程度かかるかもしれません。

中等度の捻挫は、靭帯の部分断裂あるいは損傷が認められます。足首の関節はとても不安定で、固定する必要があります。治癒には6～8週間の時間が必要です。

重度の捻挫であれば、骨に付着する靭帯が完全断裂あるいは分離しています。外科的手術が必要となり、術後は完全固定が必要です。治癒には2～6カ月かかるでしょう。靭帯は血液供給が非常に少ないため、骨折よりも治癒に時間がかかるかもしれません。

足首と膝では、靭帯損傷や捻挫が再発しやすいという共通点があります。一般的に、捻挫の治療では復帰するまでに十分な安静（回復期間）を取ることが重要です。しかし、若い運動選手にとって長期間の安静（回復期間）を取ることは、非常に難しいことです。ただ、しっかり安静を取った場合、将来的には関節不安定症や捻挫を繰り返すことは少ないといわれていることを知っておくべきです。

子供に捻挫の疑いがある場合は、医師の診察を受けてください。捻挫に対する応急処置は、"安静、冷却、圧迫、拳上"のR.I.C.E.を24時間以内に行うことです。そして、医師が捻挫の部位を確定したら、関節に付着する筋肉をマッサージして、子供を早期に回復させてあげましょう。例えば、足関節捻挫であれば、下腿と足の筋肉を中心にマッサージを行います。

◆ 脱臼

関節面の相互関係が失われたときに、脱臼は起こります。一部の脱臼は瞬間的に起こり、自分自身で矯正することも可能ですが、一部には医学的介入が必要な脱臼もあります。

明らかな関節変形が認められ、関節を動かすことが不可能であれば、自己矯正することは難しいでしょう。言い換えれば、膝が脱臼した場合、膝とは思えないくらい曲がり、動かすことができないような場合では、医学的な介入が必要です。なお、脱臼では、圧痛、腫脹、内出血、場合によってはしびれも生じることがあります。

この場合、緊急の応急処置は、R.I.C.E.を損傷後24時間以内に行うことです。もし、子供に関節脱臼が疑われたら、医師の診察を受けたほうがよいでしょう。一方、脱臼した関節周囲の筋肉は、損傷していることが多いでしょう。そのため、脱臼に対しての処置が行われた後に周囲の筋肉をマッサージすれば、血流が増加し、回復を早めてくれるでしょう。また、周囲の筋肉にマッサージを行うことは、将来の筋力低下を予防する手助けにもなります。

◆骨折

　骨折とは、骨にひびが入る、あるいは折れることです。子供が骨折した場合、損傷領域に突然強烈な痛みを訴え、腫脹や圧痛が現れるでしょう。一般的に損傷した領域には、皮下に内出血がみられたり、突出した骨のようなものが観察できるかもしれません。上肢・下肢・指の骨折であれば、骨がブラブラしているかもしれません。骨折が起これば、誰でも気がつくことができると思います。

　一部の骨折では、骨を固定するために医学的介入が必要であったり、骨の適切な位置を維持するために、添え木を当てたり、ギプス固定をすることが必要な場合があります。

▎治療

　まずはじめに、子供のケガが重症であると思うならば、マッサージの治療を行う前に医師の診察を受ける必要があります。また、48時間経っても症状が変化しない場合も、医師の診察を受けてください。

　マッサージは子供を元気づけ、ケガの回復の手助けとなります。ケガに関連した筋肉には小さな塊（硬結）があり、トリガーポイントに発展する可能性があります。ケガをすると筋肉は硬くなり、本来の位置まで曲げ伸ばしができなくなるでしょう。そして、連鎖反応として、周囲の筋肉にも影響を及ぼします。具体的には、1つの筋肉が機能しなくなると、同じ動きをする別の筋肉はいつも以上の働きをしなければなりません。その結果、他の筋肉の働きにも影響を及ぼします。1つの筋肉が機能しなくなった状態が長く続くと、慢性痛あるいは機能不全の原因となります。一般的に子供の筋肉は、しなやかで柔軟であるため、すぐに回復します。しかし、損傷が長期間継続すると、回復には時間がかかります。そのため、ケガした筋肉やその周囲の筋肉に治療を行うことは、慢性痛や機能不全を防ぐことにつながります。

　子供の筋肉痛をマッサージする際は、優しく触れてください。そして、筋肉の変化（柔らかい、腫れている、熱い、緊張しているなど）を感じ取れるように指を動かしてください。そして、筋肉の中にある硬結を探してください。この硬結こそがトリガーポイントの原因です。なお、腫れている部位や熱感がある部位は避けるべきでしょう。一方、硬結を見つけた場合は、指を使って硬結を軽く押してください。その際、5～10秒間ゆっくりと数えながら押しましょう。決して、強く、または長時間押してはいけません。また、マッサージや指圧で子供が痛みを感じるのであれば、力を緩めてください。

　なお、硬結を見つけた際、それをギターの弦を弾くように前後に弾くようなことはしてはいけません。逆に筋肉が緊張してしまい、痛みが悪化します。

頚部（首）に対する治療

①頚部にヒリヒリするような痛みがある場合、②3〜5日間痛みが変化しない場合、③子供の頚部が硬直している場合、④痛みに加えて39℃以上の熱がある場合は、医師の診察が必要です。

日常生活のなかで、子供の首の筋肉に痛みを起こす出来事はたくさんあります。重いリュックサックを背負うことで筋肉を損傷したり*、寝違えたり、コンピューターの前で何時間も作業をしたり、ストレスが溜まっているようであれば、頚部の痛みを訴えるかもしれません。また、むち打ち症は、頚部の筋肉に大きな影響を及ぼします。むち打ち症とは、交通事故や転倒などで起こるだけでなく、アメリカンフットボールの練習中にも起こります。さらに、自転車の運転、レスリングやウエイトリフティングのような運動も、頚部の負担が大きいかもしれません。一方、喘息などの呼吸器障害でも、頚部の緊張や痛みが存在するかもしれません。

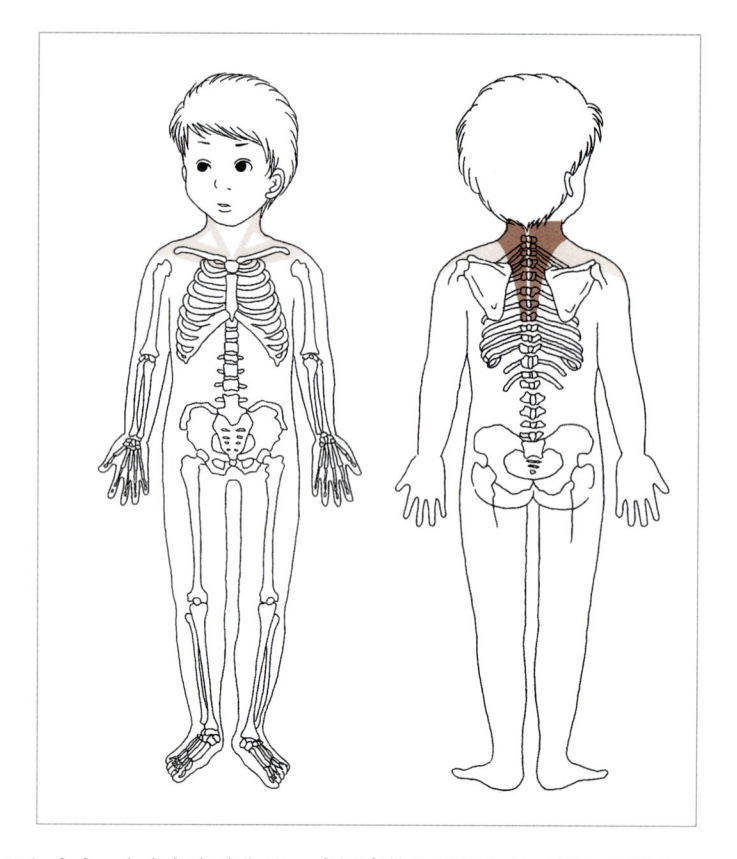

トリガーポイントが頚部の筋肉に存在しているとき、頚部の緊張や痛みに加えて、頭痛や顔面痛、顎の痛みを生じるかもしれません。子供にこれらの症状が認められるならば、筋肉をマッサージしてあげてください。もし、首や肩背部の筋肉を押したときに、いつも感じている痛みが再現するようであれば、トリガーポイントから生じた痛みだと断言できます。

子供の後ろに座ってあげることで、頚部のマッサージが行いやすくなります。左右の頚部と背部をマッサージしてあげましょう。後ろからマッサージすれば、左右の違いがわかりやすいので、筋肉から硬結を見つけることも簡単でしょう。なお、頚部のマッサージには、首の前面・後面・側面、肩、肩甲骨の周囲、胸部にある筋肉が含まれます。

特に、上・中・下部僧帽筋、肩甲挙筋、頚部と胸部の脊柱起立筋群、斜角筋、胸鎖乳突筋などの筋肉にトリガーポイントが見つかるかもしれません。

16. 痛み（内出血・打撲・捻挫など）

肩に対する治療

　肩の痛みが3〜5日変化しないようであれば、医師の診察を受けてください。また、子供が①大ケガを伴っている場合、②とても強い痛みを訴えている場合、③腫脹や内出血が認められる場合、④肩の変形が認められる場合は、医師の診察が必要です。

　子供は運動競技により、高い頻度で肩と上腕の痛みを訴えます。特にテニス選手、バスケットボール選手、水泳選手、野球選手（特にピッチャー）では、肩の筋肉の使い過ぎによる痛みは珍しいことではありません。重量挙げの選手やレスリング選手も同様です。

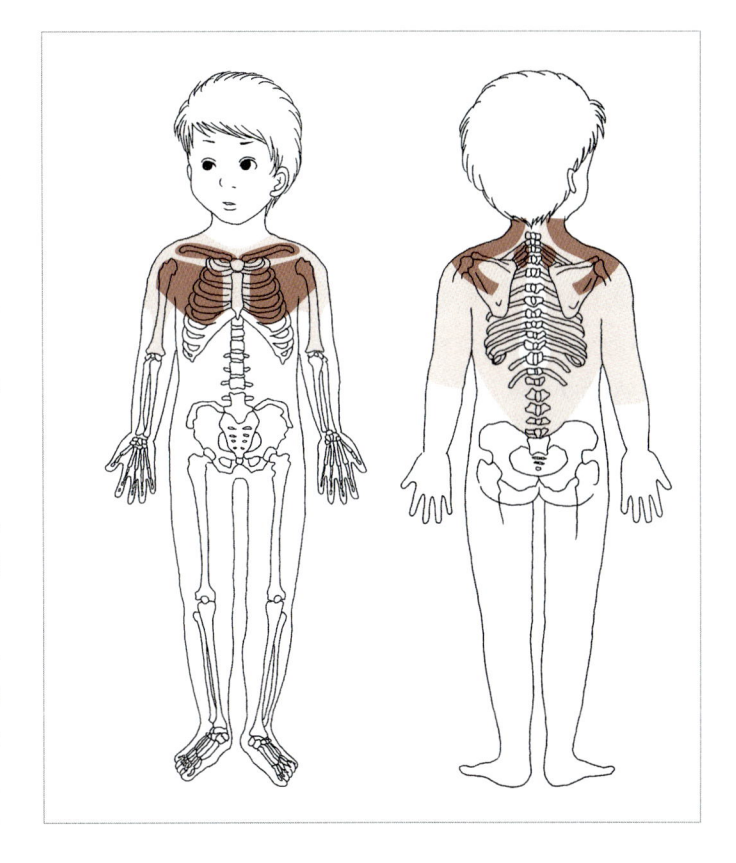

　また、転んで急に手をついた場合、犬の散歩で急にくさりで手が引っ張られた場合、重いリュックサックを持って移動する場合＊などにも、肩の筋肉を損傷する可能性があります。

　肩の構造は驚くほど複雑です。肩のマッサージを行う必要のある筋肉は、身体の前面と後面にあります。そのため、子供にマッサージを行う際、両面のマッサージを行わなければならないので、子供の横に座ってマッサージしたほうがよいでしょう。もし、子供に肩や上腕の痛みがあるなら、肩、肩甲骨の周囲、腰部、胸部、上腕をマッサージしなければいけません。肩、肩甲骨周囲、三角筋、そして僧帽筋などから索状硬結を探してみましょう。

　特に上部僧帽筋、菱形筋、腱板の3筋（棘上筋・棘下筋・小円筋）、広背筋、大円筋、大胸筋、小胸筋、前・中・後三角筋、上腕二頭筋と上腕三頭筋などの筋肉にトリガーポイントが見つかるかもしれません。

＊子供のリュックサックの重さは、一般的に体重の15％までにすることをお勧めします。もし、子供の体重が36kgであるならば、リュックサックは5kg程度です。多くの子供は、この基準より重いリュックサックを使用しています。重いリュックサックは、頸と肩の痛みの原因となることがあります。そのため、子供のリュックサックをよく調べてください。これだけで、肩の筋肉の痛みを軽減することができます。

第 2 章　治療編

肘と手首に対する治療

　肘や手首の痛みが、①損傷に伴う激痛である場合、②出血または内出血がある場合、③明らかな肘の変形が認められる場合、④指のしびれがある場合、⑤痛みはないのに肘・手・指が使えない場合、⑥血行障害により手や指が変色している場合、のいずれかに当てはまれば、医師の診察を受けてください。なお、4歳以下の子供が「肘内障*」と呼ばれる疾患を患うことがあります。肘内障は、真っ直ぐになっている子供の腕を大人が引っ張ることなどで起こる肘の亜脱臼です。もし、幼い子供が肘の痛みに悩んでいたり、腕を使うことを嫌がっているのであれば医師の診察を受けてください。

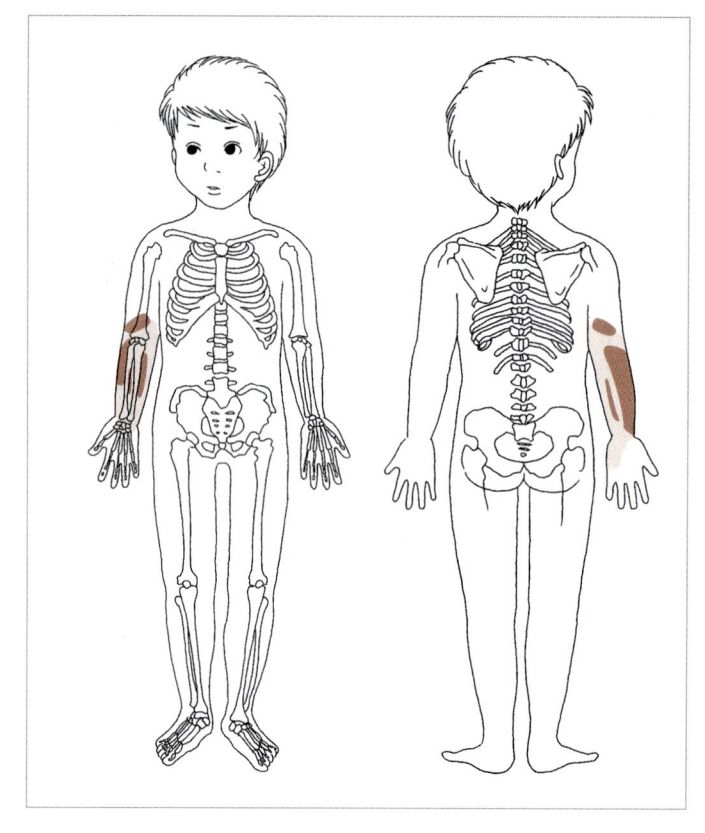

　また、子供も大人も同様に、肘や手首の筋肉を損傷すると、握力が低下することがあります。肘や手首の筋肉は、テニスを行う際にラケットを強く握ったり、サイズの大きなラケットを使ったり、さらには鉛筆の握り方、テレビゲームのやり過ぎなどでも容易に損傷します。いずれの動作でも、強く握るという動作は前腕の筋肉を損傷させる可能性があり、トリガーポイントが筋肉に発生すると、肘の痛みなどを招くことになるでしょう。

　子供の腕をマッサージする際、対面に座ることで簡単にマッサージすることができます。あなたの右手で子供の左腕を、あなたの左手で子供の右腕をマッサージしてあげましょう。マッサージは、前腕の外側、肘の真下くらいの位置からはじめ、親指（第1指）で円を描くように、肘から手首に向かって前腕の前面・後面を行います。なお、前腕にある筋肉を1つ1つ分けるようなイメージでマッサージしてください。緊張した筋肉を見つけたら、その筋肉を緩めるためにゆっくり5～8秒ほど押しましょう。前腕の様々な部位に、筋緊張が見つかるでしょう。

特に腕橈骨筋、手と指の伸筋群・屈筋群などの筋肉にトリガーポイントが見つかるかもしれません。

---

*訳者注：肘内障とは、手が末梢に牽引されることにより、橈骨頭が靭帯より抜け出しそうになる亜脱臼の状態を指し、1～3歳の子供に多く認められます。

腰背部に対する治療

　腰背部の痛みが、①損傷や外傷に伴う場合、②激しい痛みの場合、③痛みのため体重を支えることができない場合、④痛みとともにしびれやピリピリするような痛みがある場合、⑤下肢や足の筋力低下が認められる場合、⑥膀胱直腸障害（尿や便の回数が減ること）が認められる場合、⑦痛みに加え、発熱や悪寒が同時に起こる場合、⑧3〜4日間痛みが軽減しない場合のいずれかに該当する場合は、医師の診察を受けましょう。

　腰背部の痛みを訴える子供はそれほど多くありません。子供の筋肉は柔軟性があるため、色々な動きができます。しかし、運動選手（ダンサー・体操選手・武術家・サッカー選手・レスリング選手など）は、腰背部痛を起こしやすいといわれています。そのため、背部・腰部・殿部の筋肉を使い過ぎることや、過度のストレッチは、腰背部痛の原因となります。さらに、ハムストリングスの緊張も、腰痛を引き起こす可能性があります。

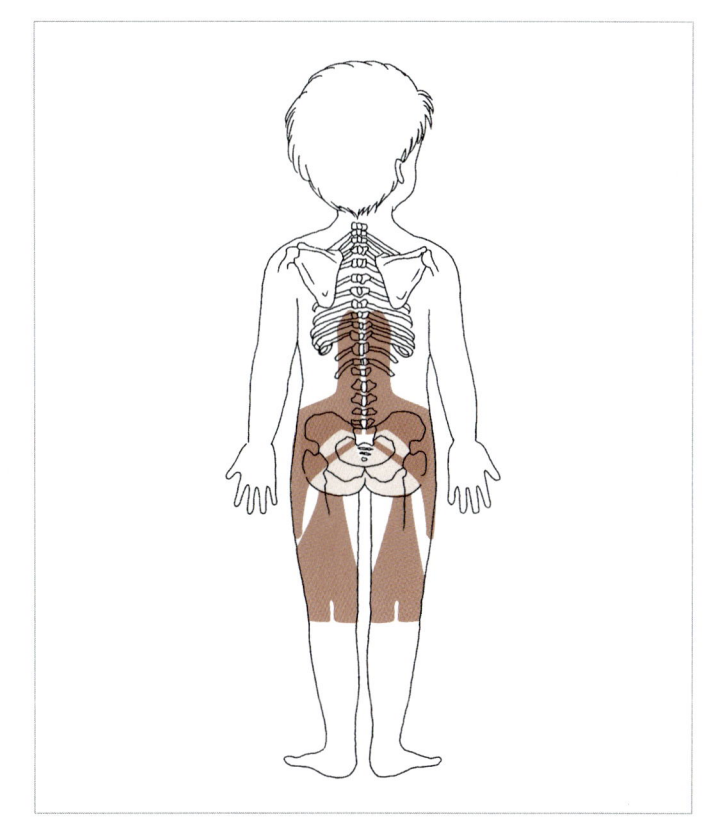

　子供はすぐに動くことができるので、準備体操でストレッチを行わないことがしばしばあります。しかし、急に動くことでハムストリングスが無理に引き伸ばされると、腰を痛める可能性があります。そのため、子供のハムストリングスが、どの程度緊張しているのかを確認してください。もし可能であれば、大腿後面の筋肉であるハムストリングスと、大腿内側の筋肉である内転筋群が痛みなくストレッチできるか確認してください。

　子供をマッサージする際、腰部・殿部、そして大腿後面にあるハムストリングスをマッサージしてください。筋肉から硬結やトリガーポイントを見つけたら、そこを押すとよいでしょう。緊張している筋肉を見つけたら、少なくとも10〜15秒間押してください。殿部・腰部・大腿部は大きいので、上半身の筋肉よりも、強く押す必要があります。

　特に、脊柱起立筋、腰方形筋、大殿筋、中殿筋、小殿筋、梨状筋、そしてハムストリングス（大腿二頭筋・半腱様筋・半膜様筋）などの筋肉からトリガーポイントが見つかるかもしれません。これらの筋肉が、下肢の痛みや可動域を制限する原因となる可能性が高いでしょう。

大腿と膝に対する治療

　大腿や膝の痛みが、①大ケガや外傷に伴う場合、②足首に腫脹・内出血・熱感・発赤がある場合、③自分自身の体重を支えることができない場合、④3〜4日間痛みが変化しない場合は、医師の診察を受けてください。

　膝の痛みは、様々な原因により発症しますが、その1つに大腿や下腿の筋肉の使い過ぎや緊張があります。しかし、子供では稀です。走ったり、跳んだり、蹴ったりする運動において、膝は重要な役割をしています。さらに、膝は足首とともに体重を支えていることを考えれば、どれだけ重要な部位であるかは理解できるでしょう。

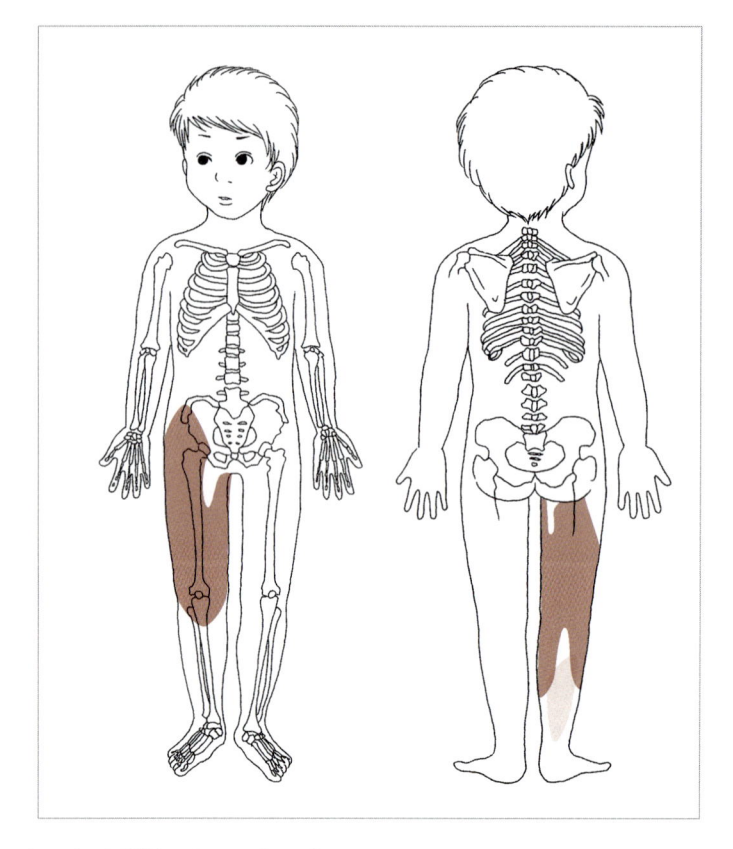

　子供に膝の痛みがあるならば、殿部から膝にかけて存在する筋肉と膝から足首にかけて存在する筋肉の両方をマッサージしなければなりません。子供を仰向けにし、下肢の前面・後面の両方をマッサージしましょう。マッサージでは、まず大腿外側から緊張部や圧痛を探し、その緊張部を5〜8秒間ゆっくりと押してください。

　大腿内側でも同じように緊張部や圧痛を探し、押します。マッサージは、殿部から膝に向かい行いましょう。この場合、膝よりも殿部付近で筋緊張が見つかるかもしれません。

　次に、子供を腹臥位にし、大腿後面やふくらはぎをマッサージしましょう。図の全ての部位が、膝の痛みに関係しています。特に、損傷直後では強い緊張が認められるでしょう。そのため、子供がケガの回復過程にあるのであれば、筋肉のマッサージはとても有効です。

　特に、外側広筋・中間広筋・大腿直筋の大腿四頭筋、大内転筋・長内転筋・短内転筋の内転筋群、大腿二頭筋・半腱様筋・半膜様筋のハムストリングス、腓腹筋などの筋肉からトリガーポイントが見つかるかもしれません。

16. 痛み（内出血・打撲・捻挫など）

足首に対する治療

足首の痛みが、①大ケガや外傷を伴う場合、②足首に腫脹・内出血・熱感・発赤がある場合、③自分自身の体重を支えることができない場合、④痛みが3〜4日変化しない場合は、医師の診察を受けましょう。

足首の痛みは、子供や運動選手に多い障害の1つです。縁石から飛び降りたり、トランポリンで跳ねたり、自転車を漕いだり、サッカーやスケートをするなど、多くの行為が足首の障害の原因となります。足首の痛みの原因は、使い過ぎのこともあれば、捻挫や骨折で起こることもあります。いずれの場合でも、足首を支持する筋肉をマッサージすることは、足首の痛みを和らげてくれます。

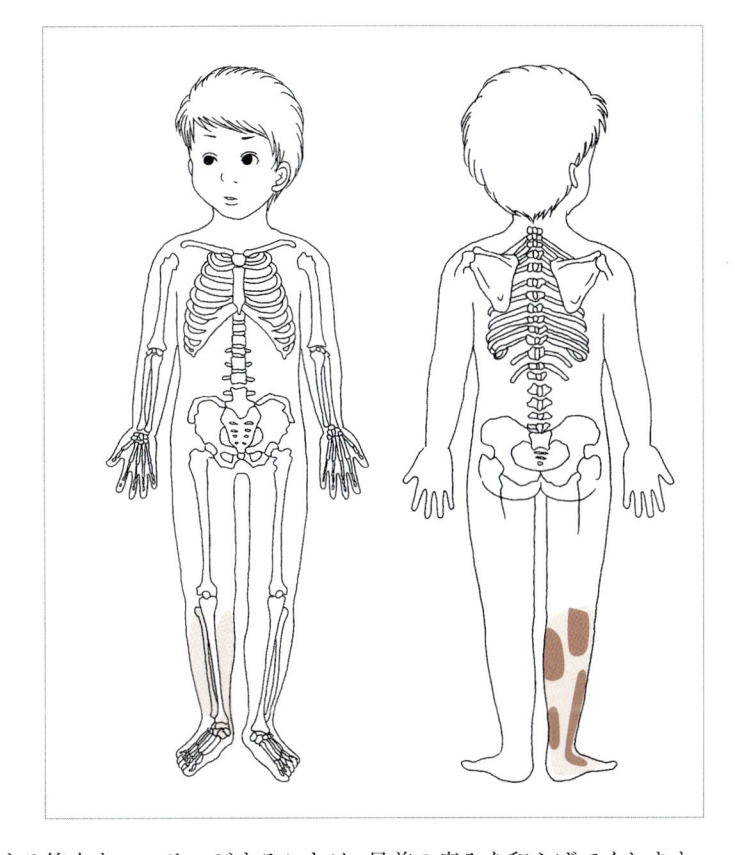

まずは、子供を仰向けに寝かし、マッサージしましょう。膝下に枕を置くことで、下肢の筋肉が触りやすくなります。次に、下腿の外側を膝下からマッサージします。この筋肉は、足首を支え安定させる働きをしています。その後、足首の外側をマッサージします。特に、膝下や外くるぶしの数cm上の部位から筋肉の緊張を探しましょう。なお、外くるぶしのマッサージは、優しく円を描くように行います。次に、下腿内側は内くるぶしから上に向かってマッサージを行い、膝内側の直下までマッサージします。前面のマッサージが終わったら、後面のマッサージを行いましょう。

ふくらはぎの内側と外側で緊張している部位を探してください。アキレス腱に向かって下方にマッサージします。足首に近づくと、筋肉の緊張部位を見つけることができるでしょう。

特に、前脛骨筋、長腓骨筋、短腓骨筋、第三腓骨筋そして腓腹筋、ヒラメ筋などの筋肉からトリガーポイントが見つかるかもしれません。

エピローグ

母として必要な4つの要素

　私たちは、健康について考えるとき、体力や臓器の働きなどの肉体面についてばかりを考えてしまいます。しかし、身体の管理に必要なのは、肉体的な側面だけではありません。人間には、肉体に加え、心や感情などの精神的な側面が複雑に関与しています。心や感情など精神の健全さこそが真の健康状態を示すため、肉体と精神は一緒といっても過言ではありません。

　貴重な授かりものである子供は、あなたにたくさんのことを求めてきます。親の教育により、健康な肉体、思考力、感情のバランスなどを身につけて大人になります。子供を授かりたいと考えていたころは、赤ちゃんを育てるという現実は理解できても、赤ちゃんが幼児期、思春期、青年期を経て成人になる過程で、様々なことを要求してくるということまでは深く考えなかったでしょう。

　親は泉のような存在です。献身的に自己を捧げ、子供を養う泉のような存在です。この新しい生命は、父と母の精子と卵子が出会うことにより始まります。そして、その後は母親の身体の中で成長し続けます。あなたの身体は、赤ちゃんの成長に必要な栄養、血液、水分はもちろんのこと、成長するのに適した温かい環境も与えています。そして、赤ちゃんが生まれた後も、あなたは食べ物や栄養、さらには世話、愛、支援、助言という4つを与え続けます。

　親になるということは、楽しいことです。もう1つの新しい命を創造するということは、その命を世話し、愛し、支援し、助言し続けるという誓いを立てることを意味しています。結婚の誓い以上に、この誓いは強いものです。子供は、世話、愛、支援、助言を常に必要としています。それがなくても生きることはできますが、それなしでは成長することはできません。

　子供は、成長するにつれて変化します。そして子供が成長するにつれ、子供の要求も変化します。親として、泉のように与え続けても、与えるものや与え方は、子供の成長に合わせて変えていかなければなりません。赤ちゃんをもつ親と2歳児をもつ親が求められる要求は異なります。8歳児をもつ親と2歳児をもつ親が求められる要求も異なります。10代の子供をもつ親は赤ちゃんをもつ親とは異なる必要があるのです。

　子供が大人となり、親を必要としていないことを認識するまで、年齢に応じて、子供の成長をサポートしていく必要があります。子供を育てることは、庭を耕すことに似ています。変化する季節を通して、それぞれの季節の様々な段階で、あなたの庭は違った支援を必要としています。ホウセンカは秋を過ぎてからでは植えることはできないし、トマトを熟す前に収穫しても意味がありません。熟練した園芸家は、変化する庭に合わせて何をしなければいけないかをわかっています。子育ても同様で、成長のなかで変化する子供のニーズに、対応しなければなりません。あなたは、世話、愛、支援、助言を心に秘め、子供の成長に応じて対応しなければなりません。

母として必要な4つの要素

世話、愛、支援、助言という4つの要素を子供に与え続けることが、あなたの人生の大きな役目です。

1. Care　世話

　私たちは、子供の世話がどのようなものかを知っています。赤ちゃんに服を着せ、食事を与え、生活の場所を与えています。おもらしをしたときにはおむつを換え、お腹が空いたときは食事を与えて、快適な状態を保っています。しかし、子供の世話とは何か、もう少し考えてみましょう。

　子供を世話するためには、子供が必要としていることを理解し、子供に目を向ける必要があります。子供の感情をケアすることは、肉体をケアするのと同じくらい大切なことです。そのため、どんな時でも、ケガなのか病気なのか、ストレスなのか喜びなのか、常に子供の視点で考えてみましょう。そして、もし自分が子供ならどのように感じるか、何を望んでいるかを考えましょう。子供の視点で考えていれば、子供にどう対応すれば良いのかわかるでしょう。

　子供の世話をするために、まずは自分の願望は捨てましょう。あなたの要求、願望、子供への執着心を捨てなければなりません。子供の世話を懸命にしているときは、きっと自分の願望を忘れ、子供の要求にただひたすら尽くしていることでしょう。

　"自分が他人にしてもらいたいように、他人にしてあげないさい"という格言を心に留めて行動すれば、育児も楽になるでしょう。しかし、育児はこの格言のように単純ではありません。子供の要求に応えるためには、あなたは大人であり、子供は子供であることを自覚することです。親としてすべきことは何なのか、次の事例で考えてみましょう。

　母親が友達と電話で話しているとき、子供が「ママ！ママ！」と隣で騒いでいる光景をよく目にします。そんなとき、母親は決まって子供に「静かにしなさい！」と大声で怒っています。そんな光景を見て、あなたは「なぜ母親は友達との会話をやめ、子供の要求を聞かないのか？」と疑問を持つかもしれません。子供を叱る前に、子供が何を求めてい

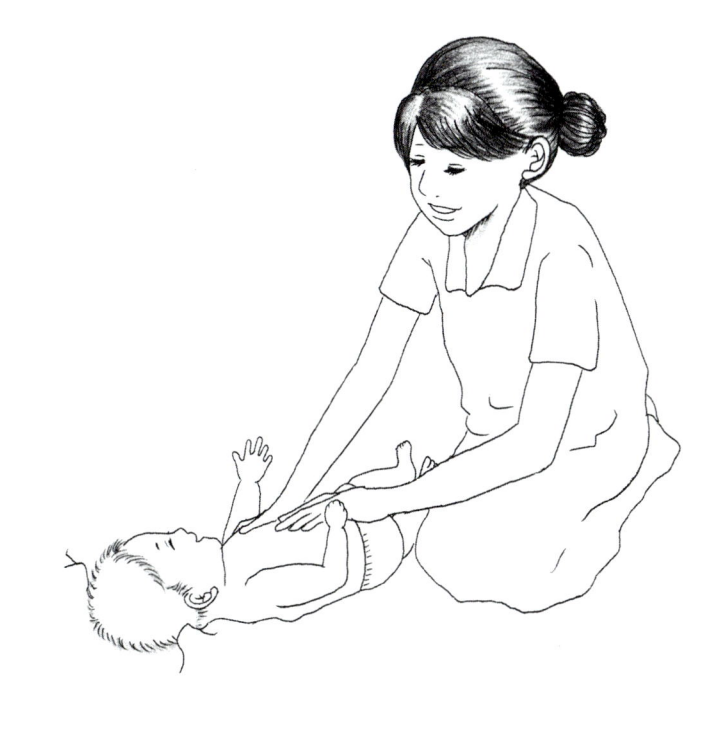

エピローグ

るのかを考えてあげる必要があります。子供には自我があり、親の都合通りにならないことを理解すべきです。

しかし、多くの親が同じ過ちを繰り返しています。夕食のとき、テレビを見ているとき、ゲームをしているとき、着替えているとき、私たちは子供の気持ちを考えずに叱ってしまいます。しかし、子供にも理由があるはずです。子供の気持ちを理解しようとする気持ちが大切です。

子供と接する前に、あなた自身の気持ちを落ち着かせる必要があります。もし、仕事でストレスを感じているなら、ちょっとしたことで子供に当ってしまうことがあるかもしれません。もし、あなたが誰かとの会話で腹が立っているのであれば、些細なことで子供に大声をあげてしまうかもしれません。子供の気持ちを理解したうえで子供の世話を行いたいなら、あなたの内面で起こっている全ての感情を自分自身で理解しなければなりません。余計なことに気を取られていたら、子供の気持ちを理解することはできません。それどころか、逆に子供の心を傷つけてしまうかもしれません。

一度、時間を取ってあなた自身の幼少期を思い出してみましょう。あなたは記憶の中に鮮明に思い出せる言葉や経験はありませんか？　子供は驚くほど感受性が強いのです。些細なことでも、一生心から消えないこともあります。親や先生の何気ない一言で、心を傷つけています。「バカ」「黙れ」「勝手にしろ」「いい加減にしなさい」「うそつき」などの感情的な言葉や、「デブ」「豚」「短足」など身体を誹謗中傷する言葉は、子供の心を確実に傷つけています。何かを口走る前に、親として考える必要があります。あなたが子供に覚えていて欲しい言葉や経験は何ですか？

もし、あなたがまさに言おうとしていたり、やろうとしていることを人に言われたら、あなたはどのように感じるでしょう。それを考えることができれば、子供にかける言葉を選ぶことになるでしょう。

また、親の気持ちに反して、「何を怖がっているの？」「しっかりしなさい」「お姉ちゃんでしょ」「なぜ、そんな悪いことばかりするの」などの言葉によって、子供の信念、感情、行動を否定することもよくあります。子供を否定することや子供の感情を傷つけることは、あなたから子供を引き離すだけです。あなたは意図していなくても、子供は習慣的に否定されれば、正直な感情を表さなくなります。あなたから拒絶されることで、子供との絆も損なわれるでしょう。もし、意に反して子供を遠ざけてしまったと感じた場合は、もう一度あなたが発した言葉を子供がどのように感じているか考えてみてください。

子供は直観的です。子供はあなたが誠実に向き合っているときと、そうでないときをわかっています。誠実さはとても大切です。もし子供に嘘を言ったり、あざむいたりしたら、親を信用しなくなります。子供は意識的にわかっているかは別として、何かが違うという感覚は必ず残ります。そして、このことが続けば子供との絆を損なうでしょう。十分に約束を果たすことができない限り、どんな約束も子供としてはいけません。誠実さは親と子供の両者に重要です。約束を守ることはその誠実さの証明です。

子供のなかには、他の子供よりも感受性が強い子もいます。言い換えれば、傷つきやすい子供です。あなたの子供はどうでしょうか？　自分の子供がわかっていますか？　あなたの子供は、あなたが子供のときと似ていませんか？　子供を観察すればわかるでしょう。

全ての子供は、普通は自己中心的です。しかし、子供は成長する過程で、自分が世界の中心ではなく、他人の要求も自分の要求と同じように大切であるということを、人々と交流するなかで徐々に学んでいきます。そして、人は養う子供を持ったとき、本当の大人になれると私は信じています。自分の中に存在する自己中心的な考えが克服できるのは、まさにこのときなのです。あなたが親となり、子供の世話をしているとき、あなた自身の願望を捨て、子供の要求に応えようと努力していると思います。あなたの意識とは別に、あなたは自分の要求よりも赤ちゃんの要求に応えています。自分は寝たいけれども、赤ちゃんがあなたを必要としているため、寝ることができません。シャワーを浴びたり、散歩をしたり、1人でコーヒーを飲みたいけれども、赤ちゃんが泣いていたり、学校へ送り出す時間になれば、それはできません。あなたは無意識に行動しているかもしれませんが、親として自分自身で努力しています。人として、あなたはすばらしい経験をしています。勉強のように真剣に子育てを行えば、本当の大人になれるのです。

2. Love　愛情

　愛情とは何か？　愛情には、たくさんの形があります。親への愛情、兄弟姉妹への愛情、配偶者への愛情、子供への愛情。それぞれの愛情は、他の愛情とは若干異なっています。しかし、1つ共通することがあります。それは、あなたが愛しているときのみ、愛情を感じ、愛情を経験することができるということです。愛情を経験するのは、愛する行動のなかから生まれるのです。愛されている感覚に喜びを感じるかもしれませんが、あなたが愛していなければ、この感覚は味わえません。
　赤ちゃんを初めて見て、感じて、抱いたとき、愛情が湧き出る感覚を経験します。愛情は、神からの贈り物です。この経験は愛情がどれほど深いのかを教えてくれます。子供に対する親の愛情はすばらしく、喜ばしいものです。
　しかし、あなたは親の子供に対する愛情の意味を理解しているでしょうか？　親のなかには、子供は気まぐれだと考える人もいます。親のなかには、子供が喜ぶため、1日に何回もアイスクリームを与えることが愛情であると勘違いしている人がいます。しかし、これは本当の愛情でしょうか？
　子供への本当の愛情は、子供の望みを単に叶えることではなく、子供のニーズとあなた自身の親としてのニーズを重ね合わせることです。例えば、あなたも子供もキャンディーが大好きだったとしましょう。あなたも大好きなので、いつも子供に与えています。そうすると、子供は1日中、キャンディーをあなたにせがむようになります。しかし、子供は大きくなるにつれ

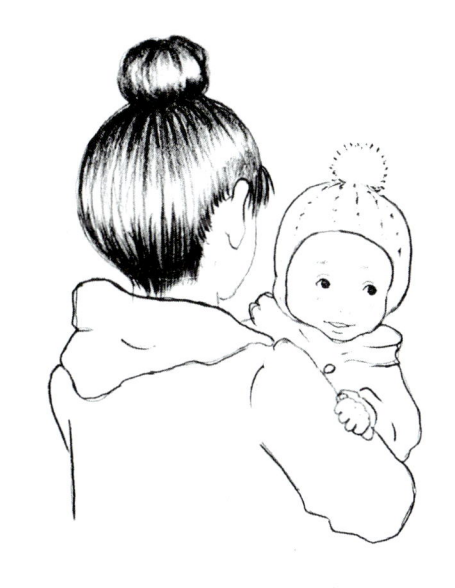

て肥満傾向になり、最終的には糖尿病へと発展していくかもしれません。このことを、じっくり考えてみましょう。子供が望むようにキャンディーを食べさせれば、子供は肥満傾向になります。さらに、食べ続ければ糖尿病になるでしょう。そうだとすれば、あなたは子供に何をすべきでしょうか？ 子供の要求だけでなく、親としての要求も合わせることです。

具体的に考えてみましょう。

> 1. キャンディーは毎日食べるものではなく、特別な食べ物であると説明します。子供がいつも食べることは決して良いことではなく、また食べたいときにいつでも食べて良いわけではないことを説明します。あなたがその考えを曲げるつもりはないことを理解してもらうために、話し合いを1日に何回か、数日続けます。
> 2. 家の中にキャンディーを置かないようにします。そうすると、子供は目にしなくなります。それから、買うのも止めます。
> 3. あなた自身も子供の前でキャンディーを食べることを止めます。キャンディーは2人にとって特別な食べ物となります。

以上のような過程のなかで、あなたは近い将来に起こるであろう体重増加や健康問題から子供を守ることができたのです。目の前にある子供の要求よりも、子供の将来を考えたあなたの要求を優先して行動しましたが、これこそが本当の愛情なのです。

これは食べ物以外でも起こります。私たちは、自分が忙しいのでテレビを見させたり、仕事で忙しい罪悪感を償うために物を買い与えることがあります。しかし、どんな理由であれ、最初に自問しましょう。その行為は将来どのような結果を導くのか？ それを許し続けることが、子供にとっての利益となるのか？ この道をたどり続ければ、結局どんな大人になってしまうのか？ もし、この答えがあなたを満足させるものでないのであれば、子供と闘いましょう。それこそが本当の愛情です。

3. Support 援助

　私は、援助とは親の愛情そのものであると考えています。援助とは、どんな状況にあっても、子供が必要としたときにはいつでも、あなたが子供を助けるということです。子供を援助することは、子供の親に対する信頼を築くだけでなく、親自身の人間性も高めてくれます。子供への援助は、赤ちゃんがあなたを求めてベッドで泣くところから始まります。あなたがそれに応えると、子供はあなたが自分のために尽くしてくれているということを学びます。子供はあなたを信頼し、自分は1人ではないことを、そして親は自分のためにここに存在し、必要としたときに自分を助けてくれるということを学びます。あなたが作り上げたいのは、まさに信頼の絆です。子供との絆ができると、大きくなっても、何か起こったときに一番初めに頼るのはあなたになります。

お互いが尊敬し合うことこそが、絆の基礎になります。子供は愛すべき大切な存在です。親としてあなたがこの世に存在する意味を考える必要があります。子供が何かを欲したとき、子供の立場に立って考えてみましょう。それほど難しいことではありません。私たちは、昔はみんな子供でした。あなたが３歳のころ、お皿を洗うのを手伝ったときのことを思い出してください。あなたは、まさに親を助けたいと思っていて、それを手伝うことに責任とプライドを持っていました。実際は、水は飛び散り、台所をきれいにするのに親は２倍の手間がかかるにもかかわらず、あなたの手伝いを受け入れてくれたのです。しかし、あなたにとっては、手伝いは大変なことです。その努力を評価し、感謝してもらうことで、子供はプライドを持ちます。

　親としてあなたが子供に努力を促し、その努力を支援し、その結果子供が成功を手に入れたとき、子供は自身の価値と親の価値が理解できるのです。子供の成功を手助けするということは、子供に宿題を与えることではなく、またあなたの願いを叶えさせることでもありません。それは、子供に挑戦する機会を与えることです。そして、たとえ失敗しても、努力し続けることが大切であるということを教えることです。また、努力を通して、自分が強くなれることを、子供に理解させることです。そのために、子供がくじけそうになっても、あなたが励ますことで子供が再び努力する機会を手に入れることができるようになります。

　ただし、成功することだけが重要というわけではありません。子供には、限界を感じさせることも大切なことです。子供が何かに努力しようとしているとき、子供が本当にできることなのかどうかを確認してください。座ることもできない赤ちゃんが、ハイハイすることはできません。同じように、子供に興味がないにもかかわらず、親のために習い事をさせることも良くありません。私たちでも、成功が難しい課題に直面したとき、ストレスが溜まります。大切なことは、子供が何かしたいと思ったときに、ベストを尽くせるようにあなたが援助し、子供が必要とする限りあなたはそばにいるということを教えてあげることです。

　子供を援助するうえで大切なことは、子供の意志を尊重することです。そしてあなたが子供に望むべきことは、"自分のことは自分でできるように自立させること"ではないでしょうか。

4. Guidance　助言

　ドラッグやアルコールに手を出したり、悪い仲間に子供が巻き込まれないようにするための秘訣は何かと尋ねられたら、私は家族との親密な関係が大切であると答えます。私は夫と共稼ぎで、とても忙しかったのですが、子供と多くの時間を過ごすようにしました。子供と夕食を一緒にとり、子供が寝るときはどちらかが添い寝しました。特別なことをする必要はありません。夕食を食べたり、テレビを観たり、台所を掃除したり、一緒にお風呂に入ったり、寝たりと、ただ一緒にいるだけでいいのです。ただ、子供がいるときは、子供のことに専念しました。つまり、子供の気持ちがわかるように、子供に注意を向けていました。できる限り、仕事は仕事場だけにしました。楽なことではありませんが、家族にとっては楽しいことでした。

　"充実した時間を過ごす"と聞くと、何か特別な時間を作らないといけない気がするかもしれ

エピローグ

ません。しかし、本当に充実した時間とは、日常生活のなかから得られるのだと思います。15〜30分間一緒にドライブするだけでも、お互いに理解しあう絶好の機会なのです。「学校はどう？」「数学のテストどうだった？」「ダンスは楽しかった？」などという会話は、お互いを理解するのに大切な時間なのです。

子供がブランコで遊んでいる間、または子供と買物に行っている間、子供を無視して携帯電話で話している父親を考えてみましょう。その父親は、子供と時間を過ごしてはいません。父親は子供を世話していると見せかけながら、実は携帯電話で仕事の話をしているのです。父親は何が問題なのでしょうか？

ブランコが高くなればなるほど、子供は楽しく喜びますが、父親はそれを見ているだけで、子供とその喜びを共有しているわけではありません。子供は楽しいという時間を共有することで、父親に自分自身をわかってほしいのです。時間を共有しない限り、父親がどんな人間なのかすら、理解することができないのです。子供と充実した時間を過ごす瞬間は、日々の生活のなかにたくさんあります。

「私の言うようにしなさい」という言葉は間違った指示です。私は、子供が「何ができるのか？」よりも、「どんな人間なのか？」のほうが大切だと思います。子供は行動を通して色々と学びます。子供は見聞きした全てのことを吸収する能力があるのです。つまり、あなたの行動、会話、関心事、全てが子供の手本になります。子供はあなたの鏡です。子供を通じて、あなた自身が学ばないといけません。

私たちは母なる大地である地球に守られて生きています。そして、私たちも地球の一部です。子供にたくさんの世界を見せてあげることが大切です。そして、地球上にいるたくさんの生き物も植物も、私たちの仲間であることを教えるべきです。子供に地球に生きる喜びと感謝する気持ちを教えることが、何よりも大切なのです。私たちは地球の恩恵を受けて生きていることを、教えなければいけません。

私は私自身の考えで行っていることがあります。それは、調理されていない自然な食品を食べさせることです。私は子供が小さいときに、何も調味料がかかっていないジャガイモを初めて食べたときのおいしそうな子供の顔を今でも覚えています。子供の味覚も、実は私たちが作っています。塩をかけ、バターを塗り、ジャガイモを食べるほうがおいしいと思うのは、私たちの教育です。現在でも私の子供は、何も調味料をつけないジャガイモが大好きです。

私たちは、子供へ与える食べ物や嗜好品などを、簡単に決めています。糖分の高い食事、脂肪分の高い食事、ジャンクフード、保存料を含んだ食品などを子供に与える前に、よく考えてください。それが、子供の味覚を決めてしまうかもしれないので、季節の果物や野菜、鶏肉、魚、牛肉と豚肉、卵、低脂肪の乳製品、精製水など、より自然な食材を提供しましょう。子供に一生食べ続けてほしいような食品を食べさせましょう。長年、私が出会ってきた多くの親は、子供の食事には十分注意を払っていますが、こと自分の食べる食事になるとあまり注意深くはありません。子供に食べさせているように、自分でも良いものを食べましょう。なぜなら、子供はあなたの鏡であることを忘れてはいけません。

あなたはどれくらいの運動をしていますか？　そして、どれくらいの運動が必要だと思いま

すか？　子供には、外に出て、運動するように教えましょう。運動は健康を保つためにとても大切なものです。近所の子供たちと走り回ったり、自転車に乗ったり、ハイキングをしたり、球技、水泳、ダンス、スケートなどを行うことで、子供に運動の楽しさと喜びを感じさせましょう。そして、あなたもそれに加わることが大切です。最近、多くの人が運動不足であることが問題になっています。コンピューターやテレビの前に長く座っていることは、身体や精神を疲労させ、様々な病気に発展していきます。そのため、子供にゲームやテレビを長時間させることはやめましょう。それよりも、運動することを勧めてください。

　親は子供が進むべき道を示しています。そして、子供はあなたの真似をします。そのため、私たち自身の行動に責任を持ち、子供を正しい道に導いてください。親は、子供が幸せになることを望んでいます。子供が楽しく生きることを望んでいるはずです。しかし、親が楽しいと思うことの多くは、子供たちにとって必ずしも良いものではないことを理解すべきです。そして、子供にも好みがあります。ある程度大きくなれば、子供には子供の考えもあるのです。そんなときは、彼らを信じてあげてください。自分で選ぶことで、彼らの教訓となるでしょう。私たちは、これから子供に起こる全てのことから、子供を守ることはできません。しかし、生きていくなかで経験する色々なことから、自分自身で学び取る力をつけてあげる手助けはできます。

　ハリール・ジブラーン（レバノン出身の詩人）はこの思いを美しく表現しています。

"あなたの子供はあなたのものではありません……彼らはあなたから生まれてきました……しかし、あなたの所有物ではない。あなたは、生きた羅針盤として、子供を送り出す船長なのです。"
（Gibran, 1923）

　あなたの子供に助言し、世話し、愛し、援助しましょう。しかし、あなたは子供を所有しているのでなないことを理解しましょう。子供たちも同じです。あなたは子供と永遠につながっています。でも、それぞれは独立しています。子供が離れていきたいときは、自由にしてあげましょう。子供を大人にさせてあげましょう。一人前の大人として、子供に敬意を払いましょう。

　そして、子供たちの自立のときを楽しみましょう。これは全て、航海の一部なのだから。

子供から親へのメモ

　私は25年以上前に、地方の健康クラブの広告記事を見つけました。子供の教育に関する事柄をまとめたメモです。それは、とても有意義な情報で、私たちも知っておく必要があります。そこには、「子供から親へのメモ」と題したメッセージがまとめられていました。以下にその広告記事をまとめます。子供の教育の参考にしてください。

子供から親へのメモ（広告記事）

1. 私を甘やかさないで。私は求めるもの全てを手に入れることはあまり良くないことだとわかっています。私はあなたを試しているだけです。

2. 私に厳しくすることを恐れないでください。私は厳しくされることを希望しています。そのほうが、私は心強いのです。

3. 私の悪習慣を許さないでください。私は早い段階で、その習慣に気づかなければならないのです。それを教えてくれるのはあなただけです。

4. 今の私をそのまま受け入れてください。受け入れてもらえなければ、私はうそつきで見栄っ張りになるだけです。

5. できることなら、人前で私の誤りを訂正しないでください。2人になったときにそっと話してくれれば、私はその間違いに気づくことができます。

6. 私の失敗を悪いことと感じさせないでください。それは私の価値観を狂わせます。

7. 私を困難から守らないでください。時には痛みから学ぶことも必要です。

8. 私があなたを嫌いと言ってもあまり気にしないでください。私はあなたを嫌っているのでなく、私を阻む権力を嫌っているだけなのです。

9. 軽い病気やケガをあまり心配しないでください。健康が大切だということを知る良い機会となります。

10. あまり口うるさく言わないでください。私は聞こえないふりをして身を守らなければなりません。

11. 私は自分の気持ちを正確に伝えることができないことを忘れないでください。私が行うこと全てが必ずしも正解ではありません。

12. 私の質問にすぐに答えてください。もしすぐに答えてくれないのであれば、私は質問するのをやめて他の人に聞いてしまいます。

13. 矛盾があることはしないでください。それは私を混乱させ、あなたへの信用をなくす結果となります。

14. 私の不安を馬鹿げていると言わないでください。本当に不安なのです。もしあなたが受け入れてくれれば、私は安心できます。

15. あなたが完璧でも素晴らしい人間でも、それを私に自慢しないでください。あなたがそうでなかったとき、私は大きなショックを受けます。

16. あなたが私に謝っても、あなたを下に思うことはありません。正直な謝罪はあなたをとても温かい人だと感じさせてくれます。

17. 私が試すことが好きなことを忘れないでください。私は、試すことなしでは進むことができないので、続けさせてください。

18. 私の成長が早いことを忘れないでください。私のペースに合わせるのは難しいかもしれませんが、合わせるように努力してください。

19. 私はたくさんの愛と理解なしには成長できません。あなたはそれを言わなくてもわかってください。

20. あなたは健康でいてください。私にはあなたが必要です。

付　録

付録

ツボの位置

　ここでは、本書で取り上げているツボの正確な位置を、解剖学的な専門用語を用いて紹介します。この情報は東洋医学の専門家が鍼をツボに行う際に必要な情報です。長さの単位には東洋で使う「寸」を用いています。正確なポイントを決定するために、親指の幅もしくは中指の中節骨の長さを用います。

　この付録のツボリストは、治療でよく使用するツボを載せたものです。位置がわかりにくいときは専門書を参考にしてください。

> 訳者注：ここに記載されているツボの位置は、最新のツボの位置と一部異なるものがありますが、著者が実際に使用してきたツボを重視するという視点から、あえて古い部位を記載しています。

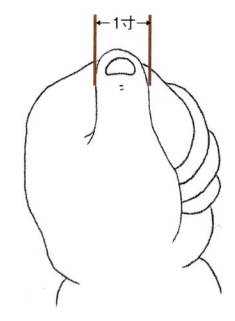

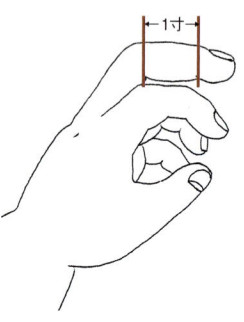

◆手の太陰肺経でよく使うツボ

ツボの名称	読み方	位置
中　府	（ちゅうふ）	前胸部、第1肋間の高さ、正中線の外へ6寸
雲　門	（うんもん）	正中線の外6寸、鎖骨の下、鎖骨胸筋三角の中央
尺　沢	（しゃくたく）	肘窩横紋上、上腕二頭筋腱の外方
孔　最	（こうさい）	前腕前橈側、尺沢の下の3寸
列　欠	（れっけつ）	手関節前面横紋の上1.5寸、茎状突起上
太　淵	（たいえん）	手関節前面横紋、橈骨動脈橈側の陥凹部
魚　際	（ぎょさい）	母指球で第1中手骨の中央、手掌と手の甲との境目
少　商	（しょうしょう）	母指橈側、爪甲角の外方0.1寸

◆手の陽明大腸経でよく使うツボ

ツボの名称	読み方	位置
商 陽	（しょうよう）	示指橈側、爪甲根部の角を 0.1 寸
二 間	（じかん）	示指橈側、中手指関節遠位
合 谷	（ごうこく）	第 1・2 中手骨間の下
曲 池	（きょくち）	肘を軽く屈曲させたときにできる肘窩横紋の外端の陥凹部、尺沢と上腕骨外側上顆の間
迎 香	（げいこう）	鼻唇溝中、鼻翼の中点の傍ら（0.5 寸）

◆足の陽明胃経でよく使うツボ

ツボの名称	読み方	位置
承 泣	（しょうきゅう）	眼窩下縁中央と眼球の間
人 迎	（じんげい）	甲状軟骨の高さで、胸鎖乳突筋前縁（喉頭隆起の外 1.5 寸）
水 突	（すいとつ）	胸鎖乳突筋前縁、人迎と気舎の中央
気 舎	（きしゃ）	水突の下、鎖骨の上、胸鎖乳突筋の鎖骨頭と胸骨頭の間
欠 盆	（けつぼん）	鎖骨上窩の中央、鎖骨の上縁
天 枢	（てんすう）	臍の外 2 寸
足三里	（あしさんり）	膝蓋骨下縁の下 3 寸、脛骨の外 1 横指
上巨虚	（じょうこきょ）	足三里の下 3 寸
豊 隆	（ほうりゅう）	足三里の下 5 寸、脛骨の外 1 寸
陥 谷	（かんこく）	足背第 2 中足骨と第 3 中足骨の間、陥凹部
内 庭	（ないてい）	足背第 2 中足指節関節の前、2 趾と 3 趾の間の水かき

◆足の太陰脾経でよく使うツボ

ツボの名称	読み方	位置
太 白	（たいはく）	足の内側、第 1 中足骨近位の陥凹部
公 孫	（こうそん）	足の内側、第 1 中足骨遠位の陥凹部
三陰交	（さんいんこう）	脛骨後縁、内くるぶしの上 3 寸
血 海	（けっかい）	膝蓋骨内側縁の上 2 寸、内側広筋
箕 門	（きもん）	血海の上 6 寸
大 包	（たいほう）	腋窩中央のライン下 6 寸、第 6 肋間上

付録

◆手の少陰心経でよく使うツボ

ツボの名称	読み方	位置
少海	（しょうかい）	肘を曲げたときの横紋の内側端
陰郄	（いんげき）	手関節横紋の上0.5寸、尺側手根屈筋腱の橈側
神門	（しんもん）	手関節前面横紋、豆状骨の橈側で、尺側手根屈筋腱の外側
少府	（しょうふ）	手掌、第4中手骨と第5中手骨の間、小指を握った際に指先があたるところ
少衝	（しょうしょう）	小指の尺側、爪甲根部の角を0.1寸

◆手の太陽小腸経でよく使うツボ

ツボの名称	読み方	位置
天容	（てんよう）	下顎角の後、胸鎖乳突筋の前縁
聴宮	（ちょうきゅう）	耳珠中央の前、口を開けたときにできる陥凹部

◆足の少陰腎経でよく使うツボ

ツボの名称	読み方	位置
太谿	（たいけい）	内踝とアキレス腱の間の陥凹部
照海	（しょうかい）	内踝下1寸
復溜	（ふくりゅう）	太谿の上2寸、アキレス腱に前縁
肓兪	（こうゆ）	臍の外0.5寸
歩廊	（ほろう）	第5肋間、正中線の外2寸
神封	（しんぽう）	第4肋間、正中線の外2寸
霊墟	（れいきょ）	第3肋間、正中線の外2寸
神蔵	（しんぞう）	第2肋間、正中線の外2寸
或中	（いくちゅう）	第1肋間、正中線の外2寸

◆足の太陽膀胱経でよく使うツボ

ツボの名称	読み方	位　置
睛　明	(せいめい)	内眼角の内上方 0.1 寸
攢　竹	(さんちく)	眼窩上の陥凹部、眉毛内端
風　門	(ふうもん)	第 2 胸椎棘突起の下縁の高さ、外 1.5 寸
肺　兪	(はいゆ)	第 3 胸椎棘突起の下縁の高さ、外 1.5 寸
心　兪	(しんゆ)	第 5 胸椎棘突起の下縁の高さ、外 1.5 寸
膈　兪	(かくゆ)	第 7 胸椎棘突起の下縁の高さ、外 1.5 寸
肝　兪	(かんゆ)	第 9 胸椎棘突起の下縁の高さ、外 1.5 寸
脾　兪	(ひゆ)	第 11 胸椎棘突起の下縁の高さ、外 1.5 寸
胃　兪	(いゆ)	第 12 胸椎棘突起の下縁の高さ、外 1.5 寸
三焦兪	(さんしょうゆ)	第 1 腰椎棘突起の下縁の高さ、外 1.5 寸
腎　兪	(じんゆ)	第 2 腰椎棘突起の下縁の高さ、外 1.5 寸
大腸兪	(だいちょうゆ)	第 4 腰椎棘突起の下縁の高さ、外 1.5 寸
関元兪	(かんげんゆ)	第 5 腰椎棘突起の下縁の高さ、外 1.5 寸
膀胱兪	(ぼうこうゆ)	第 2 仙骨孔の高さ、上後腸骨棘の内側縁と仙骨の間の陥凹部
下　髎	(げりょう)	第 4 仙骨孔、正中線の外 1.5 寸
委　陽	(いよう)	膝窩横紋の外端、大腿二頭筋腱の内側
志　室	(ししつ)	第 2 腰椎棘突起の下縁の高さ、外 3 寸
飛　陽	(ひよう)	腓骨の後縁、腓腹筋の外縁、踵骨内側の上 7 寸
金　門	(きんもん)	外踝前下方、立方骨の下の陥凹部
京　骨	(けいこつ)	足の外側面、第 5 中足骨粗面の後ろ
束　骨	(そくこつ)	足の外側面、第 5 中足骨近位頭
通　谷	(つうこく)	第 5 中足指節関節の遠位（前）でわずかに下
至　陰	(しいん)	第 5 趾の外側、爪甲根部の角を 0.1 寸

◆手の厥陰心包経でよく使うツボ

ツボの名称	読み方	位置
曲　沢	（きょくたく）	肘横紋の中央、上腕二頭筋腱の尺側
間　使	（かんし）	手関節横紋の上3寸、長掌筋腱と橈側手根屈筋腱の間
内　関	（ないかん）	関節横紋の上2寸、長掌筋腱と橈側手根屈筋腱の間
大　陵	（だいりょう）	手関節横紋上、長掌筋腱と橈側手根屈筋腱の間
労　宮	（ろうきゅう）	手掌、第3中手指節関節近位端、第2、第3中手骨の間
中　衝	（ちゅうしょう）	中指橈側、爪甲根部の角を0.1寸

◆手の少陽三焦経でよく使うツボ

ツボの名称	読み方	位置
中　渚	（ちゅうしょ）	手背、第4中手指節関節近位端
外　関	（がいかん）	手関節背側横紋の上2寸、尺骨と橈骨の間
支　溝	（しこう）	手関節背側横紋の上3寸、尺骨と橈骨の間
翳　風	（えいふう）	耳垂後方、乳様突起と下顎枝の間
耳　門	（じもん）	耳珠の前、口を開けたときにできる陥凹部、聴宮の上

◆足の少陽胆経でよく使うツボ

ツボの名称	読み方	位置
聴　会	（ちょうえ）	耳珠の前、口を開けたときにできる陥凹部、聴宮の下
頭竅陰	（あたまきょういん）	耳の後、乳様突起の上、耳珠の高さ
陽　白	（ようはく）	前頭部、眉毛中央の上1寸
風　池	（ふうち）	前頭部、胸鎖乳突筋と僧帽筋の起始部の間
肩　井	（けんせい）	肩の筋肉で高いところ、第7頸椎と下突起と肩峰を結んだ線の中央

◆足の厥陰肝経でよく使うツボ

ツボの名称	読み方	位置
行　間	（こうかん）	第1中足指節関節の遠位、水かきの近位
太　衝	（たいしょう）	第1中足骨の遠位
蠡　溝	（れいこう）	内踝の上5寸、脛骨の後縁
曲　泉	（きょくせん）	膝を曲げたときの膝下横紋内端、半腱様筋腱と半膜様筋腱の前縁
陰　包	（いんぽう）	大腿骨内側上踝の上4寸、内側広筋と縫工筋の間（日本の教科書では、縫工筋と薄筋の間）

◆任脈でよく使うツボ

ツボの名称	読み方	位置
中 極	（ちゅうきょく）	正中線上、恥骨結合の上1寸、臍の下4寸
関 元	（かんげん）	正中線上、臍の下3寸
気 海	（きかい）	正中線上、臍の下1.5寸
下 脘	（げかん）	正中線上、臍の上2寸
建 里	（けんり）	正中線上、臍の上3寸
中 脘	（ちゅうかん）	正中線上、臍の上4寸
上 脘	（じょうかん）	正中線上、臍の上5寸
巨 闕	（こけつ）	正中線上、臍の上6寸
鳩 尾	（きゅうび）	正中線上、臍の上7寸、剣状突起のちょうど下端
膻 中	（だんちゅう）	正中線上、両乳頭を結ぶ線の中央、第4肋間

◆奇穴（経絡に属さないツボ）でよく使うツボ

ツボの名称	読み方	位置
印 堂	（いんどう）	顔の正中線上、眉間の中央
太 陽	（たいよう）	こめかみの陥凹部、眉毛外端と外眼角を結んだ線の中央の後1寸
鼻 通	（びつう）	鼻翼表面で鼻骨下の陥凹部

付　録

情報源について

　私たちが生きている現代は、1日 24 時間いつでもインターネットを経由して情報を得ることができます。しかし、私はインターネットから得られる情報は諸刃の剣だと思っています。情報を簡単に手に入れられることは便利なことではありますが、それがすべて正しいかどうかはわかりません。得られた情報のなかには間違ったものがたくさん含まれています。

　健康雑誌には、病気の詳しい記述はほとんどありません。病気の記述は、健康雑誌よりもインターネットのほうが詳しく書かれていることが多いでしょう。それは、同じ病気でも、年齢、家族歴、既往歴、食事、運動パターンなどにより症状は大きく異なるため、正しく記載することが難しいからです。そのため、もし情報をインターネットから集めたのであれば、その情報が本当に正しいのかを確認する必要があります。そして、インターネットは健康の専門家や医師ではないことを再認識してください。

　Web サイトのなかには、子供の健康状態に関して有用なアドバイスや情報をわかりやすく提供しているサイトがあります。以下に私が役立つと思うサイトを示します。子供の健康、そして幸福な将来のためにこれらのサイトを役立ててください。

> 訳者注：以下は英語のサイトです。

Mayo Clinic　　www.mayoclinic.com
このサイトには、親や子供の健康、さらには健康全般の情報が載っています。赤ちゃんのケア、子供の健康、病気の管理方法、食事や栄養、健康に関する豆知識などの情報を提供してくれるサイトです。

The children's Hospital of Philadelphia　　www.chop.edu/
このサイトは、健康や医療の情報をわかりやすく提供しています。幼児期の体調ケアや緊急時のケア、育児の常識に関する情報が詳しく掲載されています。

Cincinnati Children's　　www.cincinnatichildrens.org/health/info
医療従事者に役立つ情報が掲載されています。

KidsHealth　　http://kidshealth.org/parent/
Kids Health はヌームル財団によって設立された非営利組織であり、子供たちの健康に貢献してきました。このサイトでは子供の健康について、わかりやすく、実用的な情報が掲載されています。

Virtual Pediatric Hospital　　www.virtualpediatrichospital.org
よくある小児科での質問に迅速に回答するサイトで、小児から 10 代の子供に関する情報がわかりやすく掲載されています。

Ask Doctor Sears　*http://askdrsears.com*
子供の病気や育児の問題などの情報が掲載されています。

Natural Resources Defense Council　*http://nrdc.org*
Natural Resources Defense Council は地球と人の健康や幸福、植物や動物との共存を追究する環境活動団体です。地球が現在抱える問題について、信頼できる情報が掲載されています。現在の地球を知ることは、子供たちの将来や健康と大きく関係しています。

Center for Science in the Public Interest　*www.cspinet.org*
Center for Science in the Public Interest は科学的に証明された健康や食事、栄養の情報を集めることを目的としたサイトです。このサイトは、広く、最新の食品ニュース、食品の安全についての情報、食糧危機、法律問題などの情報を与えてくれます。なお、健康食品や健康情報を月刊誌『Nutrition Action Healthletter』でも取り上げています。

参考文献

Brace, Edward R., and John P. Pacanowski, M.D. *Childhood Symptoms.* New York: Stonesong Press, 1985.

Chen, Jing. *Anatomical Atlas of Chinese Acupuncture Points.* Jinan, China: Shandong Science and Technology Press, 1988.

Eisenberg, Arlene, Heidi Murkoff, and Sandee Hathaway. *What to Expect the First Year.* New York: Workman Publishing, 1996.

Ellis, Andrew, Nigel Wiseman, and Ken Boss. *Fundamentals of Chinese Acupuncture.* Taos, N.Mex.: Paradigm Publications, 1991.

Finando, Donna. *Trigger Point Self-Care Manual.* Rochester, Vt.: Healing Arts Press, 2006.

Finando, Donna, and Steven Finando. *Trigger Point Therapy for Myofascial Pain.* Rochester, Vt.: Healing Arts Press, 2005.

Gibran, Khalil. *The Prophet.* New York: Alfred A. Knopf, 1923.

Hseuh, Chen Chiu. *Acupunture, A Comprehensive Text.* Translated and edited by John O'Connor and Dan Bensky, Shanghai College of Traditional Medicine. Seattle: Eastland Press, 1981.

Karp, Harvey, M.D. *The Happiest Baby on the Block.* New York: Bantam Dell, 2002.

Leach, Penelope. *Your Baby and Child,* 3rd ed. New York: Alfred A. Knopf, 2000.

Louv, Richard. *Last Child in the Woods.* Chapel Hill, N.C.: Algonquin Books, 2006.

Maciocia, Giovanni. *The Foundations of Chinese Medicine.* Edinburgh: Churchill Livingstone, 1989.

———. *The Practice of Chinese Medicine.* Edinburgh: Churchill Livingstone, 1994.

Schiff, Donald, M.D., and Steven P. Shevlov, M.D., eds. *American Academy of Pediatrics Guide to Your Child's Symptoms.* New York: Villard Books (Random House), 1997.

Silver, Henry K., M.D., et al. *Handbook of Pediatrics.* Norwalk, Conn.: Appleton and Lange, 1987.

Simons, David, Janet Travell, and Lois Simons. *Myofascial Pain and Dysfunction: The Trigger Point Manual,* volume 1, 2nd ed. Baltimore: Williams and Wilkins, 1999.

Sohn, Tina, and Donna Finando. *Amma: The Ancient Art of Oriental Healing.* Rochester, Vt.: Healing Arts Press, 1988.

Spock, Benjamin, *M.D. Dr. Spock's The First Two Years.* New York: Simon and Schuster, 2001.

Spock, Benjamin, M.D., and Michael Rothenberg, M.D. *Dr. Spock's Baby and Child Care.* New York: Simon and Schuster, 1985.

Tortora, Gerard, and Nicholas Anagnostakos. *Principles of Anatomy and Physiology,* 9th edition. New York: Harper and Row, 2000.

Travell, Janet, and David Simons. *Myofascial Pain and Dysfunction: The Trigger Point Manual,* volume 2. Baltimore: Williams and Wilkins, 1992.

Upledger, John, and Jon Vredevoogd. *Craniosacral Therapy.* Seattle: Eastland Press, 1983.

Zand, Janet, L.Ac., O.M.D. *Smart Medicine for a Healthier Child.* New York: Avery Publishing, 1994.

Essentials of Chinese Acupuncture. Beijing: Foreign Languages Press, 1980.

An Outline of Chinese Acupuncture. Peking: Foreign Languages Press, 1975.

索　引

あ行

アキレス腱炎	154
足三里	177
足の厥陰肝経	29, 180
足の少陰腎経	25, 178
足の少陽胆経	28, 180
足の太陽膀胱経	24, 179
足の太陰脾経	21, 177
足の陽明胃経	20, 177
アスピリン	46, 57, 65, 72, 78
アセトアミノフェン	103
頭竅陰	180
圧痛	153, 156, 157
アレルギー	63, 71, 72, 84, 85, 95
アレルゲン	85
RSウイルス	77
胃	20
息切れ	85
彧中	178
胃経	113, 121, 127
胃食道逆流症	123
胃痛	102
イブプロフェン	103
胃兪	179
委陽	179
陰郄	178
印堂	181
咽頭炎	64, 104
インフルエンザ	45, 76
インフルエンザウイルス	47, 57
陰包	180
ウイルス	56
打ち身	152
運動	38
雲門	176
翳風	180
腋窩温	102

NSAIDs（非ステロイド性抗炎症薬）	152
嘔吐	79, 102, 109, 115, 122, 143
悪寒	103, 143, 161
おやつ	38

か行

外関	180
外側広筋	162
下気道感染症	77
膈兪	179
風邪	44, 45, 63, 71, 76
下部僧帽筋	158
空咳	85
肝経	148
関元	181
関元兪	179
陥谷	177
間使	180
癇癪	128
関節痛	55
関節不安定症	156
肝兪	179
気海	181
気管支炎	77
奇穴	181
気舎	177
箕門	177
鳩尾	181
胸鎖乳突筋	41, 54, 60, 68, 75, 90, 158
棘下筋	159
棘上筋	159
曲泉	180
曲沢	180
曲池	177
魚際	176
筋スパズム	152

金門	179
くしゃみ	44
迎香	177
京骨	179
経絡	16
けいれん	102, 152
下脘	181
血海	177
血尿	143
血便	115
欠盆	177
結膜炎	95
下痢	102, 115, 122, 143
下髎	179
腱炎	154
肩甲挙筋	158
言語発達	64
肩井	180
倦怠感	44, 103
腱板炎	154
建里	181
行間	180
抗菌石けん	35
抗菌洗剤	35
口腔温	102
硬結	153
合谷	177
孔最	176
抗生物質	46, 64, 76
公孫	177
喉頭炎	76, 78
高熱	102
広背筋	159
抗ヒスタミン剤	46
後鼻漏	44, 71
肓兪	178
呼吸困難	85
巨闕	181
骨折	151, 157

さ行

細菌	56
三陰交	177
三角筋	42, 51, 68, 91, 159
三焦兪	127, 179
攅竹	179
至陰	179
二間	177
支溝	180
篩骨洞	53, 74
志室	179
しびれ	156, 160, 161
耳門	180
斜角筋	41, 54, 68, 75, 90, 158
尺沢	176
ジャンパー膝	154
腫脹	151, 156, 157, 159, 162, 163
小円筋	159
消炎剤	46
少海	178
照海	178
上顎洞	53, 74
上脘	181
上気道感染症	44
承泣	177
小胸筋	51, 133, 159
上巨虚	177
少商	176
少衝	178
小腸	23
小殿筋	161
少府	178
上部僧帽筋	43, 52, 62, 70, 83, 92, 94, 101, 135, 158, 159
商陽	177
上腕三頭筋	159
上腕二頭筋	159
食事	36, 38
食物アレルギー	116
食物アレルゲン	87
食欲不振	103, 109, 122

索引

視力低下	95
人迎	177
神経質	128
人工甘味料	37, 118
人工乳	109
滲出性中耳炎	64
神蔵	178
腎臓	25
心包	26
神封	178
神門	178
心兪	179
腎兪	179
水突	177
髄膜炎	123
睡眠	39
頭重感	44
頭痛	44, 63, 71, 102, 103
ストレス	128
成長痛	153
睛明	179
咳	44, 71, 76, 77, 85
咳風邪	84
脊柱起立筋	135, 158, 161
咳止め	46
前鋸筋	91
前脛骨筋	163
喘息	84, 158
疝痛	136
前頭洞	53, 74
喘鳴	76, 84, 85
僧帽筋	43, 52, 62, 70, 83, 92, 94, 101, 135, 158, 159
束骨	179

た行

太淵	176
大円筋	159
大胸筋	42, 51, 68, 81, 91, 106, 133, 159
太谿	178
第三腓骨筋	163
太衝	180
大腿四頭筋	162
大腿直筋	162
大腿二頭筋	161, 162
大腸	19
大腸経	107
大腸兪	179
大殿筋	161
大内転筋	162
太白	177
大包	177
太陽	181
大陵	180
脱臼	156
脱水	115
脱水症状	122
脱水状態	102
打撲	152
胆経	91, 133, 141
膻中	181
短内転筋	162
胆嚢	28
短腓骨筋	163
中脘	181
中間広筋	162
中極	181
中耳炎	63, 64
中渚	180
中衝	180
虫垂炎	123
中殿筋	161
肘内障	160
中府	176
中部僧帽筋	158
聴会	180
聴宮	178
長内転筋	162
長腓骨筋	163
直腸温	102
通谷	179

ツボ	16
テニス肘	154
手の厥陰心包経	26, 180
手の少陰心経	22, 178
手の少陽三焦経	27, 180
手の太陽小腸経	23, 178
手の太陰肺経	18, 176
手の陽明大腸経	19, 177
天枢	177
天容	178
督脈	30
トリガーポイント	153

な行

内関	180
内出血	151, 152, 155–157, 159, 160, 162, 163
内庭	177
内転筋群	161, 162
難聴	64
肉離れ	151, 153
尿路感染症	104, 143
任脈	30, 181
熱	102
熱感	162, 163
捻挫	155, 156
脳震盪	123
のどの痛み	44, 55, 77

は行

肺	18
肺炎	64, 77
肺経	51, 61, 69, 82, 92
排尿時の痛み	102
肺兪	179
発熱	71, 103, 115, 143, 161
鼻づまり	44, 71, 76, 77
鼻水	44, 71
ハムストリングス	161, 162
はやり目	95

半腱様筋	161, 162
半膜様筋	161, 162
鼻炎	76
ひきつけ	102
脾経	148
非ステロイド性抗炎症薬（NSAIDs）	152
脾臓	21
鼻通	181
微熱	44
腓腹筋	162, 163
百日咳	77
脾兪	179
飛陽	179
ヒラメ筋	163
鼻涙管閉塞	96
頻尿	143
不安感	128
風池	180
風門	179
腹直筋	81, 141
腹痛	55, 109
副鼻腔	71
副鼻腔炎	63, 64, 71, 104
副鼻腔感染症	71
復溜	178
不眠	85
便秘	109
膀胱	24
膀胱炎	143
膀胱経	43, 142
膀胱直腸障害	161
膀胱兪	179
豊隆	177
発疹	55, 102
発赤	163
母乳	109
哺乳瓶	65
歩廊	178

ま行

耳の痛み	63
眼のかすみ	95
めまい	63
目やに	95

や〜わ行

陽白	180
腰方形筋	83, 94, 161
ライ症候群	46, 57, 65, 72, 78
R.I.C.E.	153–155
梨状筋	161
流涙	44
リンパ	41, 68, 75
リンパ液	101
霊墟	178
蠡溝	180
列欠	176
労宮	180
ロタウイルス	117
腕橈骨筋	160

アルファベット

NSAIDs（非ステロイド性抗炎症薬）	152
R.I.C.E.	153–155
RSウイルス	77

監訳をおえて

　原著である『Acupoint and Trigger Point Therapy for Babies and Children』を初めて手にしたのは、私が留学をしていたカナダのトロントにある本屋でした。私自身、もともと小児科の医師になりたかったこともあり、子供の治療に興味があったことは事実ですが、本書を手にした最大の理由は長女が生まれたことでした。1人の医療人として、また子供の健康を預かる1人の親として、子供の健康とどのように向き合い、また健康の大切さを子供にどのように伝えていくのかを考えていた矢先に本書と出会ったのです。

　赤ちゃんや子供に関するベビーマッサージの本はたくさんありますが、本書の最大の特徴は、親の視点から子供の病気に必要な情報をまとめていること、また子供の病気を予防したり、治療するために必要なあらゆる情報がまとまっていること、さらには身体を考えるうえで大切な筋肉の視点が取り入れられていることでした。

　普段気がつくことのない身体や心の叫びに耳を傾け、それを予防や治療に生かすという視点はセルフマネージメントやセルフケアと呼ばれますが、その視点を小さいころから子供たちに教育していくことは、ストレス社会の現代を生き抜いていくために必要なことです。特に親からもらった大切な身体を一生大切に使っていくためには、常に自分の身体に耳を傾ける習慣が必要なのです。そんな視点を教えてあげられるのは、紛れもなく親しかいないと私は思います。

　そして、もう1つの大切な視点は、健康をキーワードにお互いの身体に触れ合うことです。言葉にならない相手の気持ちや身体の変化を感じ取るという行為は、親子にとって最大のコミュニュケーションツールだということです。話すことができない赤ちゃんでも、気持ちがうまく伝えられない幼児でも、照れくさくて言うことができない子供でも、身体を触ることでお互いの気持ちを理解することができるのがセルフケアやセルフマネージメントというものなのです。以上のような2つの視点から、本書を翻訳することとしました。

　なお、本書の翻訳に際しては、原文を忠実に訳すよりも、読者が理解しやすいという視点を第一にしたため、意訳した部分や日本人に合わないところは一部省略した部分もあり、原著と異なる部分もあります。そのため、お気づきの点があれば忌憚なくご意見をお聞かせいただければ幸いです。

　最後に、本書の翻訳・構成に多大なる協力をいただいた齊藤真吾氏、翻訳に協力をいただきました佐川玲氏、梅村勇介氏、浅井紗世氏、皆川陽一氏、佐原俊作氏、イラストの作成に協力いただきました内藤由規氏に感謝します。また、緑書房の鈴木貴子氏、元緑書房の真名子漢氏にも大いにお世話になったことを厚く御礼申し上げます。そして何よりも、本書を翻訳するきっかけを作り、多くの大切なことを私に教えてくれた妻・里子、長女・優花、次女・愛菜、三女・怜香に、この場を借りて心から感謝を述べたいと思います。本当にありがとう。

2014年5月

伊藤 和憲

著者プロフィール

Donna Finando（ドナ・フィナンド）

鍼師（L.Ac.）・マッサージ師（L.M.T.）。急性や慢性の痛みと機能障害に対し、筋・筋膜リリースと東洋医学の概念に基づいた鍼やマッサージ治療を行う。ニューヨークのLong Islandに住み、1976年から施術にあたっている。著書に『Trigger Point Self : Care Manual』（単著）、『Trigger Point Therapy for Myofascial Pain』（Steven Finando Ph.D. L.Ac.との共著）がある。

監訳者プロフィール

伊藤 和憲（いとう かずのり）

1972年千葉県生まれ。1997年明治鍼灸大学（現：明治国際医療大学）鍼灸学部卒業。2002年同大学大学院博士課程修了。2002～2006年同大学の臨床鍼灸学教室にて助手を務め、2006年助教に就任。2006～2008年大阪大学医学部生体機能補完医学講座にて特任助手を併任し、また、2006～2008年愛知医科大学医学部痛み学講座の研究生となる。2008～2009年カナダ・トロント大学に留学、BJ Seslle教授に師事。現在、明治国際医療大学鍼灸学部臨床鍼灸学教室准教授。専門は「筋肉の痛み」で、2004年より「線維筋痛症外来」を開設。基礎と臨床の面から線維筋痛症に対する鍼灸治療の可能性を検討している。2012～2014年厚生労働科学研究費補助金を得て「慢性疼痛患者に対するセルフケアプログラムの構築」に向けた研究班の班長を、2014年からは「鍼灸における慢性痛患者の治療指針ならびに医師との連携に関するガイドライン」に関する研究班の班長を務める。

主な著書に『痛みが楽になる トリガーポイント ストレッチ＆マッサージ』『痛みが楽になる トリガーポイント 筋肉トレーニング』（緑書房）、『はじめてのトリガーポイント鍼治療』『症状から治療点がすぐわかる！トリガーポイントマップ』（医道の日本社）、『図解入門 よくわかる痛み・鎮痛の基本としくみ』（秀和システム）、監訳に『ビジュアルでわかるトリガーポイント治療』（緑書房）、その他論文多数。

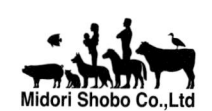

子供のためのトリガーポイントマッサージ＆タッチ

2014年6月20日　第1刷発行 ©

著　者　　Donna Finando
　　　　　ドナ　フィナンド

監訳者　　伊藤和憲
　　　　　い とうかずのり

発行者　　森田　猛

発行所　　株式会社 緑書房
　　　　　〒103-0004　東京都中央区東日本橋2丁目8番3号
　　　　　TEL 03-6833-0560
　　　　　http://www.pet-honpo.com

Ｄ Ｔ Ｐ　　尾田直美

印刷所　　株式会社カシヨ

ISBN 978-4-89531-860-0　Printed in Japan
落丁・乱丁本は、弊社送料負担にてお取り替えいたします。

本書の複写にかかる複製、上映、譲渡、公衆送信（送信可能化を含む）の各権利は株式会社緑書房が管理の委託を受けています。

JCOPY 〈（一社）出版者著作権管理機構 委託出版物〉
本書を無断で複写複製（電子化を含む）することは、著作権法上での例外を除き、禁じられています。本書を複写される場合は、そのつど事前に、（一社）出版者著作権管理機構（電話 03-3513-6969、FAX 03-3513-6979、e-mail：info@jcopy.or.jp）の許諾を得てください。また本書を代行業者等の第三者に依頼してスキャンやデジタル化することは、たとえ個人や家庭内での利用であっても一切認められておりません。